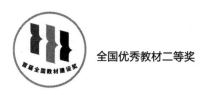

全国优秀教材二等奖

国家卫生健康委员会"十三五"规划教材

全国高等学历继续教育规划教材

供临床、预防、口腔、护理、检验、影像等专业用

循证医学

第 3 版

主　编　杨克虎

副主编　许能锋　李晓枫

人民卫生出版社

图书在版编目（CIP）数据

循证医学 / 杨克虎主编 . —3 版 . —北京：人民
卫生出版社，2019

全国高等学历继续教育 "十三五"（临床专本共用）
规划教材

ISBN 978-7-117-26984-1

Ⅰ. ①循…　Ⅱ. ①杨…　Ⅲ. ①临床医学 – 成人高等教
育 – 教材　Ⅳ. ①R4

中国版本图书馆 CIP 数据核字（2018）第 294214 号

| 人卫智网 | www.ipmph.com | 医学教育、学术、考试、健康，购书智慧智能综合服务平台 |
| 人卫官网 | www.pmph.com | 人卫官方资讯发布平台 |

循 证 医 学

第 3 版

主　　编：杨克虎

出版发行：人民卫生出版社（中继线 010-59780011）

地　　址：北京市朝阳区潘家园南里 19 号

邮　　编：100021

E - mail：pmph @ pmph.com

购书热线：010-59787592　010-59787584　010-65264830

印　　刷：保定市中画美凯印刷有限公司

经　　销：新华书店

开　　本：850×1168　1/16　印张：15

字　　数：443 千字

版　　次：2007 年 9 月第 1 版　2019 年 4 月第 3 版
　　　　　2022 年 10 月第 3 版第 4 次印刷（总第15次印刷）

标准书号：ISBN 978-7-117-26984-1

定　　价：42.00 元

打击盗版举报电话：010-59787491　E-mail：WQ @ pmph.com

（凡属印装质量问题请与本社市场营销中心联系退换）

纸质版编者名单

数字负责人 田金徽

编　　者（按姓氏笔画排序）

田金徽 / 兰州大学基础医学院

许能锋 / 福建医科大学公共卫生学院

李　伦 / 复旦大学附属肿瘤医院

李　胜 / 武汉大学中南医院

李秀霞 / 兰州大学公共卫生学院

李晓枫 / 大连医科大学公共卫生学院

杨克虎 / 兰州大学基础医学院

张　珺 / 甘肃中医药大学护理学院

张伶俐 / 四川大学华西第二医院

张俊华 / 天津中医药大学中医药研究院

陈耀龙 / 兰州大学基础医学院

郭崇政 / 长治医学院公共卫生与预防医学系

商洪才 / 北京中医药大学东直门医院

蒋　祎 / 重庆医科大学公共卫生与管理学院

熊　俊 / 江西中医药大学临床医学院

编写秘书 李秀霞 / 兰州大学公共卫生学院

数字秘书 李秀霞 / 兰州大学公共卫生学院

在线课程编者名单

在线课程负责人 田金徽

编　　者（按姓氏笔画排序）

田金徽 / 兰州大学基础医学院

李　胜 / 武汉大学中南医院

李秀霞 / 兰州大学公共卫生学院

杨克虎 / 兰州大学基础医学院

陈耀龙 / 兰州大学基础医学院

在线课程秘书 李秀霞 / 兰州大学公共卫生学院

第四轮修订说明

随着我国医疗卫生体制改革和医学教育改革的深入推进,我国高等学历继续教育迎来了前所未有的发展和机遇。为了全面贯彻党的十九大报告中提到的"健康中国战略""人才强国战略"和中共中央、国务院发布的《"健康中国 2030"规划纲要》,深入实施《国家中长期教育改革和发展规划纲要(2010—2020 年)》《中共中央国务院关于深化医药卫生体制改革的意见》,落实教育部等六部门联合印发《关于医教协同深化临床医学人才培养改革的意见》等相关文件精神,推进高等学历继续教育的专业课程体系及教材体系的改革和创新,探索高等学历继续教育教材建设新模式,经全国高等学历继续教育规划教材评审委员会、人民卫生出版社共同决定,于 2017 年 3 月正式启动本套教材临床医学专业第四轮修订工作,确定修订原则和要求。

为了深入解读《国家教育事业发展"十三五"规划》中"大力发展继续教育"的精神,创新教学课程、教材编写方法,并贯彻教育部印发《高等学历继续教育专业设置管理办法》文件,经评审委员会讨论决定,将"成人学历教育"的名称更替为"高等学历继续教育",并且就相关联盟的更新和定位、多渠道教学模式、融合教材的具体制作和实施等重要问题进行了探讨并达成共识。

本次修订和编写的特点如下:

1. 坚持国家级规划教材顶层设计、全程规划、全程质控和"三基、五性、三特定"的编写原则。

2. 教材体现了高等学历继续教育的专业培养目标和专业特点。坚持了高等学历继续教育的非零起点性、学历需求性、职业需求性、模式多样性的特点,教材的编写贴近了高等学历继续教育的教学实际,适应了高等学历继续教育的社会需要,满足了高等学历继续教育的岗位胜任力需求,达到了教师好教、学生好学、实践好用的"三好"教材目标。

3. 本轮教材从内容和形式上进行了创新。内容上增加案例及解析,突出临床思维及技能的培养。形式上采用纸数一体的融合编写模式,在传统纸质版教材的基础上配数字化内容,以一书一码的形式展现,包括在线课程、PPT、同步练习、图片等。

4. 整体优化。注意不同教材内容的联系与衔接,避免遗漏、矛盾和不必要的重复。

本次修订全国高等学历继续教育"十三五"规划教材临床医学专业专科起点升本科教材29种,于2018年出版。

第四轮教材目录

序号	教材品种	主编		副主编				
1	人体解剖学（第4版）	黄文华	徐 飞	孙 俊	潘爱华	高洪泉		
2	生物化学（第4版）	孔 英		王 杰	李存保	宋高臣		
3	生理学（第4版）	管茶香	武宇明	林默君	邹 原	薛明明		
4	病原生物学（第4版）	景 涛	吴移谋	肖纯凌	张玉妥	强 华		
5	医学免疫学（第4版）	沈关心	赵富玺	钱中清	宋文刚			
6	病理学（第4版）	陶仪声		申丽娟	张 忠	柳雅玲		
7	病理生理学（第3版）	姜志胜	王万铁	王 雯	商战平			
8	药理学（第2版）	刘克辛		魏敏杰	陈 霞	王垣芳		
9	诊断学（第4版）	周汉建	谷 秀	陈明伟	李 强	粟 军		
10	医学影像学（第4版）	郑可国	王绍武	张雪君	黄建强	邱士军		
11	内科学（第4版）	杨 涛	曲 鹏	沈 洁	焦军东	杨 萍	汤建平	李 岩
12	外科学（第4版）	兰 平	吴德全	李军民	胡三元	赵国庆		
13	妇产科学（第4版）	王建六	漆洪波	刘彩霞	孙丽洲	王沂峰	薛凤霞	
14	儿科学（第4版）	薛辛东	赵晓东	周国平	黄东生	岳少杰		
15	神经病学（第4版）	肖 波		秦新月	李国忠			
16	医学心理学与精神病学（第4版）	马存根	朱金富	张丽芳	唐峥华			
17	传染病学（第3版）	李 刚		王 凯	周 智			
18*	医用化学（第3版）	陈莲惠		徐 红	尚京川			
19*	组织学与胚胎学（第3版）	郝立宏		龙双涟	王世鄂			
20*	皮肤性病学（第4版）	邓丹琪		于春水				
21*	预防医学（第4版）	肖 荣		龙鼎新	白亚娜	王建明	王学梅	
22*	医学计算机应用（第3版）	胡志敏		时松和	肖 峰			
23*	医学遗传学（第4版）	傅松滨		杨保胜	何永蜀			
24*	循证医学（第3版）	杨克虎		许能锋	李晓枫			
25*	医学文献检索（第3版）	赵玉虹		韩玲革				
26*	卫生法学概论（第4版）	杨淑娟		卫学莉				
27*	临床医学概要（第2版）	闻德亮		刘晓民	刘向玲			
28*	全科医学概论（第4版）	王家骥		初 炜	何 颖			
29*	急诊医学（第4版）	黄子通		刘 志	唐子人	李培武		
30*	医学伦理学	王丽宇		刘俊荣	曹永福	兰礼吉		

注：1. * 为临床医学专业专科、专科起点升木科共用教材

　　2. 本套书部分配有在线课程，激活教材增值服务，通过内附的人卫慕课平台课程链接或二维码免费观看学习

　　3.《医学伦理学》本轮未修订

评审委员会名单

前　言

　　循证医学是 20 世纪末医学领域发生的最深刻的变革之一，其核心思想为任何医疗决策都应该是当前最佳医学研究证据、医生丰富的临床实践经验和专业知识技能以及患者偏好与价值观的完美结合。"evidence based medicine"术语首次在 JAMA 上公开发表至今已超过 25 年，循证医学不仅在临床实践领域取得了举世瞩目的成绩，其理念和方法也对全球卫生政策、医疗管理和患者安全等方面产生了巨大而深远的影响，极大地推动着 21 世纪的临床医学从传统的经验医学模式向新型的循证医学模式转变。

　　1996 年"evidence based medicine"一词正式被我国学者翻译为"循证医学"。1997 年原华西医科大学成立了中国首个循证医学中心。1999 年 3 月，国际 Cochrane 协作网正式批准中国 Cochrane 中心注册，成为循证医学在我国传播、教育、研究和实践的标志性成果。2002 年循证医学教育部网上合作研究中心成立及其分中心陆续被建设，中国医师协会循证医学专业委员会及中华医学会临床流行病学和循证医学专业委员会相继成立，GRADE 中国中心、WHO 指南实施与知识转化合作中心分别于 2011 年和 2017 年在兰州大学成立，进一步促进了循证医学在我国的发展。截至 2017 年 8 月，PubMed 收录的 180 个国家发表的 152 200 多篇系统评价 /Meta 分析及其相关研究中，我国研究人员发表的论文达到 8600 多篇，数量位居世界第二，而且研究成果也越来越受到世界同行的关注。

　　2008 年教育部在《本科医学教育标准》中明确将循证医学列为临床医学专业的必修课，并将"运用循证医学原理，针对临床问题进行查证、用证的初步能力"作为医学本科生必须要达到的技能目标之一。《循证医学》第 3 版教材的编写是在前两版基础上，吸收国内外循证医学最新研究发展成果，结合编者多年教学、研究的实践经验编写而成。内容在努力体现教材的思想性、科学性、系统性、先进性、创新性、启发性和实用性的同时，力图尽可能如实地反映循证医学发生、发展的全貌。同时，为了更好地创新循证医学的教学模式、教学方法和教学手段，促进优质教学资源的开发利用和共享，启发读者阅读和提高临床分析思维能力，我们根据教材内容分别制作了在线课程和 PPT，扫描二维码即可查看。

　　本书的编委分别来自兰州大学、福建医科大学、大连医科大学、重庆医科大学、武汉大学中南医院、复旦大学附属肿瘤医院、四川大学华西第二医院、北京中医药大学东直门医院、天津中医药大学、江西中医药大学、甘肃中医药大学和长治医学院，他们均是长期从事循证医学教学和研究，经验丰富的医学科学工作者。限于编者的水平和经验，书中存在疏漏在所难免，我们期待同行专家、广大师生和各位读者给予批评指正，以便再版时修订完善。

　　在编写过程中，我们参考了大量国内外相关专著和论文，谨向作者表示诚挚的谢意。同时也得到兰州大学教材建设基金的支持，在此表示衷心的感谢！

　　本教材承蒙兰州大学循证医学中心硕士研究生卢存存、李美萱、李慧娟、施树珍的精心校对，在此表示诚挚的感谢。

杨克虎

2018 年 12 月

目 录

| 第一章 | 循证医学概论 |

学习目标	
掌握	循证医学定义；循证医学实践的方法。
熟悉	循证医学的产生与发展。
了解	循证医学实践的基础和目的。

循证医学(evidence based medicine,EBM)是20世纪90年代初兴起的一门新兴交叉学科,它的形成和发展对医学研究、临床实践、医学教育、卫生事业决策管理产生了巨大的影响,已经广泛应用于医疗卫生、科学决策和科学管理等领域。

第一节　循证医学的概念

循证医学是临床医生对患者的诊断和治疗应基于当前可得的最佳研究证据,结合自己的临床实践经验和专业知识技能,并尊重患者的选择和意愿做出的临床诊治决策。

循证医学是遵循最佳科学依据的医学实践过程,是最好的研究证据与临床医生的临床实践经验和患者的意愿三者之间的有机结合。最好的研究证据来源于医学基础研究成果、系统评价和产生于最小偏倚的高质量临床随机对照试验;临床实践经验是指医生在对患者进行仔细的病史采集和认真的体格检查基础上,充分应用自己的专业知识及临床技能和经验,卓有成效地解决患者的问题;患者的意愿指患者为获得最好的医疗服务而恢复健康的期望、需求和选择。循证医学强调证据在临床决策中的重要性和必要性,但证据本身不是决策,它更加提倡的是临床医生的临床实践技能和经验与临床证据的结合,在尊重患者意愿的前提下做出最佳诊治决策。忽视临床实践技能和经验的医生即使掌握了最好的证据也可能用错,因为最好的临床证据在用于每一个具体患者时,必须结合临床第一手资料,并根据患者的期望、需求和选择,因人而异,决定取舍。

2000多年前,希波克拉底就提出"医生全部医术的首要目标是治好有病的人"的誓言。古今中外,临床医学的实践过程就是收集证据、医生利用其专业知识和临床经验对患者进行诊治决策的过程。循证医学作为一种新的临床医学模式,当前可得的最佳临床研究证据是其核心,临床医生的专业技能和经验为技术保证,患者的利益和需求为最高目标,这是循证医学必须遵循的三个原则。

第二节　循证医学的产生和发展

一、循证医学的产生

对于循证医学的产生,很多媒体都给予了高度评价,1995年,全球顶级医学刊物《柳叶刀》杂志刊登文章指出,Cochrane协作网是医学实践领域的人类基因组计划;1998年,《英国财经时报》认为循证医学是医学领域的又一伟大构想;2001年,《纽约时报》将循证医学称为八十个震荡世界的伟大思想之一,是一场发生在病房里的革命;2002年,《华盛顿邮报》将循证医学称为医学史上又一最杰出成就,正如20世纪抗生素的发现对医学的贡献一样,循证医学将会彻底改变21世纪医学实践的模式;2002年,《英国医学杂志》撰文指出,Cochrane协作网创始人Iain Chalmers是医学领域可与甘地、丘吉尔、曼德拉相提并论的领袖人物;2007年,《英国医学杂志》评选出该刊1840年以来最重大的医学进步,循证医学位列第八。循证医学是人类社会和科学发展的需要和必然,它的产生与随机对照试验的问世、统计学方法的发展和临床流行病学的产生与应用密切相关。

(一)随机对照试验的出现

最早将观察性试验引入医学领域的先驱是世界医学之父——古希腊的希波克拉底(公元前460—前370),他提出不仅要依靠合理的理论,还要依靠综合推理的经验。阿拉伯医师Avicenna(公元980—1037)进一步指出,动物实验并不能证实在人体内的效果,因此,药物试验应当在人体进行。并且建议药物应当在无并发症的病例中进行评价,并与药物的动物实验结果比较,进行重复性研究。

在中国,1061年宋代的《本草图经》第一次提到对照试验:"为评价人参的效果,需寻两人,令其中一人服食人参并奔跑,另一人未服人参也令其奔跑,未服人参者很快就气喘吁吁"。Sackett DL等证实,中国清朝时期(公元1644—1911年)编著的《考证》一书,就提出了循证的思想。

1747年,苏格兰外科医师Lind首次进行了用橘子、柠檬及其他干预治疗维生素C缺乏病的对照试验研究。与他同时期的其他临床研究人员创造性地将观察性试验、定量试验研究引入内科学和外科学。特别是1816年,法国的Alexander Hamilton博士首次报道了在爱丁堡进行的评价放血疗法效果的一项大型对照试验,这是迄今为止采用交替法产生对照组研究的最早记载之一。1898年,丹麦医师Fibiger发表了其著名的血清治疗白喉的半随机对照试验,验证了血清治疗白喉的效果。

世界上第一个临床随机对照试验是1948年在英国医学研究会领导下开展的链霉素对肺结核治疗效果的研究。该研究不仅在世界上首次令人信服地证实了链霉素治疗肺结核的卓越疗效,也是人类医学史上首次进行的规范的随机对照试验(randomized controlled trial,RCT)研究。1955年,Truelove进行的一项RCT研究,证实了肾上腺皮质激素治疗溃疡性结肠炎优于安慰剂。1969年,Ruffin对胃冰冻疗法治疗十二指肠溃疡引起的出血进行了双盲RCT研究,证明其无效。随着RCT的兴起,流行病学的理论和原理在临床医学中的应用,改进了临床研究的质量,随机分组的方法控制了混杂因素,减少了偏倚,对治疗性研究的正确开展有不可估量的作用。RCT的出现被认为可与显微镜的发现相媲美,是临床医学发展的里程碑,开创了临床医学研究新纪元,也是循证医学证据的主要来源。

(二)统计学方法的发展

将多个研究资料进行统计学再分析的思想起源于19世纪初。1904年,Pearson将接种肠热病疫苗与生存率之间的相关系数进行合并。1907年,Goldberger发现有关伤寒菌尿症研究所发表的资料存在很大的变异性,于是他根据特定的标准选择、提取供分析的资料,然后进行统计学分析,符合Meta分析的基本要求。19世纪30年代,统计学技术的研究有了进一步的发展,对不同的研究资料可以进行合并分析。直到1976年,美国心理学家Glass首次提出Meta分析(Meta analysis)一词及其统计学分析方法。1982年Chalmers提出了累积Meta分析的概念,即将每一项新的随机对照试验结果累加到已知的针对某病某干预措施的随机临床试验的Meta分析结果中。1991年,Flesis提出了Meta分析较严谨准确的定义,即Meta分析是一类用以比较和合成针对同一科学问题研究结果的统计学方法,其结论是否有意义,取决于所纳入的研究是否满足一定的条件。Meta分析的产生、发展、丰富和完善为针对某一干预措施所有高质量RCT的系统评价提供了方法学支持。

Meta分析是对目的相同,性质相近的多个医学研究进行的一种定量综合分析,实现了文献评价和统计学方法的相互结合,使文献评价更加深入、严谨、科学,包括提出问题、制定纳入和排除标准、检索相关研究、汇总基本信息、进行综合分析。由于Meta分析通过定量综合分析增大了样本量,可以减少随机误差所致的差异,借以增大检验效能;探讨多个结果间的异质性,实现不一致研究结果间的定量综合;可以增加效应量的估计精度,所以,其结果常被作为循证医学的证据。

(三)临床流行病学的产生

1938年,美国耶鲁大学John R Pual教授首次提出了临床流行病学(clinical epidemiology)的概念。经历30多年后,在Sackett DL,Feinstein AR和Fletcher RH等人的共同努力下,在临床研究和医疗实践中,创造性地将流行病学及统计学的原理和方法有机的与临床医学相结合,发展和丰富了临床研究方法学,从理论上阐明了临床流行病学的定义、范畴和内容,创建了现代临床流行病学。

Sackett DL精辟地分析了基础医学、临床医学和流行病学之间的相互关系,提出只有发展临床流行病学,使直接为患者服务的临床医生经过严格训练,掌握生物医学科学,又将流行病学和医学统计学的原理和方法应用于临床和诊断的治疗过程中去,才能使临床研究获得深入发展。Fletcher RH认为临床流行病学是将流行病学的原理和方法应用于临床,以解决临床上遇见的问题,是一门科学地解释和观察临床问题的方法学,其最重要的特征是所研究的对象是患者群体,而不是动物。其所关心的是患者群体中临床事件的概率变化,分析临床事件是以一个完整的人体作为统计单位,而不是以人体中的组织、细胞、基因作为观察单位。因此,临床流行病学是宏观研究临床问题的科学,临床研究是在患者中间进行,许多研究条件难以控制,经常发生各种偏倚,要提高临床医学研究的水平,必须要有科学的方法学。Feinstein AR把临床流行病学称为临床研究的"建筑学",即临床研究的方法学。Sackett DL将临床流行病学称为"临床医学的基础科学",是指临床医学工作者除了需要生物医学的基础知识,还需要将临床流行病学作为一门基础课,每位临床医师都需要掌握临床流行病学的基本知识。

临床流行病学是一门在临床医学的基础上发展起来的研究临床问题的方法学,强调研究结论的科学性和研究结果的真实性,通过严格的科研设计、正确的收集数据和分析数据,排除各种偏倚和混杂因素的影响,从而使研究结果获得可靠的结论,并关注抽样研究结论是否与总体一致,强调研究结果在临床实践中的检验。在临床研究中产生的最佳成果要发挥效益,则有赖于临床实践。要正确识别和应用最佳证据指导临床诊治决策,必须应用临床流行病学的理论和方法学对引用证据进行严格评价。将真实的、有重要临床价值的最佳证据,结合临床医生的经验和患者的实际需求应用于临床决策,使临床诊治决策都能建立在科学依据的基础上,这就是循证医学。所以,临床流行病学既是循证医学的理论基础,又是实践循证医学的基本方法学。

(四)循证医学的提出

1971年,英国著名流行病学家和内科医生Archie Cochrane(1909—1988年)在其经典著作《效果与效率——卫生保健中的随想》(*Effectiveness and Efficiency:Random Reflections on Health Care*)中明确提出:"由于资源终将有限,因此应该使用已被恰当证明有明显效果的医疗保健措施",并指出"应用随机对照试验证据之所以重要,是因为它比其他任何证据更为可靠"。Cochrane的著作被誉为临床流行病学发展史上里程碑式的经典巨著,并催生了 20 世纪最伟大的医学理论——循证医学的诞生。1979 年 Cochrane 又提出"应根据特定病种／疗法,将所有相关的 RCT 联合起来进行综合分析,并随着新的临床试验的出现不断更新,以便得出更为可靠的结论",主张对医学干预研究的结论必须建立在经过严格汇总的随机对照试验基础上,为系统评价奠定了理论基础,并将这一崭新理论付诸实践。1990 年 Iain Chalmers 作为第二作者发表了第一篇系统评价《糖皮质激素对早产儿疗效的系统评价》(*The effects of corticosteroid administration before preterm delivery：an overview of the evidence from controlled trials*),纳入了截至 1989 年已发表的 7 篇 RCTs,证实对有早产倾向产妇使用糖皮质激素能有效减少早产儿呼吸窘迫综合征的出现。该系统评价的结果被产科医生广泛采纳,从而使早产儿死亡率下降 30%~50%。这项划时代的研究产生了巨大的社会和经济效益,从而成为 RCT 系统评价方面的里程碑。Cochrane 协作网以该研究的结果为主体,设计并在全球注册了自己的标识,成为一笔巨大的无形知识产权。

20 世纪 80 年代,以临床流行病学创始人之一,国际著名的内科学专家 Sackett DL(1934—2015 年)教授为首的一批临床流行病学专家在加拿大麦克玛斯特大学(McMaster University)医学院为住院医师举办培训班,结合患者的临床实际问题,检索和评价医学文献,并将所获得的最新成果用于自己的临床实践,将临床流行病学的原理和方法用于指导临床决策,探索基于临床问题的研究,以提高临床疗效,为循证医学的产生奠定了重要的方法学和人才基础。

1991 年,McMaster 大学医学院内科住院医师培训计划主任 Gordon Guyatt 博士,在 *ACP Journal Club* 上面发表了一篇题为《循证医学》的文章,指出未来的临床医生,其决策不应仅依靠教科书、权威专家或资深上级医生的意见,而应有效整合当前最佳研究证据;未来的医学发展,要求临床医生具备检索文献的技能、评价文献的技能和综合信息的技能,还应具备判断证据对当前患者适用性的能力。

1992 年,以 Gordon Guyatt 为首的循证医学工作组在 JAMA 杂志上发表了标志循证医学正式诞生的宣言文章《循证医学:医学实践教学的新模式》。强调循证医学是一种新的规范,明确提出临床决策应该基于随机对照试验和 Meta 分析的结论;住院医师在培训期间的目标之一,是训练其高效检索文献、评价文献和正确应用证据进行临床决策的能力;循证医学作为一种系统、科学的方法,能够更好地帮助医生解决临床实践中的不确定性。

1994 年,Sackett DL 教授受聘于牛津大学,成立英国循证医学中心,主办由《英国医学杂志》(*British Medical Journal,BMJ*)和美国内科医师学会(*American College of Physicians,ACP*)联合出版的《循证医学》(*Evidence-Based Medicine,EBM*)。为全面推荐国际上经过严格评价的最佳研究证据,还编辑出版《临床证据》(*Clinical Evidence*)专辑,每年两期公开发行,为临床医生推荐经专家筛选、严格评价后的最佳研究成果,以应用于临床医疗实践。1997 年,Sackett 主编的"*Evidence Based Medicine：How to Practice and Teach EBM,Churchill Livingstone,London*"一书出版,很快被译为多种文字传遍全球,已成为指导全球学习和实践循证医学的重要理论体系和方法学的基础。

(五) Cochrane 协作网及其作用

1992 年 10 月,英国著名的临床医生、循证医学专家 Iain Chalmers 博士创建了英国 Cochrane 中心。1993 年 10 月,第一届 Cochrane 年会在英国牛津召开,宣布 Cochrane 协作网(*The Cochrane Collaboration,CC*)正式成立。协作网以 Archie Cochrane 的姓氏命名,以纪念这位伟大的循证医学先驱。协作网首任主席由 Sackett DL 教授出任。

Cochrane 协作网是生产、保存、传播和更新系统评价,为临床治疗实践和医疗卫生决策提供可靠证据的全球性网络,是一个非营利性的国际组织。自成立以来,获得了全世界包括医疗卫生工作者、研究基金会、政府卫生部、国际组织和大学在内的一百多个组织的广泛支持,发展极为迅速,旨在为人们对所有医疗卫生领域中的干预措施的效果进行系统评价时提供技术支持,并对已产出的系统评价进行维护和以光盘版及电子版的形式发表传播,以促进人类的医疗健康事业。自从 1995 年包括 36 个系统评价的第一个

Cochrane 系统评价数据库（*Cochrane Database of Systematic Reviews*）问世以来,到 2017 年 6 月已产出 7316 篇系统评价,2593 个系统评价计划书,并以每年逾百的速度增长。Cochrane 随机对照试验数据库,其中所收录的随机对照试验都是通过各 Cochrane 中心组织志愿者手工检索获得,已收录了 1 066 835 个随机对照试验,其中许多是其他数据库所没有记录的;卫生技术评估数据库（*Health Technology Assessment Database*,*HTA*）收录 16 559 个原始研究、正在进行的研究、未发表研究控制偏倚的记录。这些数据库是同类数据库中全球唯一的资源。经济评价数据库（*NHS Economic Evaluation Database*,*NHS EED*）包括 15 015 个研究。这些宝贵的数据资源汇集成 Cochrane Library 出版,供全球读者使用。

二、循证医学的发展

循证医学自 1991 年问世以来,发展十分迅速,从最初的临床医学逐步扩展到医疗卫生的各个领域,其理念和方法已渗透到医疗卫生的各个行业,推动和丰富了相关学科的发展,产生了一大批新的分支学科,如:循证内科学（evidence-based internal medicine）、循证外科学（evidence-based surgery）、循证妇产科学（evidence-based gynecology & obstetrics）、循证儿科学（evidence-based pediatrics）、循证胃肠病学（evidence-based gastroenterology）、循证糖尿病学（evidence-based diabetology）以及循证中医药（evidence-based Chinese Medicine）、循证心理学（evidence-based psychology）、循证护理（evidence-based nursing）、循证精神健康（evidence-based mental health）、循证诊断（evidence-based diagnosis）、循证卫生保健（evidence-based health care）、循证决策（evidence-based decision-making）、循证购买（evidence-based purchasing）、循证医学教育（evidence-based medical education）等。随着与循证相关的新兴分支学科的产生和发展,循证医学在临床医疗、护理、预防、卫生经济、卫生决策、医疗质量促进、医疗保险、医学教育、新药开发、中医药学等领域发挥着越来越大的作用。

中国的循证医学虽然起步较晚,但发展非常快,是在与世界前沿的学术竞争中跟进最快、差距最小的少数学科领域之一。

20 世纪 80 年代开始,我国连续派出数批临床医师到英国、美国、加拿大和澳大利亚学习临床流行病学,跟随循证医学及临床流行病先驱 Sackett DL 教授查房学习循证治病和利用临床流行病学方法解决临床实际问题,为我国循证医学的起步和发展奠定了人才基础。1996 年在原华西医科大学开始筹建中国循证医学中心,中国 Cochrane 中心。1997 年中国循证医学中心成立。1999 年 3 月,国际 Cochrane 协作网正式批准中国 Cochrane 中心注册,成为世界上第 13 个 Cochrane 中心。作为国际 Cochrane 协作网的成员之一和中国与国际协作网的唯一接口,中国 Cochrane/ 循证医学中心积极培训循证医学骨干,宣传循证医学思想,提供方法学的咨询、指导和服务;开展系统评价,为临床研究、实践和政府决策提供可靠证据;组织开展高质量的随机对照试验,促进和改善临床研究质量的提高。2001 年创办《中国循证医学杂志》,召开了九届"亚太地区循证医学研讨会",创建"中医药临床试验统一报告标准"（*Consolidated Standards of Reporting Trials for Traditional Chinese Medicine*,*CONSORT for TCM*）和"中国临床试验注册中心"（*Chinese Clinical Trail Register*,*ChiCTR*）,极大地推动了循证医学在中国的发展。2000 年,广州成立广东省循证医学科技中心,并创办《循证医学》杂志,随后几年分别在复旦大学、北京大学、北京中医药大学、兰州大学、天津中医药大学等相继成立了循证医学中心,共同开展循证医学的教育和研究。

2008 年教育部在《本科医学教育标准》中明确将循证医学列为临床医学专业的必修课,并将"运用循证医学原理,针对临床问题进行查证、用证的初步能力"作为医学本科生必须要达到的技能目标之一。目前,大部分高等学校已为本科生、研究生开设循证医学课程,开展循证医学的继续教育,招收培养循证医学的博士及硕士研究生。但是,与西方发达国家相比,我们的临床研究水平低、试验质量差,重复研究多,国际认可度不高;绝大多数临床医生尚缺乏对循证医学的准确理解和认识,所以,在中国普及循证医学的理念和思想,使循证的思想成为每一个医学科学工作者的共识,使得临床决策建立在最佳科学研究证据的基础之上,还有十分艰巨、漫长的路要走。

循证医学是遵循证据进行决策的科学。"基于问题的研究,遵循证据的决策,关注实践的后果,后效评价、止于至善"是循证医学的思想灵魂。"提出问题,搜寻证据,评价分析,决策实践,后效评价,持续改进,止于至善"是循证医学的实践模式。可以说,它是人类社会发展几千年认识和实践的经验结晶。是人们认识问题、解决问题的实践模式和思想方法论。经过20年来的讨论和发展,循证医学的概念、方法、内涵和外延都已经发生了明显的变化。循证医学的哲学理念也在逐渐发展。早期狭义的循证医学主要指循证临床实践,仅仅指临床上对个体患者的诊治。广义的循证医学应包括一切医疗卫生服务的循证实践,除临床实践活动以外,还包括医疗法规和政策的制定、公共卫生和预防策略的制定、医疗卫生服务组织和管理、医疗卫生技术准入、新药审批、医疗保险计划的制定、临床指南的制定、医疗事故法律诉讼等一切与医疗卫生服务有关的活动和行为。目前,循证医学的理念、思想和方法已经推广应用到除医学以外的其他领域,李幼平教授提出的循证决策与管理的广义循证观——循证科学,就是对这一理念创造性的诠释。

2009年10月9~10日,世界卫生组织(WHO)与Cochrane Collaboration工作会议在新加坡召开,两个国际组织正式宣布开展战略合作,制订了包括11项合作原则、2个宗旨、5项任务、6个行动计划的战略合作框架,旨在促进Cochrane协作网与WHO的深度合作与广泛交流,加强全球卫生保健信息的有效交流,更好促进证据全球化。Cochrane协作网指导委员会主席Jonathan Craig博士强调,Cochrane协作网将与其他组织和机构建立战略伙伴关系;集合全球协作者,共同努力促进Cochrane产品在卫生决策中的获取和使用;开发研究能力包括加强从事理论研究与应用研究能力的结合;提高研究人员获取研究信息和资源的技能;建立开发循证思维及行动的系统能力;建立最佳证据概要的全球公共数据库,让决策者更易于获取和使用当前最佳证据;促进知证决策,改进卫生保健。展望21世纪的循证医学发展,机遇与挑战并存。随着人们对医疗保健干预措施效果和亚健康负担可靠证据的需求日趋明显,必将最终促进和实现从循证医学到知证决策与实践的战略转化。我们有理由相信:循证医学的未来将更加辉煌,更加精彩!

第三节　循证医学实践的基础、方法和目的

一、循证医学实践的基础

古今中外,临床医学的实践过程就是收集证据,临床医生利用其专业知识对患者进行诊治决策的过程。最佳研究证据是循证医学实践的决策依据,而临床流行病学就是生产最佳临床研究证据和评价研究质量的方法学基础。最佳临床研究证据的产生,是临床流行病学为高质量临床研究提供了从设计、实施到结果分析的方法;筛选最佳证据,需要利用临床流行病学的原理和方法分析研究的设计是否科学合理;评价研究文献的质量,必须依据临床流行病学的标准和要求对研究质量严格评价,而评价的准确性则取决于对临床流行病学知识掌握的程度。所以,临床流行病学是循证医学理论产生的重要基础之一,是循证医学必备的基本理论、基本知识和基本方法,掌握和应用临床流行病学的基本理论和临床研究的方法学是卓有成效地实践循证医学的关键所在。

循证医学作为一种新的临床医学实践模式,将当前可得最佳证据为决策依据,医生的专业知识为技术保证,患者的利益和需求为医疗的最高目标规定为其三原则。提出问题,检索证据,评价证据,应用证据,后效评价为实践循证医学的五个步骤。因而,要想在临床医疗过程中更好地实践循证医学,解决患者的具体问题,提高临床医疗水平,必须具备以下几个要素:

(一) 最佳研究证据

当前可得最佳研究证据是循证医学实践的决策依据。最佳临床研究证据是指应用临床流行病学的原则和方法以及有关质量评价的标准,经过认真分析与评价获得的此前所有最真实可靠,且具有临床重要应

用价值的研究成果。干预性研究的最佳证据指产生于最少偏倚的高质量随机对照试验;诊断性试验的最佳证据指与金标准(参考标准)进行盲法对照,有适当纳入对象的研究;预后研究和病因学研究的最佳证据指产生于严格控制偏倚因素的对照研究,包括可能的随机对照试验、高质量的队列研究以及基础研究。系统评价是最高级别的证据之一。

(二)高素质的医生

临床医生是实践循证医学的主体,其专业知识和临床经验是实践循证医学的技术保证,对疾病的诊断和对患者的处理都是通过医生来实施的,因此,临床医生精湛的技术、全面的专业知识、丰富的临床经验、严谨的科学态度、追求卓越的敬业精神、救死扶伤的责任感、悲天悯人的同情心和正直诚实高尚的职业道德是实践循证医学的先决条件。没有高素质的医生,即使有最佳证据也不可能真正实践循证医学。

(三)患者的参与

医疗的终极目的是解除患者的疾患,所以患者的期望、需求和利益是医疗的最高目标。循证医学强调的一个重要原则是“证据本身并不能指导实践,患者的价值取向和喜好起着重要的作用”。在面临同样决策时,由于价值观和喜好的不同,临床医生与患者间可能会做出不同的选择。患者对治疗的选择是建立在自身的文化背景、宗教信仰、心理状态、个人偏爱、社会经济状况等因素的基础之上,所以循证医学实践必须以患者为中心,充分尊重患者的自身价值、愿望和需求,关心爱护患者,从患者的利益出发,让患者享有充分的知情权,了解所患疾病的预后和可选择的治疗方法及其各自的利弊和费用,使患者参与自己疾病的处理,形成临床医生与患者的诊治联盟,得到患者的理解和配合,以保证有效合理的诊治措施并取得患者的信任,提高依从性,达到最佳的治疗效果。所以,患者的参与是成功实践循证医学的关键之一。

二、循证医学实践的方法

循证医学实践的方法,实际上是针对患者某一具体问题处理的个体化的决策方法。概括地讲包括三个方面,即需要解决什么问题(提出临床问题);如何找到证据(确定所要寻找的证据资料来源,查找证据);如何利用证据(评价证据的安全性、有效性、适用性和经济性,用于解决临床问题)。具体可分为五个步骤:

1. 提出问题　提出临床问题是循证医学实践的第一步,如何恰当提出临床问题对于临床医生而言是进行循证医学实践非常重要的一步。循证医学临床实践提出问题应该以解决患者所患疾病存在的重要临床问题为中心。临床医师每天面对患者,应该善于在临床实践中观察问题、发现问题和提出问题。只有提出问题,才有可能带着问题查寻证据,再根据评价后质量较高的证据并结合自己的临床经验和患者意愿最后解决临床问题,使患者从中受益。同时,提出一个好的问题,用科学的方法去回答这个问题,也是提高临床研究质量的关键。临床研究中提出的问题是否恰当,关系到临床研究是否具有重要的临床意义,是否具有可行性,并影响着整个研究方案的设计和制订。

(1)临床问题的来源:临床问题主要来自于日常临床医疗实践:①病史和体格检查:通过详细的病史采集和全面细致的体格检查可以发现问题;②病因:分析和识别疾病的原因(包括医源性)过程中发现问题;③临床表现:从观察疾病的临床症状和表现的变化中发现问题;④鉴别诊断:在考虑患者临床问题的可能原因,进行诊断和鉴别诊断时,分析可能存在的原因和问题;⑤诊断试验:在诊断和检查时,如何基于精确度、准确度、可接受性、费用及安全性等因素来选择、确定或排除某种疾病;⑥治疗:怎样为患者选择利大于弊并价有所值的治疗方法;⑦预后:怎样估计患者可能的病程和预测可能发生的并发症;⑧预防:怎样通过识别和纠正危险因素来减少疾病的发生及通过筛查来早期诊断疾病。

(2)提出临床上应注意的问题:①抓住主要矛盾,突出关键问题:在临床实践中,临床医生往往面对的问题很多,我们需要确定从何开始。把所有的问题记录下来,然后通过自己的临床思维进行整理,将其排序,首先抓住主要矛盾,选择需要优先回答的关键问题,如对患者生命健康最重要的问题,提高临床医疗水平的问题,临床上最令人感兴趣的问题,循证医学实践中最常见的问题,在允许的时间内最可能得到答案的问题等。根据选择的关键问题,有的放矢地查找证据、评价证据,选择最佳证据应用临床解决患者的问题。②确定问题的范围:问题范围的确定十分重要。确定问题的范围应考虑所具有的资源和条件、临床意义和研究质量等问题。提出问题的范围太宽可能对患者的处理没有帮助。如:"化疗可以提高癌症患者的生存率吗?"这一问题范围太宽,哪一种化疗和哪一种癌症均不清楚。对患某特定类型肿瘤的患者不能提供有用的信息,因为不同的肿瘤对化疗的反应明显不同。但问题的范围太窄却因所获资料较少而容易出现机遇的作用,增加假阳性和假阴性结果的机会,使结果不可靠,影响临床实践中的应用。③关注患者所关心的问题:在提出问题时,应该关注患者所关注的问题,从患者的角度来考虑,这样可帮助我们收集或提供真正有利于患者的证据,对就诊的患者,我们可以提出以下问题:"你认为你有什么问题?";"你曾想过你需要什么样的治疗方法吗?";"你曾想过选择另外的方法来代替吗?";"你希望得到什么样的治疗效果?"。将患者对这 4 个方面问题的回答整合到我们构建的问题中,将确保我们去找寻以患者为中心的答案,从而提高我们诊治水平及医疗服务质量。

　　总而言之,要提出一个好的临床问题,临床医生需要深入临床实践,具备基础扎实的临床专业知识和技能,勤于动脑思考问题,跟踪本专业研究进展,并经常与同行及上下级医生讨论交流,从患者的角度考虑问题,就能逐步形成构建良好的问题,然后查询证据。如果已有的证据能够回答自己的问题,可以在临床直接应用证据解决问题;但如果已有的证据尚不能回答自己的问题,就应考虑针对问题进行高质量的临床研究来生产证据。

　　2. 检索证据　根据提出的临床问题,确定关键词或主题词,选择合适的循证医学数据库,制订合理完善的检索策略,通过计算机检索、手工检索、网络信息检索等多渠道系统检索相关文献(详见第五章)。

　　3. 评价证据　将收集到的有关文献应用临床流行病学关于研究质量的严格评价标准,进行科学地分析和评价。对经严格评价证明质量不高的研究证据则弃之不用;尚难定论,有争议的研究证据,可作为参考或进一步的研究和探讨;对真实性好、有重要意义且适用性强的最佳证据,可根据临床具体情况,用以指导临床决策,解决患者的问题。如果收集的合格文献比较多,则可进行系统评价或 Meta 分析。

　　4. 临床应用　通过严格评价获得的真实可靠并具有重要意义的证据,可以用来指导临床决策,服务于临床实践。利用最佳证据进行临床决策时,必须根据具体情况,结合临床医生自己的专业知识、临床经验和技能,尊重患者的意愿、需求和价值取向,只有三者的统一才可能使最佳决策得以实施。

　　5. 后效评价,止于至善　最佳证据经过临床实践应用后,如果疗效确切,效果好,应该认真地总结经验,进一步推广应用,提高认识,促进学术水平的提升和医疗质量的提高。如果效果不佳,则应对证据的应用进行具体的分析和评价,分析问题,查找原因,总结教训,为进一步的探讨研究提供方向,重新查找证据、评价证据、临床决策应用,直到取得理想的效果,止于至善。

三、循证医学实践的目的

　　循证医学实践的目的就是为了更好地解决临床医疗实践中的难题,解除患者的病痛,从而提高医疗质量和水平,促进临床医学的发展。通过循证医学实践,可以起到以下作用:

　　1. 促进临床医疗决策的科学化　循证医学是遵循证据进行决策的科学,以"当前可得最佳证据为决策依据,临床医生的专业知识为技术保证,患者的利益和需求为医疗最高目标的三原则"和"提出问题,检索证据,评价证据,应用证据,后效评价"的五步骤作为行为准则,可以增强临床医疗决策的科学化。

　　2. 提高临床医生整体素质和业务水平　循证医学是临床医学的实践模式和思想方法论,对临床医生提出了更高的要求,通过循证医学的培训和实践,将提高临床医生的整体业务素质和水平。

　　3. 提高疾病的诊断和治愈率　"基于问题的研究,遵循证据的决策,关注实践的后果,后效评价、止于至善"是循证科学的思想灵魂,循证医学实践过程中三原则和五步骤的实施,加强了疾病诊治的科学性、安全性、有效性、适用性及经济性,必将提高疾病的准确诊断和治愈率。

4. 价有所值,追求完美　循证医学不但追求利大于弊,价有所值的医疗服务,而且关注实践结果的后效评价,不断探索,修正补充,止于至善的思想,将使患者得到价有所值、最科学、最完美、最理想的服务。

四、循证医学学习与实践中应注意的问题

循证医学的发展非常快,它的理念和方法已经被国际医学界的主流思潮、患者和各国政府广泛接受。但是,循证医学作为一个新兴的学科,无论是临床医生,还是患者对其理念和方法,研究和应用方面都还存在着一些模糊的认识和不尽正确的理解,应当引起我们的足够重视。

(一)循证医学与传统经验医学的区别

循证医学无论从临床决策的证据来源、证据检索和评价、治疗依据,还是医疗模式,均优于传统医学(表 1-1)。但是,循证医学不能否定和取代所有的传统经验医学。循证医学所获得的证据必须在仔细采集病史、体格检查和实验室检查基础上,根据医生的专业知识和临床经验技能及患者的意愿和价值取向,慎重地决定能否用于具体的患者。因此,循证医学与传统经验医学并不矛盾,循证医学的出现并不是去取代原来的专业教科书,否定经验,而是对经验的补充和完善,使决策更科学、更合理、更完善。

(二)循证医学是临床医学的实践模式

有人认为循证医学是一种很好的方法,这种认识是错误的。循证医学是临床医学的实践模式和思想方法论,不是用于解决某一具体问题的方法或技术。这种模式和方法论就是"三原则"和"五步骤"。"三原则"是临床医生的行为准则,而"五步骤"是临床医生诊治患者必须遵守的步骤。医学的方法和技术属于临床医师的专业范畴,精湛的技术和丰富的专业知识是临床医生治病救人的基础,但面对某一具体患者的具体问题时,按照循证医学提出的"五步骤"模式抉择最有利于患者的诊治方案,这就是模式、技术和方法的关系。一种方法不能解决所有问题,但是,循证医学作为一种模式,却可以适用于临床医学的任何领域和临床专业,甚至也适用于中医这样与西医有着完全不同的理论体系和诊治方法的传统医学。

表 1-1　循证医学与传统经验医学的区别

	传统经验医学	循证医学
证据来源	动物实验、实验室研究、体外实验、教科书、专家意见	临床研究
收集证据	欠系统和全面	系统和全面
评价证据	不重视	重视,有严格的评价标准
治疗依据	基础研究/动物实验的推论 个人临床经验	当前可得到的最佳研究证据 临床医生个人的临床技能和经验
医疗模式	疾病/医生为中心	患者为中心

(三)循证医学与随机对照试验

有人认为应用某项 RCT 结果作为治疗的依据和指南,就是循证医学,这种看法是片面的。循证医学强调用最佳证据指导临床实践,RCT 仅是产生证据的一种方式。RCT 提供的证据能否用于指导临床实践,还要进行严格的质量评价,高质量的 RCT 证据,也要根据具体患者的情况综合分析是否适用。

(四)循证医学与 Cochrane 协作网

Cochrane 协作网是生产、保存、传播和更新系统评价,为临床治疗实践和医疗卫生决策提供可靠证据的全球性网络,是一个非营利性的国际组织。系统评价作为重要证据之一是循证医学实践中的三要素之一。

(五)循证医学与系统评价和 Meta-分析

系统评价是一种按照严格的纳入标准广泛收集关于某一医疗卫生问题的研究,对纳入研究进行全面的质量评价,并进行定量合并分析或定性分析,以对该问题进行严谨、科学、系统的评价和全面、客观、真实

展示的研究方法。Meta 分析是一类用以比较和合成针对同一科学问题研究结果的统计学方法。系统评价并非必须对纳入研究进行合并分析（Meta 分析），是否做 Meta 分析需要视纳入研究是否有足够的相似性；而 Meta 分析也并非一定要做系统评价，因为其本质是一种统计学方法；包含有对具同质性的多个研究进行 Meta 分析的系统评价称为定量系统评价；如果纳入研究不具有同质性，则不进行 Meta 分析，而仅进行描述性的系统评价，此类系统评价称为定性系统评价。将系统评价说成是循证医学也是不正确的。系统评价与高质量的临床研究、高质量的基础研究及从高质量的诊断方法获得的患者检查资料一样，都是最佳证据的来源，生产和获得最佳证据的过程称为"创证"，使用最佳证据做出临床决策的过程称为"用证"。循证医学的"五步骤"主要是一个用证的过程，可以说，循证医学就是正确运用最佳证据为患者服务的临床医学模式。

（杨克虎）

学习小结

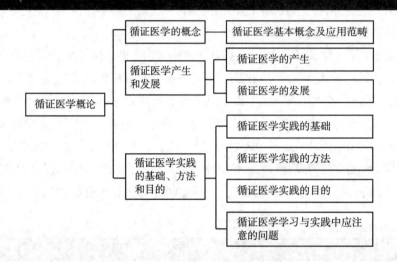

推荐阅读材料

1. 王家良主编. 循证医学 [M]. 2 版. 北京：人民卫生出版社，2010.

2. 李幼平. 循证医学 [M]. 2 版. 北京：高等教育出版社，2009.

3. STRAUS SE, RICHARDSON WS, PAUL GLASZIOU, et al. Evidence-based Medicine: How to Practice and Teach EBM [M]. Third Edition. Edinburgh: Churchill Livingstone, 2005.

复习参考题

1. 循证医学产生和发展的内在原因是什么？

2. 循证医学与哪些学科密切相关？这些学科对循证医学的贡献是什么？

第二章　证据的分类、分级与推荐

学习目标

掌握	证据及其相关概念；证据的分类；GRADE 系统基本概念和原理。
熟悉	患者偏好与价值观的定义；GRADE 系统应用要点。
了解	证据质量与推荐强度的演进；医学真理认知发展的三个阶段。

第一节　证据的定义及其分类

一、证据及其相关概念

"证据"二字在我国春秋战国时期就有使用。"证"在古汉语中的意思之一就是证据（《墨子·天志下》："以此知其罚暴之证"），"据"在古汉语里也有证据的意思（《后汉书·鲁恭传》："难者必明其据，说者务立其义"）。1600 多年前东晋葛洪所著的《抱朴子·弭讼》称："若有变悔而证据明者，女氏父母兄弟，皆加刑罪。"句中"证据"可理解为证明事实的根据。《现代汉语词典》中对证据的定义是："能够证明某事物真实性的有关事实或材料"。

英语中"evidence"一词出现于公元 14 世纪，《简明牛津英语词典》对证据的解释包括：①证明意见或主张真实有效的信息或符号（information or signs indicating whether a belief or proposition is true or valid）；②法律调查中或法庭上接纳证词时用来确证事实的信息（information used to establish facts in a legal investigation or admissible as testimony in a law court）。

法律中的证据有其特定含义，《中华人民共和国刑事诉讼法》第五章第四十二条规定：证据是据以证明案件真实情况的事实，包含以下 7 种：①物证、书证；②证人证言；③被害人陈述；④犯罪嫌疑人、被告人供述和辩解；⑤鉴定结论；⑥勘验、检查笔录；⑦视听资料。但法律中证据概念在统一性和精确性方面仍存在问题，已引起相关学者的关注。

卫生研究中的证据既有别于生活中的证据，也有异于法律中的证据。2000 年，循证医学奠基人 David Sackett 等人将临床证据定义为"以患者为研究对象的各种临床研究（包括防治措施、诊断、病因、预后、经济学研究与评价等）所得到的结果和结论"，即证据是由研究得出的结论。而循证医学创始人 Gordon Guyatt 等人则将证据定义为"任何经验性的观察都可以构成潜在的证据，无论其是否被系统或不系统的收集"。2005 年，加拿大卫生服务研究基金资助了一项研究，用系统评价的方法来定义证据，其结论为"证据是最接近事实本身的一种信息,其形式取决于具体情况,高质量、方法恰当的研究结果是最佳证据。由于研究常常不充分、自相矛盾或不可用,其他种类的信息就成为研究的必要补充或替代"。2008 年,有国内学者将卫生研究中的证据定义为"证据是经过系统评价后的信息"。上述定义各有特点,但准确定义名词应遵循科学、系统、简明、反映事物本质的原则,以内涵定义为主。其中"证据是最接近事实本身的一种信息"很好地概括了证据的本质,但其应用性和可操作性不强,难以凭此定义判断是否为证据,因为事实本身常常不可知,"最接近"的程度也无法界定。我国学者对证据的定义从证据内涵入手,根据"属"加"种差"的方法,突出术语学特点,符合名词定义规范见表 2-1。

表 2-1 证据的定义

被定义项	定义联项	定义项
证据	是	经过系统评价后的(种差)信息(属)

该定义特点:①动态,强调当前最佳,不断更新(即系统评价的原理);证据绝非一成不变,时代不同,环境不同,证据的内容和质量也不同,必须用发展的观点看待证据;②全面,相比之前的证据,"系统评价"既是一个纵向的评价(基于问题的全程评价),也是一个横向的评价(基于问题的全面评价);③指导性强,有助于用户明确区分信息与证据—即针对用户关注的问题是否做了系统评价。鉴于全球尚未形成对证据的统一定义,故以上所举例证均具有探索性和不确定性,期待未来出现更完善、客观和可操作的证据定义。

二、患者偏好与价值观的定义

循证医学三要素中,除医生技能、最佳证据外,还需考虑患者偏好与价值观。2012 年,美国胸科医师协会循证临床实践指南制订小组在《第九版抗血栓治疗与血栓预防指南》中,明确对患者偏好与价值观做出了定义:患者的偏好与价值观含义宽泛,可涉及对健康和生命的信仰、期望与目标,包括患者面对不同诊断和治疗时对其利弊、成本和负担的权衡。如:抗血栓治疗中患者对降低栓塞风险和增加出血之间的权衡。部分患者更看重药物抗血栓的作用,而另一部分患者则更在意药物所致出血这一副作用,临床医生需从患者价值观出发,充分征求患者偏好的基础上,进行决策。考虑患者偏好与价值观有以下几个重要原因:

首先,是出于对患者自主权的考虑。当医生给患者提供多种可行的治疗方案时,患者有可能并没有被告知相关的医学知识,因此在医生与患者之间存在高度信息不对称的问题。一般情况下患者会把治疗方案的决策权交予医生。但为确保患者的权利,医生在进行临床决策之前,应与患者积极沟通并讲解各种治疗方案可能带来的利弊,当患者充分知情后医生做出的决定可能让患者更有认同感,随机对照试验(randomized controlled trial,RCT)的系统评价结果也显示,患者偏好与临床的治疗结局密切相关。随着社会的发展,患者将对自主权有更为深入的认识,也逐渐有更强烈的意愿希望医生能够与自己交流,并主动参与到临床决策制订。

其次,在多数情况下,临床实践中,推荐意见具有高质量证据支持的情况比较少见。对于缺乏高质量证据支持的推荐意见,其产生的利弊很可能存在高度的不确定性。此时需要调研患者对相关推荐意见的偏好及价值观,以便更好地形成推荐意见和确定推荐强度。

第三,即便推荐意见基于高质量研究证据,在临床实践中效果显著,但在患者偏好方面仍可能会有很大的差异。例如在治疗房颤时,已有充分的证据表明房颤是卒中的危险因素。口服抗凝药(华法林)具有很好的卒中预防效果,但与此同时服用该药也会增加患者的出血风险,因此需要权衡抗凝药治疗的利弊。在很多情况下针对房颤的治疗,患者与医生的偏好有较大差异,比如医生更看重出血这一副作用,而患者则可能更倾向于预防卒中,此时及时收集和整合患者偏好,将会最大程度上保障患者的利益和改善其临床结局。

第四,同样在有高质量证据的情况下,也可能会出现多个有效治疗方案并存的情况,从医学角度上讲,各种治疗方案的效果各有优势,即所谓"临床均势"。例如,阿司匹林是房颤患者预防卒中的一种可选药物,其有效性低于华法林,但其出血风险也明显低于华法林。此时临床医生应该在最佳证据的基础上,基于患者偏好做出最有利于患者的推荐意见。

综上,在循证决策中,无论有无高质量证据存在,患者偏好与价值观都会在形成最终推荐意见和指导临床医生做出最佳决策方面起到至关重要的作用。

三、证据的分类

不同人群对证据的需求不同,对同一证据的理解也不同。证据分类的主要目的是更好地推广和使用证据,分类的主要依据是各类证据应该互不交叠。由于当前尚无国内外公认、统一的分类方法,本节主要按综合证据的方法和使用证据的人群方面介绍两种分类方法。

(一)按综合证据的方法分类

针对某一个或某一类具体问题,尽可能全面收集有关该问题的全部原始研究,进行严格评价、综合、分析、总结后所得出的结论,是对多个原始研究再加工后得到的证据。这种综合证据的方法可分为3大类,即系统评价(systematic review,SR)/Meta 分析、卫生技术评估(health technology assessment,HTA)和实践指南(practice guideline)。三者的共同点为:①均基于原始研究,对其进行系统检索、严格评价和综合分析;②均可使用推荐分级的评估、制订与评价(grading of recommendations,assessment,development and evaluations,GRADE)进行分级;③均可作为决策的最佳依据。三者的主要不同点为:卫生技术评估相对于系统评价,除有效性外,更注重对卫生相关技术安全性、经济学性和社会适用性的评价,纳入更宽,会基于评价结果做出推荐意见,多数可被卫生政策直接采纳。系统评价则更注重对文献的质量评价,有严格的纳入排除标准,只进行证据质量分级,不做出推荐。指南则是基于系统评价和卫生技术评估的结果,以推荐意见为主,并对临床实践具有指导和规范意义。

(二)按使用证据的对象分类

立足使用者角度,可将证据分为政策制定者、研究人员、卫生保健提供者与普通用户四种类型(表 2-2):

表 2-2 从使用者角度的证据分类

	政策制定者	研究人员	卫生保健提供者	普通用户
代表人群	政府官员、机构负责人、团体领袖等	基础医学、临床、教学研究者等	临床医生、护士、医学技术人员等	普通民众,包括患病人群和健康人群
证据呈现形式	法律、法规、报告或数据库	文献或数据库	指南、摘要、手册或数据库	电视、广播、网络、报纸等大众媒体或数据库
证据特点	简明概括、条理清晰	详尽细致、全面系统	方便快捷、针对性强	形象生动、通俗易懂
证据要素	关注宏观层面,侧重国计民生,解决复杂重大问题	关注中观层面,侧重科学探索,解决研究问题	关注中观层面,侧重实际应用,解决专业问题	关注微观层面,侧重个人保健,解决自身问题
资源举例	Health Systems Evidence 数据库	Cochrane Library 数据库	DynaMed 数据库	PubMed Health 数据库

第二节　证据质量与推荐强度的分级

一、证据质量与推荐强度的演进

前牛津大学循证医学中心主任 Paul Glasziou 教授和 Cochrane 协作网创建人 Iain Chalmers 在 2010 年的一项研究中发现,全世界每年仅 RCT 就发表 27 000 余个,系统评价 4000 余个。其他观察性研究、动物研究和体外研究的数量更为庞大。但对于医务人员和决策者而言，每天却只有 24 小时。想要有效判断这些研究的好坏，遴选出高质量证据，将其转化为推荐意见进而促进循证实践，那么一套科学、系统和实用的分级工具必不可少。另一方面，美国国立指南文库（*National Guideline Clearinghouse*，*NGC*）已收录了超过 2000 个全世界最新的高质量循证指南，然而各个指南所采用的证据质量和推荐强度的分级标准和依据却各不相同。临床医生想要快速理解和应用这些推荐意见，全面了解当前各种分级标准的现状十分必要。过去 40 年间有 50 多个机构和组织就如何对证据质量和推荐强度进行分级展开了积极的探索与尝试，本节将对主要的分级组织、标准和方法予以简要介绍。

　　证据质量与推荐强度分级方法的发展主要经历了三个阶段，第一阶段单纯考虑试验设计，以随机对照试验为最高质量证据，主要代表有加拿大定期体检特别工作组（*Canadian task force on the periodic health examination*，*CTFPHE*）的标准（表 2-3）和美国纽约州立大学下州医学中心推出的"证据金字塔"（图 2-1），其优点在于简洁明了，操作性强。但存在的主要问题在于分级依据过于简易，仅用于防治领域，且结果可能并不客观准确；第二阶段在研究设计的基础上考虑了精确性和一致性，以系统评价/Meta 分析作为最高级别的证据，主要代表有英国牛津大学循证医学中心（*Oxford Center for Evidence-based Medicine*，*OCEBM*）推出的 OCEBM 标准（表 2-4）。此外该标准在证据分级的基础上引入了分类概念，涉及治疗、预防、病因、危害、预后、诊断、经济学分析等七个方面，更具针对性和适应性，曾一度成为循证医学教学和循证临床实践中公认的经典标准，也是循证教科书和循证指南使用最为广泛的标准之一，但由于其级数较多（大小共 10级），简单将证据质量和推荐强度直接对应（高质量证据对应强推荐，低质量证据对应弱推荐），且未充分考虑研究的间接性和发表性偏倚，以及观察性研究的升级等因素，所以在实际应用中仍然存在问题。2000年，针对当前证据分级与推荐意见存在的不足，包括世界卫生组织在内的 19 个国家和国际组织 60 多名循证医学专家、指南制订专家、医务工作者和期刊编辑等，共同创建了 GRADE 工作组，旨在通力协作，循证制定出国际统一的证据质量分级和推荐强度系统。该系统于 2004 年正式推出。由于其更加科学合理、过程透明、适用性强，目前包括 WHO 和 Cochrane 协作网在内的 100 多个国际组织、协会和学会已经采纳GRADE 标准，成为证据与推荐分级发展史上的里程碑事件。

表 2-3　1979 年 CTFPHE 分级标准

证据级别	定义
Ⅰ	至少一项设计良好的随机对照试验
Ⅱ-1	设计良好的队列或病例对照研究，尤其是来自多个中心或多个研究团队的研究
Ⅱ-2	在时间、地点上可比的对照研究；或效果显著的非对照研究
Ⅲ	基于临床研究、描述性研究或专家委员会的报告，或权威专家的意见

推荐强度	定义
A	在定期体检中，考虑检查该疾病的推荐意见有充分的证据支持
B	在定期体检中，考虑检查该疾病的推荐意见有一定的证据支持
C	在定期体检中，考虑检查该疾病的推荐意见缺乏证据支持
D	在定期体检中，不考虑检查该疾病的推荐意见有一定的证据支持
E	在定期体检中，不考虑检查该疾病的推荐意见有充分的证据支持

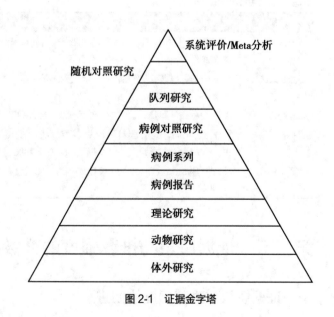

图 2-1　证据金字塔

表 2-4　2001 牛津大学证据分级与推荐意见强度分级标准（以评估治疗效果证据为例）

推荐强度	证据级别	防治
A	1a	RCTs 的系统评价
	1b	结果可信区间小的 RCT
	1c	显示"全或无效应"的任何证据
B	2a	队列研究的系统评价
	2b	单个的队列研究（包括低质量的 RCT，如失访率 >20% 者）
	2c	基于患者结局的研究
B	3a	病例对照研究的系统评价
	3b	单个病例对照研究
C	4	病例系列报告、低质量队列研究和低质量病例对照研究
D	5	专家意见（即无临床研究支持的仅依据基础研究或临床经验的推测）

二、GRADE 系统的基本概念和原理

GRADE 方法首次清楚阐述了证据质量和推荐强度的定义，即证据质量是指对观察值的真实性有多大把握；推荐强度指指南使用者遵守推荐意见对目标人群产生的利弊程度有多大把握。其中"利"包括降低发病率和病死率，提高生活质量和减少资源消耗等，"弊"包括增加发病率和病死率、降低生活质量或增加资源消耗等。证据质量分为高、中、低、极低四个等级，推荐强度分为强、弱两个等级，具体描述见表 2-5。

表 2-5　证据质量与推荐强度分级

证据质量分级	具体描述
高（A）	非常有把握观察值接近真实值
中（B）	对观察值有中等把握：观察值有可能接近真实值，但也有可能差别很大
低（C）	对观察值的把握有限：观察值可能与真实值有很大差别
极低（D）	对观察值几乎没有把握：观察值与真实值可能有极大差别
推荐强度分级	具体描述
强（1）	明确显示干预措施利大于弊或弊大于利
弱（2）	利弊不确定或无论质量高低的证据均显示利弊相当

和此前的分级系统一样，GRADE 对证据质量的判断始于研究设计。一般情况下，没有严重缺陷的随机对照试验的证据起始质量为高（即 A 级），但有五个因素可降低其质量。没有突出优势的观察性研究的证据起始质量为低（即 C 级），但有三个因素可升高其质量（表 2-6）。

表 2-6　影响证据质量的因素

影响证据质量的因素	解释
可能降低随机对照试验证据质量的因素及其解释	
偏倚风险	未正确随机分组；未进行分配方案的隐藏；未实施盲法（特别是当结局指标为主观性指标，其评估易受主观影响时）；研究对象失访过多，未进行意向性分析；选择性报告结果（尤其是仅报告观察到的阳性结果）；发现有疗效后研究提前终止
不一致性	如不同研究间存在大相径庭的结果，又没有合理的解释原因，可能意味着其疗效在不同情况下确实存在差异。差异可能源于人群（如药物在重症患者中的疗效可能更显著）、干预措施（如较高药物剂量的效果更显著）或结局指标（如随时间推移疗效减小）的不同。当结果存在不一致性而研究者未能意识到并给出合理解释时，需降低证据质量
间接性	间接性可分两类：一是比较两种干预措施的疗效时，没有单独的研究直接比较二者的随机对照试验，但可能存在每种干预与安慰剂比较的多个随机对照试验，这些试验可用于进行二者之间疗效的间接比较，但提供的证据质量比单独的研究直接比较的随机对照试验要低。二是研究中所报告的人群、干预措施、对照措施、预期结局等与实际应用时存在重要差异

影响证据质量的因素	解释
不精确性	当研究纳入的患者和观察事件相对较少而导致可信区间较宽时，需降低其证据质量
发表偏倚	如果很多研究（通常是小的、阴性结果的研究）未能公开，未纳入这些研究时，证据质量亦会减弱。极端的情况是当公开的证据仅局限于少数试验，而这些试验全部是企业赞助的，此时发表偏倚存在的可能性很大
降级标准	以上五个因素中任意一个因素，可根据其存在问题的严重程度，将证据质量降 1 级（严重）或 2 级（非常严重）。证据质量最多可被降级为极低，但注意不应该重复降级，譬如，如果分析发现不一致性是由于存在偏倚风险（如缺乏盲法或分配隐藏）所导致时，则在不一致性这一因素上不再因此降级

可能提高观察性研究证据质量的因素及其解释	
效应值很大	当方法学严谨的观察性研究显示疗效显著或非常显著且结果高度一致时，可提高其证据质量
有剂量-效应关系	当干预的剂量和产生的效应大小之间有明显关联时，即存在剂量-效应关系时，可提高其证据质量
负偏倚	当影响观察性研究的偏倚不是夸大，而可能是低估效果时，可提高其证据质量。
升级标准	以上三个因素中任意一个因素，可根据其大小或强度，将证据质量升 1 级（如相对危险度大于 2）或 2 级（如相对危险度大于 5）。证据质量最高可升级到高证据质量（A 级）

对于推荐强度，GRADE 突破了之前将证据质量和推荐强度直接对应的弊端，进一步提出，除了证据质量，资源利用和患者偏好与价值观等证据以外的因素也影响推荐的强度，并将推荐强度的级别减少为两级。对于不同的决策者，推荐强度也有不同的含义（表 2-7、表 2-8）。

表 2-7　GRADE 中推荐强度的含义

决策者	推荐强度的含义
强推荐的含义	
患者	几乎所有患者均会接受所推荐的方案；此时若未接受推荐，则应说明
临床医生	应对几乎所有患者都推荐该方案；此时若未给予推荐，则应说明
政策制定者	该推荐方案一般会被直接采纳到政策制定中去
弱推荐的含义	
患者	多数患者会采纳推荐方案，但仍有不少患者可能因不同的偏好与价值观而不采用
临床医生	应该认识到不同患者有各自适合的选择，帮助每个患者做出体现他偏好与价值观的决定
政策制定者	制定政策时需要充分讨论，并需要众多利益相关者参与

表 2-8　影响推荐强度的因素及其实例

影响推荐的因素	强推荐的例子	弱推荐的例子
证据质量（证据质量越高，越适合给予强推荐，反之亦然）	多个高质量随机对照试验证明吸入类固醇药物治疗哮喘的疗效确切	只有个别案例考察了胸膜剥脱术在气胸治疗中的实用性
利弊平衡（利弊间的差异越大，越适合给予强推荐，反之亦然）	阿司匹林能够降低心肌梗死病死率，且毒性低、使用方便、成本低	华法林治疗低危心房纤颤患者有效，但增加出血风险，且使用不便
偏好与价值观（患者之间的偏好与价值观越趋同，越适合给予强推荐，反之亦然）	绝大多数淋巴瘤年轻患者都十分看重化疗延长生存时间的作用，且都可以接受其毒副作用	很多老年淋巴瘤患者十分在意化疗的毒副作用，但也有很多主要关注治疗延长生存时间的作用
成本（干预措施的花费越低，消耗的资源越少，越适合给予强推荐，反之亦然）	阿司匹林用于预防短暂缺血性脑卒中患者卒中复发的成本很低	氯吡格雷或双嘧达莫联合阿司匹林用于预防短暂缺血性脑卒中患者卒中复发的成本很高

第三节　医学真理的认知发展与 GRADE 系统

一、医学真理认知发展的三个阶段

了解专家或权威的经验与意见从古至今都是患者和公众获取知识和指导行动的重要途径。专家经验在很多情况下为决策提供了参考和依据,但因为其基于某个专家的个人见解,具有不可避免的主观性和片面性,所以仅凭专家经验去指导医疗实践可能存在偏差甚至误导。例如:美国儿童保健专家斯波克(Benjamin Spock)医生,他的畅销书《婴儿与儿童保健》(*Baby and Child Care*)几十年来一直被父母和专家们奉为育儿宝典。从 1956 年著作的出版到 20 世纪 70 年代末,他一直认为:"婴儿躺着睡有两大坏处:一是如果婴儿呕吐,躺着睡使他更可能被呕吐物呛噎;二是婴儿倾向于将头一直偏向同一边……这可能使一侧头部扁平……我认为最好一开始就让婴儿习惯趴着睡"。2005 年《国际流行病学杂志》发表的一篇累积系统评价发现,婴儿俯卧睡眠与猝死综合征之间的风险比值比高达 4.15,而且早在 1970 年,就已经有观察性研究证据显示,婴儿俯卧睡眠和猝死综合征相关,但直到 2002 年之前的近 30 多年间,仍不断有父母让婴儿出生后趴着睡觉。假设从 1970 年开始,就将该证据及时转化的话,可以预防英国超过 1 万名婴儿以及欧美 5 万名婴儿猝死。为了避免专家经验的误导,更为了科学验证所有的医疗干预措施,1948 年,英国医学会组织设计、实施了链霉素治疗肺结核的随机对照试验,揭开了近代临床试验崭新的一页。在医学领域,设计科学、实施严谨和报告规范的临床研究,带领医生和患者走出医学知识的迷雾。

随着临床研究的不断增多,一方面,其质量参差不齐,大量临床研究不符合基本的要求和标准;有学者调查了中国发表的 RCT 的质量,发现真正的随机对照试验不足一成。另一方面,针对同一问题的研究结果常常不一致甚至矛盾,给临床医生决策带来困扰。比如,1998 年在《新英格兰医学杂志》同一期刊登了 2 篇随机对照试验,其中一篇的结论为,根除幽门螺杆菌感染不能缓解非溃疡性消化不良的症状;而另一篇的结论为:根除幽门螺杆菌感染可以缓解非溃疡性消化不良的症状。在这种情况下,仅依靠单个的临床研究指导医疗实践是远远不够的,必须将研究同一主题或疾病的所有临床研究全面纳入,严格对其质量进行评价后,在同质的基础上进一步进行合并分析,才能够得到更为精确的结果。系统评价,尤其是高质量 Cochrane 系统评价的出现,为医学领域带来了一场新的革命,《柳叶刀》杂志将 Cochrane 协作网称为"全人类的基因组计划"。

然而,系统评价仅是对当前研究的总结,并提供该临床问题的证据体(evidence body)。但临床上真正需要的是告诉医务人员该做什么,不该做什么的推荐意见,即临床实践指南(clinical practice guideline, CPG)。假设一篇纳入 5 项 RCT 的系统评价结果显示,某种抗病毒药物治疗流行性感冒很有效,能够降低 10% 患者的病死率,并缓解 30% 患者的症状。在这种情况下,是否就可以直接把这种药物推广到临床,大规模使用呢?答案显然是否定的。因为一方面,决策者需对系统评价所提供的证据质量进行分级,即对系统评价纳入的报告病死率或症状缓解率的 RCT 进行偏倚风险评估,在此基础上,进一步考察其结果的精确性、研究之间的一致性、发表性偏倚以及证据的直接性,给出该证据质量的等级(高、中、低还是极低)。另一方面,即使该证据的质量为高,还应该进一步考察该药物的安全性、成本、患者的接受度等其他因素,在全面平衡利弊的基础上,才能够最终做出一个恰当合理的推荐意见。由此可知,经过了系统评价的信息,才能够成为证据,而经过 GRADE 分级的证据,才能够成为制订推荐意见的基石,而平衡了证据质量、患者偏好与干预成本等因素后形成的推荐意见,是知识转化的枢纽,架起了理论到实践的桥梁。

从这个角度而言,GRADE 方法的出现,将人类对医学真理的认知,以及对研究成果的转化,向前推进了一大步。面对任何一种宣称有效的干预措施,无论其是药物,手术,亦或其他物理康复方法,都可以用 GRADE 去思考和探究它的本质:该知识、结论或主张是从哪里来的?专家经验还是临床研究?如果是临床研究,是否对全世界所有研究该干预措施的同类研究进行了系统评价?如果是来源于系统评价,那么它的证据质量如何?其安全性和成本如何?在进行了以上询问和分析后,我们相信,无论医务工作者还是患者,都会对这种干预措施有一个更为客观、科学和全面的认识,不仅避免了被其误导,还有可能基于判断结果,去开启一项新的研究或发现。

二、GRADE 系统应用要点

GRADE 分级适用于三个研究领域:系统评价、卫生技术评估以及临床实践指南,但在各自领域的应用不完全相同。对于系统评价,GRADE 仅用于对证据质量分级,不给出推荐意见;对于指南,需在对证据质量分级的基础上形成推荐意见,并对其推荐强度进行分级;对于卫生技术评估,是否给出推荐意见,取决于评估的目的。在应用 GRADE 系统时,需注意以下几点:

1. GRADE 的证据质量分级不是对单个临床研究或系统评价的分级,而是针对报告了某个结局指标的证据体的质量分级。这种分级是建立在系统评价基础上的。即使系统评价最终仅纳入了一个研究,但其中报告了不同的结局指标,证据质量分级仍然应针对不同结局指标分别进行。此时,降级的五个因素里面,不一致性不适用,因为只有一个研究,而其他四个降级因素均适用。

2. 对于随机对照试验和观察性研究,均可以进行降级,因为其研究设计均可能存在缺陷。对随机对照试验应重点考虑降级,且在一般情况下,不考虑升级,因为如果设计无缺陷,本身就是最高级别,无需升级,如果设计有缺陷,则应降级。对于观察性研究,在无降级因素存在的情况下,如果有符合条件的升级因素,则可考虑升级。

3. 对于不精确性和不一致性这两个条目,在指南和系统评价中的含义和用法有所不同。在指南当中是否需要在这两个方面降级,取决于其是否能够明确支持或反对指南制订者给出一个一致的推荐意见。

4. 如果结局指标较多,首先应按它们对患者的重要性进行排序,最多纳入 7 个指标,并分为 3 个等级:关键结局,如死亡、严重的不良反应等;重要结局,如疼痛缓解、糖化血红蛋白降低等;一般结局,如轻度发热或胃肠道反应等。

5. 当一项干预措施可以同时影响多个结局时,关于该干预措施的总体证据质量则取决于关键结局的证据质量或者它们中证据质量较低的。譬如,抗病毒药物治疗流感的有效性,病死率和 ICU 患者收治率均被列为至关重要的结局指标,但如果病死率的证据质量为高,ICU 患者收治率的证据质量为中,则总的证据质量为中等而非高。主要原因是在考虑结局指标相对重要性的基础上,下结论应保守。如果一旦将该证据质量定为高,则意味着将 ICU 患者收治率这一关键结局从中等升级为高,夸大了干预的有效性,可能会给出不恰当的推荐意见。

尽管在 GRADE 方法中证据质量的升级和降级都有较为具体、明确的标准,但这并不能确保所有人对同一个证据分级的结果是完全一致的。GRADE 的优势在于提供了一个系统化、结构化和透明化的分级方法,但由于分级人员本身水平的差异以及证据体的复杂程度,对同一个证据体有可能得出不一样的分级结果。研究显示,经过培训的分级人员较未经过培训的,其分级结果更为趋同,两人以上的分级结果相对于一个人更为客观。

(陈耀龙)

学习小结

推荐阅读材料

1. 陈耀龙. GRADE 在系统评价和实践指南中的应用. 兰州大学出版社. 2017.

2. GORDON H GUYATT, ANDREW D OXMAN, SHAHNAZ SULTAN, 等. GRADE 指南：Ⅸ. 证据质量升级. 中国循证医学杂志, 2011, 11（12）：1459-1463.

3. GORDON, GUYATT, ANDREW, 等. GRADE 指南：Ⅷ. 证据质量评价——间接性 [J]. 中国循证医学杂志, 2011, 11（12）：1452-1458.

4. GORDON H GUYATT, ANDREW D OXMAN, VICTOR MONTORI, 等. GRADE 指南：Ⅴ. 证据质量评价——发表偏倚 [J]. 中国循证医学杂志, 2011, 11（12）：1430-1434.

5. GORDON H GUYATT, ANDREW D OXMAN, REGINA KUNZ, 等. GRADE 指南：Ⅶ. 证据质量评价——不一致性 [J]. 中国循证医学杂志, 2011, 11（12）：1444-1451.

6. GORDON GUYATT, ANDREW D OX-MAN, REGINA KUNZ, 等. GRADE 指南：Ⅵ. 证据质量评价——不精确性（随机误差）[J]. 中国循证医学杂志, 2011, 11（12）：1435-1443.

7. HOWARD BALSHEM, MARK HEL-FANDA, HOLGER J SCHUNEMANN, 等. GRADE 指南：Ⅲ. 证据质量分级 [J]. 中国循证医学杂志, 2011, 11（4）：451-455.

8. GORDON H GUYATT, ANDREW D OXMAN, GUNN VIST, 等. GRADE 指南：Ⅳ. 证据质量分级——研究的局限性（偏倚风险）[J]. 中国循证医学杂志, 2011, 11（4）：456-463.

9. 陈耀龙, 姚亮, 杜亮, 等. GRADE 在诊断准确性试验系统评价中应用的原理、方法、挑战及发展趋势 [J]. 中国循证医学杂志, 2014, 14（11）：1402-1406.

10. GORDON, GUYATT, ANDREW, 等. GRADE：证据质量和推荐强度分级的共识 [J]. 中国循证医学杂志, 2009, 9（1）：8-11.

11. ROMAN, JAESCHKE, GORDON, 等. 意见不一致时的策略：应用 GRADE 网格对临床实践指南达成共识 [J]. 中国循证医学杂志, 2009, 9（7）：730-733.

12. 杨楠, 肖淑君, 周奇, 等. GRADE 在网状 Meta 分析中应用的基本原理和方法介绍 [J]. 中国循证医学杂志, 2016, 16（5）：598-603.

13. 杨楠, 邓围, 陈耀龙, 等. GRADE 在预后研究系统评价中应用的原理、方法及挑战 [J]. 中国循证医学杂志, 2015, 15（9）：1112-1116.

14. 姚亮, 陈耀龙, 杜亮, 等. GRADE 在诊断准确性试验系统评价中应用的实例解析 [J]. 中国循证医学杂志, 2014, 14（11）：1407-1412.

15. 陈耀龙, 姚亮, 杜亮, 等. GRADE 在诊断准确性试验系统评价中应用的原理、方法、挑战及发展趋势 [J]. 中国循证医学杂志, 2014, 14（11）：1402-1406.

16. 陈耀龙, 姚亮, Susan, 等. GRADE 在系统评价中应用的必要性及注意事项 [J]. 中国循证医学杂志, 2013, 13（12）：1401-1404.

17. 陈耀龙, 杨克虎, 姚亮, 等. GRADE 系统方法学进展 [J]. 中国循证儿科杂志, 2013, 8（1）：64-65.

复习参考题

1. 医学研究中证据应该如何被定义?

2. 患者偏好与价值观对指南推荐意见影响, 举例说明?

3. GRADE 系统的优势是什么?

学习目标	
掌握	系统评价的撰写步骤；异质性的来源及处理方法。
熟悉	系统评价与 Meta 分析的区别。
了解	系统评价/Meta 分析方法学和报告质量评价。

第一节　系统评价/Meta 分析概述

一、系统评价/Meta 分析起源

12 世纪,中国著名的哲学家和思想家朱熹(1130—1200 年),通过总结一系列相关的文献来凝练自己的哲学理论,提出了道统论。17 世纪,西方天文学家采用一系列单一数据进行合并以便得出更准确、可靠的结果。1904 年,Karl Pearson 在研究血清接种对伤寒的预防作用时,由于各个研究的样本量太小,可能存在误差和得不到科学、准确、可靠的结论,为此,他对不同研究的数据进行合并。1935 年,英国统计学家 Ronald Fisher 出版的 *The Design of Experiments* 一书中给出了在农业研究中合并多个研究的恰当方法,其随后出版的《*Statistical Methods and Scientific Inference*》一书中呈现了很多类似的例子,并鼓励科学家们采用这样的方法比较不同研究之间的差异,并对相似的研究进行合并。William Cochran 对 Ronald Fisher 的方法进行了拓展,采用加权平均效应合并研究结果,即为最初的随机效应模型。William Cochran 等先后将这种方法应用到农业研究和医学研究中(如评估迷走神经切断的效果)。此后,该方法在心理学和教育学研究中得到了广泛应用,但在医学研究领域中却没有得到普及。1976 年,Gene Glass 提出了"Meta 分析"这个术语。

1974 年,Peter Elwood 开展了第一个评价阿司匹林预防心肌梗死复发效果的随机对照试验,研究显示,阿司匹林可以减少心肌梗死的复发,但差异无统计学意义。随着其他类似研究结论的公开发表,Elwood 和 Cochrane 采用 Meta 分析的方法对阿司匹林预防心肌梗死复发效果进行了评估,明确了阿司匹林对心肌梗死复发的预防效果,这一研究结果发表在 1980 年的 Lancet 上。20 世纪 80 年代,英国医学统计学家 Richard Peto 对研究间固定的权重持有异议,认为研究间结果差异是由于随机误差造成的。随后,DerSimonian 和 Laird 对传统的随机效应模型进行改进,这就形成了现在常用的随机效应模型。

与此同时,Mulrow 的研究显示,传统的文献综述由于没有系统全面的检索,因此可能存在着潜在的偏倚。英国内科医生和流行病学家 Archie Cochrane 指出进行临床决策的人员并不能够对当前所有的信息进行评估,因此,无法得到可靠的证据。为此,在 1974 年至 1985 年,Archie Cochrane 带领他的团队完成了

600 多篇系统评价,共收集 3500 多项临床对照研究。至此,系统评价才被广泛接受。20 世纪 90 年代,制作和更新系统评价的国际组织 Cochrane 协作网成立,进一步推动了医学各个领域系统评价和 Meta 分析的产生。系统评价 /Meta 分析已经成为最常被引用的证据来源,无论其绝对数量还是相对数量都在逐年上升。

二、系统评价 /Meta 分析定义

1. 系统评价的定义　系统评价(systematic review,SR)是一种按照一定的纳入标准广泛收集关于某一医疗卫生问题的研究,对纳入研究进行严格的偏倚风险控制和证据质量评估,将各研究结果进行定量合并分析或定性分析,以对该问题进行系统总结的研究方法。Chalmers 和 Altman 将其定义为:"采用各种方法以减少偏倚和随机误差并将其记录在案和研究报告的方法部分里的一种证据合成方法。美国医疗保健研究与质量局(The Agency for Healthcare Research and Quality,AHRQ)将 SR 定义为临床文献的总结。研究人员就某一特定临床问题,系统全面地收集证据,采用一定的标准评价和总结证据。通过对研究的客观评价和总结,进而解决一个特定的临床问题,也可包含定量数据分析。Cochrane 协作网(The Cochrane Collaboration,CC)认为 SR 是全面收集符合纳入标准的证据,以期解决某一特定研究问题,采用严格和系统的方法收集证据,尽最大的可能降低偏倚,呈现可靠的证据,进而得出可信的结论。

虽然不同组织对 SR 的定义不同,但是所有 SR 通常包括:制订全面的检索策略和严格的纳入排除标准;评估纳入研究的偏倚风险;对纳入研究资料进行定量或定性分析,获得纳入研究的合并效应量或定性结果证据;估计所获证据的质量,在此基础上形成对临床实践的应用推荐。

2. Meta 分析的定义　不同阶段,不同的组织对 Meta 分析(meta analysis,MA)的定义略有所不同,详见表 3-1。

表 3-1　不同的组织对 MA 定义的一览表

个人 / 组织名称	MA 定义
Cochrane 协作网	采用统计方法将不同研究的数据进行合并。这种方法可以充分利用系统评价收集的所有信息,进而增加统计检验的效能。通过采用统计方法合并相似研究,可以提高结果效应量的精确性。
美国国家医学图书馆(National Library of Medicine,NLM)	合并不同独立研究(通常基于发表文献)、总结不同研究结果的统计方法,指导临床实践和科研,以便评估治疗效果和开展新的研究
Himmelfarb 健康科学图书馆	是 SR 之一,是一种统计方法,可以系统地合并不同研究的定量或定性数据,进而得到一个具有更好统计学效能和精确性的结论
AHRQ	对不同研究数据合并的统计学方法
Salters-Pedneault	一种研究类型,可以对某一个研究问题的所有研究进行分析和合并,进而发现这些研究结果间的一般趋势。可以克服原始研究样本量较小的问题,帮助确定一个研究领域的研究趋势。
Gene Glass	是对一系列研究结果进行统计学分析,进而整合这些研究结果
Crombie 等	合并不同研究的统计学方法,其通过合并两个及以上的随机对照试验来评估治疗措施的临床有效性;MA 可以提供一个精确的治疗效应,且根据纳入研究的大小和精确程度赋予不同的权重。

通过比较上述的定义,不难发现,MA 首先是一种统计学方法,该方法可以对不同研究的结果进行合并,进而得到一个更精确、统计效能更高的结果。这种统计方法可以对研究结果间的相似性进行定量或定性的评价,可以克服原始研究样本量较小的问题。

3. Cochrane 系统评价定义　Cochrane 系统评价(Cochrane systematic reviews,CSR)是 Cochrane 协作网组织制作并在 Cochrane Library 上发表的 SR。它是 CSR 作者在 Cochrane 协作网统一工作手册的指导下,在相应 CSR 工作组编辑部指导和帮助下所完成的 SR。

固定化格式是 CSR 的一个鲜明的特点。CSR 的固定化格式使其具有让读者很快找到研究结果并分析其真实性、实用性和潜在意义,易于更新、阅读、出版发行的特点。

与一般 SR 相比,CSR 有非常严格的制作程序。第一,CSR 的作者必须经过严格的培训,培训教材的内

容全球统一;第二,CSR 的研究计划书和 CSR 全文均须经评审小组评审,提出修改意见;第三,经过各相关专业组复审编辑才得以发表;发表后,任何人均可对其进行评价,提出意见,每年或每两年,作者根据这些意见和新检索到的临床研究对原 SR 进行修改或更新。因为严格的质量保障制度和周密体系,CSR 被公认为最高级别的证据之一,已经被广泛地用于制订指南和卫生政策。

4. 系统评价与 Meta 分析的关系　MA 对多个纳入研究的资料进行合并分析得到定量结果,也可是单个研究的统计学效应量结果。并非所有 SR 都必须做 MA,是否做 MA 要视纳入研究是否具有足够的相似性,如果纳入研究不具有同质性,则不进行 MA,而仅进行描述性的 SR,此类 SR 称为定性 SR;若纳入研究具有足够相似性,则进行合并分析,此类 SR 称为定量 SR。

由此可见,SR 可以包含 MA,MA 可能是 SR 的一部分,但并不是所有的 MA 都是 SR。当收集了一些研究,并进行了数据的定量合并,这时,研究的收集并不系统、全面,这样就不是 SR。但是,SR 不一定必须对纳入的研究进行定量分析,若纳入研究存在明显的临床异质性,这时候对数据进行定量合并就会产生偏倚,此时就需要对纳入的研究进行定性描述,分析其应用的不同范围。

三、系统评价 /Meta 分析进展

1. 系统评价再评价　系统评价再评价(overviews of reviews,Overviews)是全面收集同一疾病或同一健康问题的治疗、病因、诊断或预后等方面的相关 SR,进行综合研究的一种方法。Overviews 是基于 SR 的研究,其研究方法既有 SR 的特点,又有所区别。除了防治性 Overviews 外,在疾病诊断与筛查、卫生经济学和卫生保健等多个领域也有相关研究成果发表。随着调整间接比较与多种干预措施的网状 Meta 分析(network Meta-analysis,NMA)的日趋成熟,对 Overviews 的发展产生了一定的影响。

2. 诊断试验系统评价　诊断试验系统评价(diagnostic test accuracy systematic review,DTASR)是通过系统、全面地搜集诊断试验研究,严格按照预先制定的纳入排除标准筛选研究,依据国际公认的诊断试验质量评价工具评价纳入研究质量,并进行定性描述或用合成受试者工作特性曲线进行定量分析的一种全面评价诊断试验准确性和重要性的研究方法。与传统干预性 MA 相比,DTASR 在诊断效能指标及 MA 方法的选择比较特殊,特别是一些合并方法处于不断完善中。

3. 单个病例数据 Meta 分析　单个病例数据(individual patient data,IPD)MA 是 MA 的一种特殊类型,是直接从纳入研究的原始研究者处收集每一个研究对象的原始数据,而非从已发表的研究结果中提取数据。这些资料可重新集中分析,在适当条件下可进行 MA,但 IPD-MA 通常需专职人员,需大量的时间去开展。IPD-MA 需要特殊的方法,比基于已发表或集合数据的传统 MA 需更多的时间和成本。但 IPD-MA 在数据质量和可进行的分析类型方面有独特优势。因此,IPD-MA 被视为 MA 的"金标准"。目前,IPD-MA 尚处于起步阶段,随着注册的临床研究数量不断增加,将为 IPD-MA 的发展奠定数据基础。

4. 剂量-反应关系 Meta 分析　剂量-反应关系 Meta 分析(dose-response Meta-analysis,DRMA)是一类新型的 MA 方法,相比传统的二分类及连续性资料 MA,DRMA 可同时处理 3 个及以上组别的数据,并直接估计暴露因素与疾病的剂量反应关系。DRMA 模型可用于病例-对照研究与队列研究,也可用于 RCT,但要注意任何一种 DRMA 模型都需大样本的支持,以保证足够的统计效能。DRMA 从本质是来说就是一种回归分析,剂量的取值范围要求在原始研究剂量的最大值和最小值之间,不能外推至拟合剂量范围之外的数值。

5. 网状 Meta 分析　网状 Meta 分析(network Meta analysis,NMA)是由传统的 MA 发展而来,从标准的两组试验 MA 扩展为同时将一系列多个不同处理因素进行相互分析比较的方法。NMA 也可同时分析直接比较和间接比较。在直接比较不存在的情况下,间接比较可以为卫生决策提供有价值的信息;当直接比较存在的情况下,合并直接比较和间接比较的结果可以增加结果的精确性。NMA 还可基于不同干预措施的治疗结果进行排序,并提供最佳干预措施的概率。目前,NMA 除在干预措施研究方面应用之外,在随后动物实验、单个病例数据、生存数据和观察性研究方面的 NMA 也得到了很快发展。

四、系统评价/Meta分析挑战

1. 在全面、系统的获取资料方面仍然存在重要问题与障碍 全面、系统收集资料是进行SR/MA的先决条件,SR/MA的检索是否全面、如何实施检索可能会影响纳入研究的数量,也可能会对SR/MA的结果产生偏倚,而全面的文献检索依赖于敏感的检索策略和齐全的检索资源。在SR/MA检索和收集相关研究的过程中存在的偏倚主要有:发表偏倚、被检数据库的标引偏倚、检索偏倚、参考文献或引文偏倚、重复发表偏倚、重复使用研究对象偏倚和限制语种偏倚等。调查显示,我国干预类SR/MA、DTASR、NMA和我国中医药大学冠名为"SR/MA"的博硕士论文均存在不同程度的检索策略细节报告不全面、数据库使用率低、灰色文献检索有待加强等问题。要避免上述问题,①检索相同主题已发表的SR/MA是检索的基础:通过检索相同主题已发表的SR/MA,可弥补选择检索词过程中漏选的检索词和补充数据库检索结果漏检的研究;②检索必检数据库(Medline/PubMed、EMBASE和Cochrane Library)的同时,应重视与研究课题相关的专业数据库(如PsycINFO和CINAHL等);③为了检索的全面性,避免漏检,增强研究实用价值,研究者除了要全面检索数据库外,还应当进行手工检索、追踪参考文献和检索搜索引擎;④如果可能,在专业人员指导下制定检索策略,并检索课题相关特异性数据库,同时尽可能报告文献信息的获取是否在信息检索专家指导下完成。

2. 对纳入研究间异质性的处理须慎重 CSR指导手册将异质性分为:临床异质性、方法学异质性和统计学异质性。纳入研究间若存在临床和(或)方法学异质性,需采取必要的方法进行分析,如亚组分析、Meta回归、改变效应模型、敏感性分析等。①亚组分析:每次只能对一个变量进行亚组分析,且对每个亚组都要进行效应量的合并;若要对两个以上的变量进行分析,则应采用Meta回归;在临床同质性的基础上亚组的数量越少越好;②Meta回归:若纳入研究数量小于10个,Meta回归模型中最好一次只分析一个协变量,以确保结果的稳健性;③敏感性分析:实施敏感性分析后,若结果未发生变化,说明结果较为稳定可信,若分析后得到差别较大甚至结论相反,说明结果的稳定性低,在解释结果和下结论时需慎重,提示存在与干预措施或诊断方法相关的、重要的、潜在的因素需进一步明确争议的来源;④改变模型:当异质性来源不能用临床和方法学异质性来解释时,通常用随机效应模型合并效应量,但该模型估计合并效应量,实际上是计算多个原始研究效应量的加权平均值。

3. 不同类型SR/MA各自面临的挑战 ①CSR面临的挑战主要有:如何使CSR涉及的领域更宽泛,如动物实验和实验室研究的SR/MA,如何使RevMan软件更加完善,如DTASR分层受试者工作曲线参数结果直接估算等;②Overviews:其制作过程中的证据质量分级、资料分析和处理方法、报告规范等问题值得深入研究,与此同时,与NMA的关系和异同点也值得关注;③NMA:纳入研究质量评价标准选择、异质性和一致性处理问题、如何规范报告统计问题等仍需要进一步研究;④DTASR:目前DTASR更多关注的是两种诊断方法之间的比较,在临床实践中,需要对多种诊断方法的准确度进行纵向比较,如何实现3种及以上诊断方法比较应该被关注;⑤IPD-MA:这种方法可一次分析目前所有原始研究的数据、研究水平和患者水平上的结果差异、时间相关数据的结果,也可对原始数据按照相同的方法进行重新分析;但漏掉的研究可能增加研究风险,在数据合并上可能存在统计学的挑战;⑥DRMA:对纳入研究数据的完整性要求较高,在实际应用中,许多纳入研究并未给出所需的数据,尽管通过一些估算方法得出的结果,但存在一定的差别。

第二节 系统评价/Meta分析的撰写

一、选题

(一)选题准备

选题准备工作对于系统评价/Meta分析的制作具有重要的意义,如果系统评价/Meta分析题目选好后,

不具备可以完成的条件,再好的选题也只能是一种愿望,因此,选题准备是决定选题能否成功的关键。选题准备主要包括以下内容:

1. 组建系统评价/Meta 分析制作团队　其团队成员至少包括系统评价/Meta 方法学人员、检索专家(可以来自图书馆)、统计人员和临床医生等。

2. 保证制作系统评价/Meta 分析所必需的数据库、经费和时间。

3. 熟悉文献管理软件(如 EndNote、Reference Manager 等)和数据统计分析软件(如 RevMan、STATA 等)。

对于那些暂不具备的条件,考虑是否可以通过其他途径实现,如部分数据库不可及,可以联系订购该数据库的单位进行检索,部分全文无法获取,可以通过文献传递服务实现。

(二) 选题原则

选题来源于临床实践、又服务于临床实践,因此选题应考虑其是否具有一定的临床意义。提出问题后,应全面了解该课题背景知识,掌握国内外研究现状,考虑适合做哪种类型的研究。目前,最佳选题产生在临床需要与临床干预措施内在发展逻辑的交叉点上。选题是否恰当、清晰、明确,关系到系统评价/Meta 分析是否具有重要的临床意义,是否具有可行性,并影响着整个系统评价/Meta 分析研究方案的设计和制订。

选择系统评价/Meta 分析的题目之前,必须首先了解选题原则,其次是熟悉选题方法。一般来说,系统评价/Meta 分析选题原则主要有:①需要性原则:系统评价/Meta 分析选题不但要紧密结合临床,而且要考虑其研究成果是否能直接为临床疾病的干预提供决策依据;②价值性原则:主要指系统评价/Meta 分析关注的临床问题具有科学研究价值和临床实用价值;③科学性原则:选题必须有科学依据,确定某个选题前应该了解拟选题国内外的研究热点和发展趋势,且选题必须实事求是、符合客观规律、合乎逻辑推理,要做到立论依据充分,研究目标明确,研究内容具体,研究方法及技术路线可行;④创新性原则:选题必须选择别人没有解决或没有完全解决的临床问题,这是选题得以成立的基本条件和价值所在,为了避免选题与别人重复,在决定对该选题进行系统评价/Meta 分析前,应该检索 Cochrane Library 中的 Cochrane 系统评价库(Cochrane database of systematic reviews,CDSR)和疗效评价文摘库(database of abstracts of reviews of effects,DARE)和国际系统评价注册平台(international prospective register of systematic review,PROSPERO),了解目前是否有发表和正在进行的 Meta 分析,如果有,必须考虑你的 Meta 分析与发表或正在进行的 Meta 分析有无不同点和创新之处。

(三) 选题注意事项

首先,选题难易要适中,既要有"知难而进"的勇气和信心,又要做到"力所能及"。如果难度过大,超过了自己所能承担的范围,一旦盲目动笔,有可能陷入中途写不下去的被动境地,到头来迫使自己另起炉灶、重新选题,这样不仅造成了时间、精力的浪费,而且也容易使自己失去制作 Meta 分析的自信心。反之,选题过于简单,不但不能反映出自己的水平,而且也达不到提高自己的目的。其次,选题大小要适度,应考虑所具有的资源和条件、临床意义和研究质量等问题。选题的范围太宽可能对患者的处理没有帮助。但选题的范围太窄却因所获资料较少而容易受机遇影响,增加出现假阳性和假阴性结果的机会,使结果不可靠,影响研究结果的实用性。

(四) 题目构成

干预性试验的 Cochrane 系统评价的题目有 4 种格式:

1. 某治疗方案治疗某疾病([intervention]FOR[health problem])　如 antibiotics for acute bronchitis,这种格式只规定治疗组药物,而不规定对照措施的药物,则表示该系统评价包括了所有与治疗药物进行比较的试验。

2. A 治疗方案与 B 治疗方案治疗某疾病比([intervention A]VERSUS[intervention B]FOR[health problem])　如 Immediate versus delayed treatment for cervical intraepithelial neoplasia,表示该系统评价只纳

入所规定的两种治疗方案的试验。

3. 某治疗方案治疗某特定人群或特定地点的疾病（[intervention]FOR[health problem]in[participant group/location]） 表示该系统评价只纳入某治疗方案与各种方案比较对特定人群或特定点的某病的试验。

4. 以上三种未包括的任何形式（use if title does not fit any of the formats above） 表示研究者可规定任何形式的题目。

对于非 Cochrane 系统评价的题目，可依据投稿期刊加以变化，但应注明该题目是基于 RCT 的系统评价 /Meta 分析。

如果撰写 Cochrane 系统评价，为了避免重复，首先，题目确定好后填表注册告知 Cochrane 协作网工作小组，确定该题目是否已被注册；其次，专家评审后，确定是否有必要进行该题目的系统评价；最后，如果该题目无人注册且有研究的价值，工作小组将通知你填写有关表格，确定你的注册资格。

二、背景与目的

研究背景主要是阐述为什么要开展 Meta 分析，也就是提出制作 Meta 分析的立题依据。内容应该包括：①拟研究疾病或健康问题的疾病负担（含危害）和重要性；②目前治疗该疾病的干预措施现状和存在的问题，如果可能对这些有效干预措施的治疗效果进行综述；③当前关于这些干预措施已有类似的或相关的系统评价 /Meta 分析的现状及存在的问题，提出本 Meta 分析制作的必要性。

研究目的主要是回答制作 Meta 分析要解答研究假设提出的科学问题，明确阐明 Meta 分析的主要目的，包括干预措施涉及的研究疾病或健康问题、患者类型以及场所等，如果可能，同时阐述一些具体目标，如不同剂量和疗程等。通常用一句话描述研究目的，这句话应包括干预措施、疾病和（或）对象、研究目的。

三、纳入与排除标准

为了保证研究对象的同质性，与任何其他种类的研究一样，需要按照一定的标准选择研究对象，满足这些标准者才能纳入。纳入标准和排除标准根据所提出的主题来制定，选择标准通过纳入标准和排除标准来表达。二者的关系为：用纳入标准确定研究的主体，用排除标准排除研究主体中具有影响结果的因素的个体，进一步对研究主体进行准确定义。

纳入标准本身具有排除性，即"是此即非彼"。当规定一种疾病为研究目标疾病时，则其他疾病均被排除掉；如果患这种疾病的患者同时患有其他疾病或具有某些特征可能对研究结果造成影响，就应该按照针对这些因素及其他因素制定的排除标准将这部分患者排除；如果二者的关系处理错误，可能会因不恰当地纳入了不该纳入的患者而影响研究的准确性，或造成不必要的浪费。

如一个调查前列腺肥大患病率的研究，纳入标准是男性，自然将所有女性排除在外；还应考虑男性中低于一定年龄者纳入这项研究无意义，故排除标准应为低于 20 岁的男性；对这项研究的观察对象用一句话来规定："纳入 20 岁以上的男性"，就将纳入标准和排除标准都包括在内；这是正确的纳入和排除关系。但如果"纳入标准是男性，排除女性"，这是错误的纳入和排除标准关系，如果以此标准开展调查前列腺疾病，则可能因为将不应纳入的 20 岁以下的男性纳入而造成浪费。

纳入和排除标准包括以下内容：

1. 研究类型（type of study） 一般只纳入随机对照试验（randomized controlled trial，RCT）。这是因为：①医学研究中的情况极为复杂，结果很容易受多种偏倚影响。虽然各种设计类型的研究都有控制偏倚的措施，但只有 RCT 的控制措施更加有效。基于 RCT 的 Meta 分析才可能获得更为可靠的结果和结论，非随机对照研究往往夸大疗效，为了避免可能造成的误导，需要花大量功夫去甄别其质量和偏倚对真实性所造成的影响。所以,宁可只纳入有限的 RCT,某些情况下可纳入随机交叉试验;而不纳入可能造成误导的其他类型的研究。② RCT 是比较不同治疗方案之间的相对效应量,从而比较不同治疗方案的优劣,而非随机试验获得的是某治疗方案在特定人群中的效应量,不能比较不同治疗方案孰优孰劣。而 Meta 分析的主要目的就是要比较不同干预方案的效应量及其他指标之间的差异,因此,只有 RCT 能够达到此目的。有些 Meta 分析纳入的 RCT 太少,为了获得一些可能有参考价值的信息,如安全性,或者由于伦理或其他原因,不可能实施 RCT 的情况下,也纳入非随机对照试验。

如果研究类型的主体为 RCT,可排除 RCT 中存在难以控制的偏倚的试验(个体),如评价针刺治疗偏头痛的 RCT,为了避免测量偏倚,排除未采用盲法测量结果的 RCT 等。

2. 研究对象(types of participants) 研究主体是患有某种疾病的特定人群。如果某些因素会给研究造成影响,如①存在可能影响研究结果的混杂因素的患者,如同时服用了其他药物;②除了目标疾病,还有合并症的患者;③危重病例,可能因病情恶化导致死亡不能完成治疗等,则排除患有这种疾病且具有这些影响因素的患者(个体)。因此,研究对象的选择与临床问题密切相关,如要研究肝癌切除术后门静脉癌栓对预后的影响,这时研究对象应包括伴或不伴显微镜下癌栓和肉眼癌栓的患者;如研究目标是根治性切除肝癌患者,伴有肉眼癌栓的患者就不符合这个条件,应挑选镜下癌栓的患者。

注意:纳入研究对象标准与纳入研究的研究对象纳入标准的关系。

3. 干预措施(types of interventions) 包括规定干预方案,也可对各干预方案的各种比较组合都进行详细的规定;如果在采用规定的治疗药物和对照药物之外,给患者采用其他药物或治疗措施,则可因混杂因素影响研究结果,这样的个体需排除。

4. 结果测量指标(outcome measures)

(1) 主要指标:终点指标、特异性指标作为主要指标,通常 1~2 项,如病死率、心血管事件发生率等。还应根据研究目的选择,如生存质量对于晚期癌症患者在评估治疗效果时也许是一个最重要指标,虽然生存质量中的很多项目为主观指标或中间指标,仍应将其设为主要指标。

(2) 次要指标:一般采用主观指标和中间指标作为次要指标。

毒副作用或不良事件发生率:Meta 分析既要关注评价干预措施的有效性,也要分析评价其不良事件发生率,权衡利弊关系,以利于决策者对干预措施做出抉择。不良事件发生率可列在主要测量指标,也可单独列出。

四、资料检索

资料检索的目的是为 Meta 分析撰写获取此前所有的相关研究,这样才能够更好地评估不同干预措施间的疗效差异。由此可见,全面、系统、无偏倚检索对 Meta 分析来说非常重要。

资料检索过程中有关证据的检索技术、途径和步骤详见第六章。但在选择检索资源有所不同:

1. 综合性文献数据库资源 如 PubMed/MEDLINE、EMBASE、Cochrane Library、Web of Science、BIOSIS Previews 和 SinoMed 等。

2. 与研究课题相关的专题数据库 如 Campbell 协作网(http://www.campbellcollaboration.org)、PsycINFO(http://www.apa.org/psycinfo)、AMED(Allied and Complementary Medicine)http://www.bl.uk/collections/health/amed.html)、BNI(British Nursing Index)(http://www.bniplus.co.uk)、CINAHL(Cumulative Index to Nursing and Allied Health literature)(http://www.cinahl.com)等。

3. 在研究检索 如世界卫生组织国际临床试验注册平台(http://www.who.int/trialsearch)和 Clinical Trials(http://www.clinicaltrials.gov)等。

4. 会议论文与学位论文 中国知网(http://www.cnki.net)、万方数据服务平台(http://www.wanfangdata.

com.cn)、国家科技图书文献中心(http://www.nstl.gov.cn)、Papers First 与 Proceedings First(http://www.oclc. org/firstsearch)和 ProQuest Digital Dissertations(PQDD)(http://www.lib.umi.com/dissertations)等。

5. 手工检索　主要包括:①通常不被电子数据库收录(数据库收录时间以外)期刊,手检期刊的种类和数量视电子数据库纳入期刊数量而定,如中文期刊的手检,由于中国学术期刊网络出版总库,中国生物医学文献数据库,维普资讯网及万方数据知识服务平台的使用,几乎囊括了所有种类的中文期刊,需要手检的期刊种类已经很少了。对于选中进行手检的期刊,需要注明检索的起始时间;②纳入研究、综述、系统评价/Meta 分析所附参考文献;③未被电子化会议论文汇编(说明:专业会议论文集的检索应列出会议名称,召开时间和地点)。

6. 其他　①已发表 Meta 分析/系统评价;②相关网站:国际或国家一级的医学研究机构和对国际或全国性学会/协会网站进行检索,如 WHO,International Society of Nephrology 和 Transplant Society of Australia and New Zealand 等;相关的政府/部门网站,如中华人民共和国国家卫生健康委员会,美国疾病预防控制中心和英国卫生部等;主要的在线书目,如 UBC Library catalog 和 BC Ministry of Health Library 等;与研究主题相关的研究者、相关领域的专家或医药企业联系以获取有关研究。

五、文献筛选

文献筛选是指根据预先制定的纳入排除标准,从检索获得的所有文献中收集能够回答临床问题的研究。

文献筛选过程需要至少两名评价员独立进行,最好是本专业和非本专业评价员同时评价,这样可大大减少相关文献的误排率,若有意见分歧可讨论解决,必要时需与第三位评价员讨论协商确定。如果可能,应对评价员培训并进行预试验,即对样本文献(10~20 篇,其中包括肯定合格的、肯定不合格的和不确定的)预筛选,以保证文献筛选过程的标准化和筛选结果的准确性。文献筛选步骤如下:

1. Meta 分析需要检索多个数据库来尽可能全面的检出相关研究,但多个数据库之间存在重复收录期刊,用文献管理软件将初检文献归类、整理,排除重复文献。

2. 阅读每篇研究的题目和摘要,排除明显不符合纳入标准的不相关研究。

3. 对于任何一篇潜在的相关研究都要求调阅全文分析。由于题目和摘要提供的有关的信息量有限,并不能以此决定该研究是否最终被纳入,这样可能会引入文献的选择偏倚,对可能符合纳入排除标准的文献,应下载全文并逐一阅读和分析,以确定是否合格。

4. 分析、判定重复发表文献　重复发表是指将同一研究的结果先后在多个杂志发表的现象。重复发表会引起内容偏倚,主要是由于将同一研究重复进行了合并分析。另外,还需注意在专业学术会议上做过口头报告、以摘要或会议壁报形式报道过的研究,会后以全文形式发表的情况;多中心研究以不同分中心为单位发表的现象较为普遍,所以对于重复发表文献的鉴别工作尤为关键。

判断重复发表文献可通过:①作者姓名(大多数重复发表研究的著者姓名相同);②研究实施地点或参与机构(如医院名称);③干预措施细节(如干预措施的用法、剂量和给药次数等);④研究对象数量和基线情况;⑤研究时间和持续时间等。

5. 根据纳入排除标准复核初步纳入研究,详细记录排除文献原因,以备制作文献筛选流程图使用。

6. 对于信息报告不全者,尽量联系原作者补充相关资料。

7. 最终确定纳入研究,进入数据提取阶段。文献筛选过程应以流程图的形式呈现,列出各个数据库检索结果、根据题目和摘要排除的文献量、获取全文文献量、阅读全文后排除的文献量及原因和最终纳入研究数量等,详细要求可以参见 PRISMA 声明(Preferred Reporting tems for Systematic Reviews and Meta-Analyses)流程图(图 3-1)。

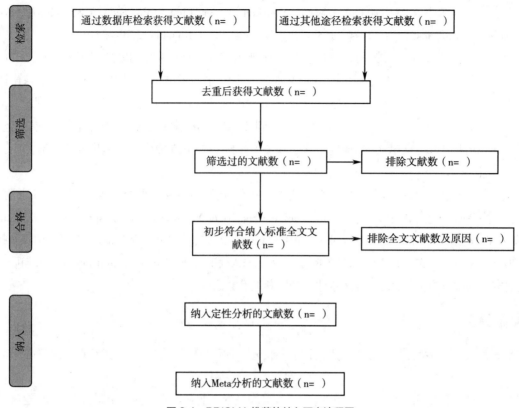

图 3-1　PRISMA 推荐的纳入研究流程图

六、偏倚风险评估

由于临床试验是在人体上做的研究,因此,临床试验的偏倚几乎是不可避免的。临床试验设计就是采用各种方法将各种偏倚的风险尽量减少到最小。而系统评价的偏倚风险评估就是将已经实施的临床试验可能产生的偏倚尽量找出来,评估其对结果可能产生的影响。

1. 偏倚来源　按照偏倚的来源将其分为:选择性偏倚、实施偏倚、不完整资料偏倚、测量性偏倚、选择性报告偏倚及其他偏倚。选择偏倚产生于将观察对象分配到各组时;实施偏倚产生于提供干预的过程;减员偏倚产生于随访过程;测量性偏倚产生于结果测量分析时。

偏倚产生的来源见图 3-2。这些偏倚都属于系统误差,可通过一定措施予以防止、消除或将其发生的可能性和影响减到最小。

2. 评估偏倚风险的标准　Cochrane 协作网推荐采用有相关方法学专家、编辑和系统评价员共同制定的"Cochrane 偏倚风险评估工具"对纳入研究进行评价,主要包括随机序列的产生、分配方案隐藏、对受试者和干预措施实施

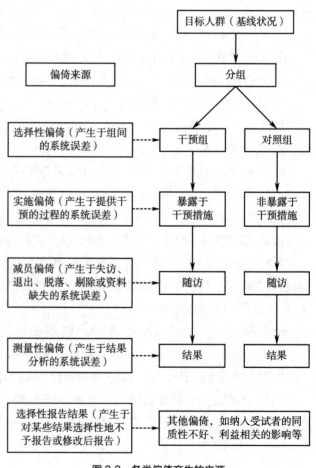

图 3-2　各类偏倚产生的来源

者施盲、对结果评价者施盲、结果数据的完整性、选择性报告研究结果和其他来源偏倚,具体评价标准见表 3-2。

表 3-2 Cochrane 协作网偏倚风险评价标准

评价条目	评价结果	评价标准
产生分配序列的方法	存在选择性偏倚的可能性小	随机方法采用随机数字表或计算机软件,或用抛硬币、掷骰子、抽签等方法
	存在选择性偏倚的高度可能性	采用不恰当或不充分的随机方法如按照生日、或就诊顺序、或病床号码单双号分组
	存在选择性偏倚的中等度可能性	只提到"随机"分组,而未描述具体产生分配序列的方法
产生分配序列的保存	存在选择性偏倚的可能性小	● 由专人产生并决定分配序列,此人不能参与纳入受试者 ● 分配序列产生后加密保管,如采用不透光信封封存分配序列,保管在保险箱中;如为电子版文档,应计算机加密保管 ● 中央随机是最好的隐蔽分组措施,可同时满足以上两条要求。中央随机是指由专门机构产生随机分组序列,纳入受试者时,试验者用电话或网络通信系统索取该受试者的入组编号
	存在选择性偏倚的高度可能性	未采用隐蔽分组或采用错误的方法分组和保存分配方案
	存在选择性偏倚的中等度可能性	只提到隐蔽分组而未描述实施过程和方法,无法判断正确与否
盲法	发生实施偏倚和测量偏倚的可能性小	采用双盲或模拟剂,或采用没有必要施盲的测量指标
	存在实施偏倚和测量偏倚的高度可能性	未采用任何盲法,并且采用主观指标,或非劣效检验或等效检验,试验未隐藏试验目的
	存在实施偏倚和测量偏倚的中等可能性	对于主观指标,或对心理暗示特别敏感的疾病,如仅采用单盲,或自称实施盲法,但未描述如何施盲及施盲对象
结果数据的完整性	不完整结果资料偏倚风险小	如果所有受试者都完成了试验,没有失访、退出、改变组别,并且也没有因不良反应未完成所有试验计划,或采用病死率、不良反应率作为结果测量指标
	存在不完整结果资料偏倚的高度可能性	失访率或因各种原因退出的比例大于 20%,无论是否采用意向性分析
	存在不完整结果资料偏倚的中等可能性	失访率或因各种原因退出的比例不大于 15%,无论是否采用意向性分析
选择性报告研究结果	无选择性报告结果偏倚	● 有研究方案,且系统评价关注的方案中预报告了指定的结果指标(主要和次要指标)均有报告 ● 没有研究方案,但所有期望的结局指标,包括在发表文献中预先指定的指标均有报告
	存在选择性报告结果偏倚的高度可能性	● 未报告所有预先指定的主要结局指标 ● 报告的一个或多个主要结局指标采用预先未指定的测量和分析方法 ● 报告的一个或多个主要结局指标采用未预先指定 ● 系统评价关注的一个或多个主要结局指标报告不完善,以致不能纳入进行 Meta 分析 ● 未报告主要结局指标
	存在选择性报告结果偏倚的中等可能性	信息不全,难以判断是否存在选择性报告结果偏倚
其他偏倚	无其他偏倚	纳入研究无其他偏倚来源
	存在其他偏倚的高度可能性	至少存在一种重要偏倚风险 ● 利益相关:试验者是试验药物或新技术的发明人,可能会出于证明试验药物或新技术的疗效优于或不差于对照药物的目的,利用选择性偏倚、测量偏倚获得有利的结果;或药物生产者为了获得理想的结果影响结果测量或试验报告的发表;试验过程中受试者接受其他干预措施 ● 受试者不正确地服用试验药物 ● 试验过程中对照组接受了试验药物(沾染) ● 编造数据 ● 结果测量仪器或方法不准确 ● 不按照设计方案实施试验 ● 受试者报告的结果不真实
	存在其他偏倚的中等可能性	信息不全,难以判断是否存在其他偏倚

3. 偏倚风险评估步骤　美国医疗保健研究与质量局(The Agency for Healthcare Research and Quality,AHRQ)推荐采用5步法评价纳入研究偏倚风险,分别为:①制定计划书;②预试验和培训;③偏倚风险评估;④解释;⑤报告。具体评价步骤参考相关书籍。

七、资料提取

资料提取是指按照纳入排除标准,将纳入研究的结果和所有有价值的信息正确地收集并记录下来。资料提取是 Meta 分析结果分析中的一个关键步骤,直接影响结果的准确性。为了保证资料提取的准确性,要求两位评价人员各自独立地提取资料,然后互相复核,准确无误和意见统一后才输入统计软件。

资料提取表条目的设置不要过于繁杂,过于繁杂的提取表令人乏味厌烦,浪费资料提取人的时间。若过于简单,就有可能忽略有用的信息,在录入资料进行分析时不得不重新提取原始资料,同样浪费时间。不同的系统评价的资料提取表虽然各有不同,但基本的项目是一致的。

(一) 资料提取主要内容

资料提取主要包括以下 5 部分信息:

1. 发表信息和资料提取信息　题目,第一作者,发表文献期刊名称,发表文献国家,发表文献日期,发表文献类型,提取数据日期等。

2. 研究对象　例数,种族,性别,年龄,对象的来源(门诊、住院、社区),纳入标准,排除标准,其他分层因素基线状况及失访/退出/脱落人数。

3. 干预措施　干预措施具体内容和实施方法(剂量或剂量范围、给药途径、疗程、交叉试验的洗脱期),有无混杂因素以及依从性情况。

4. 测量指标　①测量指标包括主要结果指标和次要结果指标及其测量方法和判效时间点;②结果呈现形式:分类变量(发生事件数/某组的总人数);连续性变量:(某组总人数/均数 ± 标准差)。

5. 纳入基本信息　研究设计方案和质量(采用偏倚风险评估工具评价纳入研究质量)、研究地点。

(二) 数据转换

在提取资料时,理想的情况是直接可以获取数据进行统计分析。但纳入原始研究的结果往往不能直接进行统计分析,此时则需要进行数据转换。

1. $OR/RR/Peto\ RR$ 值及可信区间与 Log$OR/RR/Peto\ RR$ 值及可信区间和标准误转换　通过 RevMan 软件提供的计算器实现,运行 RevMan 软件后,展开 "Data and analyses",依次完成 "Add comparsion" 和 "Add outcome",在具体测量指标界面,点击▣进入数据转换界面(图 3-3),输入 $OR/RR/Peto\ RR$ 值及可信区间,可自动计算出 Log$OR/RR/Peto\ RR$ 值及可信区间和标准误,在此界面也可以实现 P 值和 Z 值的相互转换。

2. 二分类变量与连续变量结合可以通过以下公式实现

$$SMD = \frac{\sqrt{3}}{\pi}\ln OR$$

3. 效应量可信区间与标准误和标准差的转换可以通过以下公式实现(样本量足够大)

$$SE = \frac{SD}{\sqrt{n}}$$

$$SE = (95\% \text{ 可信区间上限} - 95\% \text{ 可信区间下限})/3.92$$

4. 连续变量前后变化数据处理可以通过以下公式实现

$$均数 = \overline{X_后} - \overline{X_前}$$

$$SD = \sqrt{SD_前^2 + SD_后^2 - 2 \times k \times SD_前 \times SD_后}$$

注意:通过敏感性分析验证转换获得的数据对合并结果稳定性的影响。

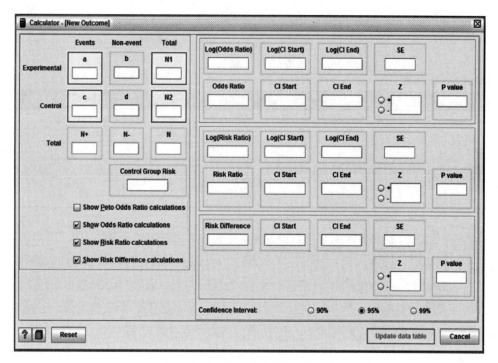

图 3-3　RevMan 软件数据转换界面

八、资料分析

系统评价并非必须进行统计学合并（Meta 分析），是否做 Meta 分析需视纳入研究是否有足够相似性。如因纳入研究同质性差而仅进行描述性分析的系统评价称为定性系统评价。如果系统评价纳入研究具有足够相似性，则进行合并分析，此类系统评价称为定量系统评价。系统评价常采用 RevMan 软件对多个纳入研究的资料进行合并分析（Meta 分析）得到定量结果。

常见错误：为了得到森林图，强行将同质性差的研究合并，得出不恰当的结论，对临床实践产生误导的不良后果。

（一）常用效应量及选择

效应量（effect size，ES）是指临床上有意义或实际价值的数值或观察指标改变量，是单个研究结果的综合指标，需根据研究的性质、资料的类型确定。

1. 二分类资料的效应量　对于二分类资料，可以选择比值比（odds ratio，OR）、相对危险度（relative risk，RR）和率差（risk difference，RD）等作为效应量。

以常见四格表资料（表 3-3）为例，分别计算不同形式的效应量及其标准误，假设纳入的研究为 k 个（i=1，2，……，k）。

表 3-3　四格表资料的基本格式

研究 i	发生	未发生	合计
试验组	a_i	b_i	n_{1i}
对照组	c_i	d_i	n_{2i}
合计	m_{1i}	m_{2i}	N_i

（1）相对危险度：相对危险度（relative risk，RR）也叫率比（rate ratio），是反映暴露与发病（或死亡）关联强度的最常用指标。它是暴露组的发病率与非暴露组（或低暴露）的发病率之比，说明前者是后者的多少倍。RR 是反映暴露（干预）与事件关联强度最有用的指标。RR 值越大，表明的效应越大，暴露与结局关联的强度越大。表 3-4 列出了一个常用的标准。

$$RR_i = \frac{a_i / n_{1i}}{c_i / n_{2i}} \qquad SE[\ln(RR_i)] = \sqrt{\frac{1}{a_i} - \frac{1}{n_{1i}} + \frac{1}{c_i} - \frac{1}{n_{2i}}}$$

表 3-4　相对危险度与关联的强度

RR		关联的强度
0.9~1.1	1.0~1.1	无
0.7~0.8	1.2~1.4	弱
0.4~0.6	1.5~2.9	中
0.1~0.3	3.0~9.9	强
<0.1	10	很强

若结局是死亡率、病死率、患病率等指标时，$RR \neq 1$ 表示暴露因素（或试验因素）对疾病有影响，当 $RR>1$ 时，表示暴露因素（或试验因素）是疾病的危险因素，RR 越大，暴露因素（或试验因素）对疾病的不利影响就越大。当 $RR<1$ 时，表示暴露因素（或试验因素）是疾病的有益因素，且 RR 越小，暴露因素（或试验因素）对疾病的有益作用就越大。当 $RR=1$ 时，表示暴露因素（或试验因素）与疾病无关。

若结局是有效率、治愈率等指标时，$RR \neq 1$ 时，表示试验因素对疾病有影响。当 $RR>1$ 时，表示试验因素是疾病的有益因素，且 RR 越大，试验因素对疾病的有益影响就越大。当 $RR<1$ 时，表示试验因素是疾病的危险因素，且 RR 越小，试验因素对疾病的危险作用就越大。当 $RR=1$ 时，表示试验因素与疾病无关。

（2）比值比：比值比（odds ratio，OR）是测量疾病与暴露联系强度的一个重要指标。OR 的意义与 RR 相似，指暴露组的疾病危险性为非暴露组的多少倍。$OR>1$ 说明疾病的危险度因暴露而增加，暴露与疾病之间为"正"关联；$OR<1$ 说明疾病的危险度因暴露而减少，暴露与疾病之间为"负"关联。但是，在不同患病率和不同发病率的情况下，OR 与 RR 是有差别的。结局事件发生率较低时，OR 是 RR 的极好近似值。无论以暴露比值和非暴露比值计算，或是以有病比值和无病比值计算，比值比的结果都是一样。

$$OR_i = \frac{a_i d_i}{b_i c_i} \qquad SE[\ln(OR_i)] = \sqrt{\frac{1}{a_i} + \frac{1}{b_i} + \frac{1}{c_i} + \frac{1}{d_i}}$$

（3）率差：率差（rate difference，RD）又称特异危险度、归因危险度。是暴露组发病率与对照组发病率相差的绝对值，在临床试验中其大小可以反映试验效应的大小，其可信区间可用来推断两个率有无差别。两率差为 0 时，两组的某事件发生率没有差别，而率差的可信区间不包含 0（上下限均大于 0 或上下限均小于 0），则两个率有差别；反之，两率差的可信区间包含 0，则无统计学意义。通常只有队列研究和随机对照试验结果可以计算 RD。

$$RD_i = \frac{a_i}{n_{1i}} - \frac{c_i}{n_{2i}} \qquad SE(RD_i) = \sqrt{\frac{a_i b_i}{n_{1i}^3} + \frac{c_i d_i}{n_{2i}^3}}$$

（4）选择 RR、OR 和 RD 注意事项

1）当结局事件发生率极低时（有学者认为是事件发生率≤10% 时），RR 或 OR 具有良好的一致性，两者均可采用。其中对于某些发生率较低的结局事件，如并发症或不良反应，常推荐采用 OR 进行计算。

2）随着结局事件发生率的升高，OR 的夸大效应愈加明显，在一定程度时可能伴有结局性质的不一致。对于纳入研究中出现试验组和对照组结局事件发生率均为 100% 时，不应选择 OR 指标。

3）当事件发生率一定时，随着 OR 值的增大，OR 与 RR 的差异变大，从而引起结论夸大效应。

4）当纳入的研究质量较低可能导致较大的结论偏倚时，可尝试通过效应指标的选择尽量减少结论的高估或假阳性，以避免偏倚的累积，在这种情况下 RR 指标可能较为合适，但仍需更深入的研究。

5）当纳入研究纳入的研究对象的基线风险具有较好的一致性时，可选择 RD。当所关注结局事件在试验组或对照组人群中全部发生或为 0 时，此时也可考虑采用 RD 为合并统计量。采用 RD 的优点是结果容

易被解释,便于理解,但临床可适用性往往较低。

2. 连续型资料的效应量　根据比较组的样本含量、均数、标准差来计算效应量,一般效应量为试验组与对照组的均数差(mean difference, MD)/权重均数差(weighted mean difference, WMD)和标准化均数差(standardized mean difference, SMD)表示,计算前先将资料整理成表3-5格式,假设纳入的研究为k个(i=1, 2,……,k)。

表3-5　定量资料整理的基本格式

研究i	例数	均数	标准差
试验组	n_{1i}	m_{1i}	s_{1i}
对照组	n_{2i}	m_{2i}	s_{2i}
合计	$N_i = n_{1i} + n_{2i}$		

(1) 加权均数差:均数差即两组均数之差,计算两个组之间均数的差值是临床研究中的常用统计方法,用于估计治疗改变结果的平均量。Meta分析时,使用同样或同类计量单位的研究,如均使用厘米作为计量单位,或厘米与米,虽然度量单位不同,但属于同类计量单位,可转化成相同的度量单位,就可直接进行合并分析。

$$md_i = m_{1i} - m_{2i} \qquad se(md_i) = \sqrt{\frac{s_{1i}^2}{n_{1i}} + \frac{s_{2i}^2}{n_{2i}}}$$

(2) 标准化均数差:Meta分析会遇到相同指标而计量单位不同的情况,可采用标准化均数差进行分析,由于标准化均数差可消除量纲的影响,常见计算方法有:Cohens'd, Hedges' adjusted g, Glass's D,下面简要介绍Cohens'd法,另2种方法感兴趣的读者可参阅相关文献。

首先计算出两组的合并标准差:

$$s_i = \sqrt{\frac{(n_{1i} - 1)s_{1i}^2 + (n_{2i} - 1)s_{2i}^2}{N_i - 2}}$$

然后计算标准化均数差,过程如下:

$$d_i = \frac{m_{1i} - m_{2i}}{s_i} \qquad SE(d_i) = \sqrt{\frac{N_i}{n_{1i}n_{2i}} + \frac{d_i^2}{2(N_i - 2)}}$$

不管实际采用什么计量单位,只要均数差的标准误为相同数量级,各研究的SMD也是相同数量级,就可以计算合并效应量(SMD合并)。

注意:SMD并非校正度量的差异,而是使各种不同度量趋同的方法,即SMD没有任何单位。SMD反映的是计量单位的差异而不是真正的患者之间的变异,这可能在一些情况下会产生问题,如当Meta分析包括的患者范围较宽时,标准误可能较大,而我们期望了解在不同研究里的患者间的变异是否真正有差异。由于Meta分析的度量单位与原始研究不一样,总疗效可能难于用Meta分析的度量单位对原始研究的效应量进行解释。但有些条件下,可以将疗效转换回特定研究所使用的单位。

3. 等级资料效应量　等级资料指将观察对象按其自然类别分类,如将疾病按严重程度分为"轻度""中度"和"重度"。等级资料的效应量使用均衡机会比(proportional odds ratio),在分类的类别很多时,这种计算非常困难,且没有必要计算。在实际分析中,较长的分类等级资料被处理成连续性变量,较短的分类等级资料被处理成二分类变量进行分析。转换成二分类变量时,需设定切割点,切割点选择不当可能增加偏倚,特别是如果该切割点使两组干预措施的差异最大化时,偏倚的可能性更大。当等级资料被转化为二分类变量资料时,使用RR、OR或RD来表达事件或疗效效应量的大小;转化为连续性变量资料,则疗效效应量被表达为(W)MD或SMD。

4. 计次和率效应量　有些类型的事件可在一个观察对象上多次发生,如心肌梗死、骨折、某种副作用或住院,统计这些事件的次数可能比简单地统计每一个患者是否发生事件更好,有些资料必须这样统计事件次数,这种资料被称为计次资料,计次资料可分为稀有事件计次资料和多发事件计次资料。

稀有事件的分析常常使用率,如某临床研究的一个组发生了 18 次心肌梗死,全组的随访期为 314 人 / 年,则该组心肌梗死发生率为 0.057 人 / 年或 5.7/100 人 / 年。Meta 分析中的汇总分析使用 RR,用于比较两组中事件的率。在少数情况下,也可使用率差。

对于更多事件的计次,如缺失的或填充的牙齿,常用与连续性资料相同的方法来处理,其治疗效应量采用 MD/WMD 或 SMD 表示。

5. 时间相关事件结果效应量 很多临床研究结果的判断不能仅靠统计结局事件的多少即发生率的大小,还需根据出现这种结局的时间长短进行比较。时间相关事件资料由两部分组成:①没有事件发生的时间的长度,②反映一个时间段的终点或仅在观察终点是否有事件发生的指标。时间相关事件可以不是死亡事件,如疾病的复发等。

只要时间相关事件资料在固定时间点观察获得,就可采用二分类资料的分析方法进行分析。如所有观察对象在 12 个月内都被随访到,各组所发生事件的比例可填入四格表,治疗效应量就可使用 RR、OR 或 RD 来表达。

对时间相关事件资料的结果进行 Meta 分析可采用:①如果能够获得事件实际数和理论数差值(O-E)和精确方差(V),就对单个患者资料或研究中报告的统计数据进行重新分析,使用 Peto 法合并研究结果;②如果能够从 Cox 比例风险回归模型获得 log 风险比和标准误,则可用普通倒方差法合并研究结果。

(二)异质性的来源与处理

将在不同国家或地区实施的同类研究收集在一起进行 Meta 分析,不可避免地会存在差异,如不同人种对同一药物敏感性的差异、同一干预措施给药途径的差异、研究设计和实施的差异等不同程度地会对结果产生不同的影响。

1. 异质性来源 一是研究内变异,即使两个研究的总体效应完全相同,不同的研究由于样本含量不同,样本内的各观察单位可能存在差异,可能得到不同的结果,但与实际效应相差不会很大。当样本含量较大时,抽样误差相对较小。

二是研究间变异,即使干预措施和其他情况都一样,由于研究对象来自不同的总体以及偏倚的控制等诸多方面存在差异,其实际效应也不相同。

2. 异质性分类 在实施 Meta 分析前,首先应分析和识别纳入研究的临床和方法学异质性,只有临床和方法学特征具有足够相似性方可进行合并。Cochrane 系统评价指导手册将异质性分为:临床异质性、方法学异质性和统计学异质性。

(1)临床异质性:临床异质性主要指研究对象的差异和治疗方面的差异,包括:①生理、人类学方面的差异:年龄、性别、种族、信仰、生活习惯等;②病理生理学方面的差异:病程长短、疾病严重程度、疾病类型等;③治疗方面的差异:随访时间长短、不同干预措施、不同疗程、干预措施的不同剂量等;注意:不能认为只要有生理和人类学方面的差异就认定会产生临床异质性,因为生理和人类学方面的差异不一定在所有干预研究中都会产生不同的结果,如在器官移植后使用不同免疫抑制剂的排斥反应发生率比较,通常很少考虑种族、性别和年龄等差异。

(2)方法学异质性:主要指研究设计和实施等质量因素及结果测量的计量和度量单位不同造成的异质性,包括:①不同的设计方案:随机分组是否正确、分配隐藏是否充分、盲法是否实施等;②不同的结果测量方法:不同的测评方法、不同测量指标和不同度量单位等。

(3)统计学异质性:指用统计学方法来探测和分析是否存在临床和方法学异质性。统计学分析异质性的基本思路是:所有统计学异质性均来自于临床异质性和方法学异质性。换句话说,如果存在临床和方法学异质性,就必然会造成结果的统计学异质性。Meta 分析中用统计学方法探测和分析异质性的原理是比较各研究结果及其精确性的差异,而精确性可通过可信区间体现,不同研究之间可信区间重合的部分越多,则存在同质性的可能性越大;相反,则存在异质性的可能性越大。

3. 异质性分析

(1)定性分析:采用 χ^2 检验和 P 值来定性分析各研究结果间的统计学异质性。χ^2 值在 Cochrane 系统评价中又称 Q 值(cochrane Q),Q 值相对于自由度[df,df=n(纳入研究数)−1]越大,P 值越小,则存在异质性的可能性就越大;反之,Q 值相对于自由度越小,P 值越大,则存在异质性的可能性越小。

使用 χ^2 和 P 值描述异质性时,只能表述有无异质性,不能说异质性“大”或“小”。P 值在 0.05~0.10 之间时,为差异有或无统计学意义的边缘值,当 $P<0.05$ 时,差异肯定有统计学意义;当 $P>0.10$ 时则差异肯定无统计学意义。因此,分析异质性时,组内的异质性阈值设定为 $P\geqslant0.10$,即 $P\geqslant0.10$ 时,表示研究间没有统计学异质性;组间合并分析时,异质性阈值可设定为 $P\leqslant0.05$,即 $P\leqslant0.05$ 时,表示组间存在统计学异质性。

(2)定量分析:I^2 是对各研究结果间的异质性进行定量分析的参数,其值分布于 0%~100%,0% 表示无异质性,I^2 越大表示异质性增加越多。当 $I^2<25\%$ 时,表示异质性低;$25\%<I^2<50\%$ 时,表示有中等程度的异质性;$I^2>75\%$ 则表示异质性大。一般而言,当 $I^2>50\%$ 时,表示有实质性的异质性存在。

4. 异质性处理方法　针对异质性的处理,可参考图 3-4 提供的流程进行处理。但注意只有纳入研究间异质性最小,合并效应才具有更高的可信度。

(1)亚组分析:如研究结果间存在异质性时,需对异质性产生的原因进行分析。按异质性来源不同进行分层处理,如可能由方法学质量导致,则按质量高低进行分层分析;如可能由设计方案不同导致,则按设计方案进行分层分析。

注意:①亚组分析每次只能对一个变量进行亚组分析,并且对每个亚组都要进行效应量的合并。若要对两个以上的变量进行分析,则应采用 Meta 回归;②亚组分析应该在临床同质性的基础上亚组的数量越少越好。

(2)Meta 回归:各研究的疗效间存在异质性时,可用 Meta 回归对疗效与研究特性的关系进行分析。Meta 回归是亚组分析的一种扩展,对连续效应量、分类、特征因素进行分析,主要对多因素的效应量进行联合分析。

在 Meta 回归里,结果变量是效应量估计,如 *WMD/MD*、*RD*、log *OR* 或 log *RR*,解释变量为可影响治疗效应量大小的研究特征因素,被称为“潜在效应量改变因子”或协变量。Meta 回归所得到的回归系数描述了结果变量(治疗效果)如何随解释变量的单位增加而改变(潜在效应量改变因子)。回归系数的统计学显著性通过对治疗效应量和解释变量之间有无线性关系进行检验来确定。如果治疗效应量是一种率的测量,则在回归模型中需要使用经对数转化的疗效效应量,回归系数的指数由解释变量的增加来估计治疗效应量的相对改变。

注意:如果纳入的研究数量少于 10 个时,一般不做 Meta 回归。

(3)敏感性分析:指通过改变某些可能影响合并结果的重要因素,如采取不同的纳入标准(研究质量、随访情况等)或统计方法(固定效应模型或随机效应模型)等,观察不同研究的异质性和合并结果是否发生变化,从而判断结果的稳定性和强度。若采用不同方法分析后,结果未发生大的变化,说明敏感性低,结果较为稳定可信,若分析后得到差别较大甚至相反结论,说明敏感性高,结果的稳定性低,在解释结果和下结论时需非常慎重,通常采用敏感性分析找出潜在的影响因素。敏感性分析的方法可采用:①改变研究类型、研究对象、干预措施或测量指标的纳入标准;②纳入或排除那些在某些方面不能明确肯定是否符合纳入标准的研究;③有些研究可能有一些不确定的结果,将其具有合理性的结果资料另行分析,如报告的结果中互相矛盾而不能从原作者处获得解释的资料、由于定义或测量差异造成结果差异,则选择其合理部分进行分析;④对于缺失资料,输入可能数值后重新进行分析;⑤使用不同的统计方法对资料进行重新分析,如用随机效应模型替换固定效应模型,或者相反。

注意:当纳入了低质量的研究时,尤其是样本含量大、事件数量多、可信区间窄的研究,无论其质量高低,都会有较大的权重,从而在很大程度上影响 Meta 分析的结果。通常的做法是:首先计算包括了所有纳入研究在内的 Meta 分析结果,然后,计算排除低质量研究后的 Meta 分析结果,如果两次结果一致,则结果可靠。如果两次结果不一致,则在解释时应该十分慎重,一般应主要根据高质量研究的结果来解释 Meta分析的结果。

（4）选用随机效应模型合并效应量,见本节合并效应量模型选择。

（5）放弃做 Meta 分析:若异质性过于明显,特别是具有明显的临床异质性、方法学异质性而无法通过上述几种方法解决时,可考虑放弃做 Meta 分析,只对结果进行一般的统计描述(图 3-4)。

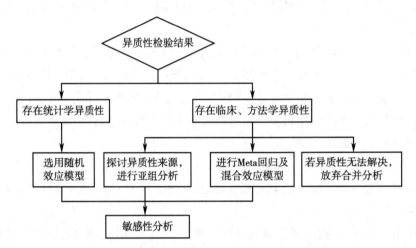

图 3-4　Meta 分析中异质性检验及相关分析的流程图

（三）统计模型选择

合并效应量实际上是多个研究效应量的加权平均值,一般可分为两步进行估计,首先逐一计算每个研究的效应量及其 95% 可信区间;然后根据资料类型与异质性检验结果,选择合适的统计分析模型,估计合并效应量,必要时可作假设检验。

当资料分析满足同质性时,可选用固定效应模型;当资料不满足同质性时,不能用临床异质性和方法学异质性来解释时,则选用随机效应模型估计合并效应量。

1. 固定效应模型　指在 Meta 分析中假设研究间所有观察到的变异是由偶然机会引起的一种合并效应量的计算模型,即按各研究的实际权重进行合并,这些研究假定为测量相同的总体效应。

2. 随机效应模型　是 Meta 分析中统计研究内抽样误差(方差)和研究间变异以估计结果的不确定性(可信区间)的模型。当包括的研究有除偶然机会外的异质性时,随机效应模型将给出比固定效应模型更宽的可信区间。

随机效应模型估计合并效应量,实际上是计算多个原始研究效应量的加权平均值。以研究内方差与研究间方差之和的倒数作为权重,调整的结果是样本量较大的研究给予较小的权重,而样本量较小的研究则给予较大的权重。

在随机效应模型下,合并疗效为一近似值,其大小符合如下分布:

$$\Theta_i \approx N(\hat{\Theta}, \tau^2)$$

其中,τ^2 由以下公式给出:

$$\hat{\tau}^2 = \max\{[Q-(k-1)]/[\sum w_i - (\sum(w_i^2))/\sum w_i], 0\}$$

其中,w_i 为 $\log OR$, $\log RR$, RD, $(W)MD$ 和 SMD 的倒方差权重

每个研究的权重为：

$$W'_i = \frac{1}{se\left(\hat{\Theta}\right)^2 + \hat{\tau}^2}$$

合并效应量为：

$$\hat{\Theta}_{DL} = \frac{\sum w'_i \hat{\Theta}}{\sum w'_i}$$

和

$$se\left\{\hat{\Theta}_{DL}\right\} = \frac{1}{\sqrt{\sum w'_i}}$$

当 Q 值小于或等于自由度（$df=k-1$）时，$\hat{\tau}^2$ 等于 0，则权重与倒方差法相等：

$$W'_i = \frac{1}{se\left(\hat{\Theta}\right)^2 + \hat{\tau}^2} = \frac{1}{se\left(\hat{\Theta}\right)^2 + 0} = \frac{1}{se\left(\hat{\Theta}\right)^2}$$

即与固定效应模型计算的权重相等。

由于 Q 值等于或小于自由度即没有统计学异质性，合并没有统计学异质性的资料时，采用随机效应模型与固定效应模型获得的合并效应量相等。

3. 选用统计模型时应注意的问题　原则上，因为所有 Meta 分析所纳入的研究都存在多少不等的异质性，都应采用随机效应模型进行分析。但由于统计学异质性分析是基于数据的分析，只要结果数据的可信区间重合度足够大，则不会出现统计学异质性。因此，在临床和方法学同质的情况下，只要具有统计学同质性的资料就可使用固定效应模型进行合并，反之，凡具有统计学异质性的资料则应采用随机效应模型进行 Meta 分析。

一般情况下，临床和方法学异质性能够在结果数据上表现出相应的差异，但由于医学研究的复杂性，许多时候具有临床异质性的资料却有相同的结果数据表现。相反的情况是各研究间没有临床异质性，而出现统计学异质性。

另外，方法学异质性与临床异质性一样，也可能出现有方法学异质性而没有统计学异质性，或相反，有方法学同质性而出现统计学异质性的情况。

随机效应模型是用以处理具有统计学异质性资料的一种统计模型，而不能消除研究间的变异。

（四）发表偏倚分析

发表偏倚也称为阳性结果偏倚，是指由于各种原因，负面结果（试验药物疗效比对照药物差）、或阴性结果（试验药物与对照药物没有差异）的研究通常较难在杂志上发表，而阳性结果（试验药物优于对照药物）的研究往往容易发表。如果 Meta 分析只纳入阳性结果的文献而未纳入负面结果或阴性结果的文献，其 Meta 分析的结果很可能会受到这些阳性结果研究的影响；这种由于带倾向性地发表研究结果对 Meta 分析所造成的偏倚称为发表偏倚。漏斗图可用于评估发表偏倚。

基本原理：研究效应量的统计学强度由样本总量和事件发生数量所决定，如样本量为 100 000 例，而事件发生数为 10 例的研究治疗效应量的统计学强度不如样本含量为 1000 例而事件发生数为 100 例的研究；以每个研究的效应量为横坐标（X 轴），以表征研究精确性的指标即效应量的标准误（SE）为纵坐标（Y 轴）；Y 轴的顶端 SE 为 0，即越往上 SE 越小，研究的精确性越高；相反，越往下 SE 越大，研究的精确性越低。因此，代表大样本量和事件发生率高的研究其 SE 较小，而其点较集中地分布在坐标系的上部；而代表小样本量、事件发生率低的研究其 SE 较大，则其点就较分散地分布在坐标系的下部，状似倒置的漏斗，故称为"漏斗图"。

将疗效的相对效应量如 OR、RR 均取对数，这样，就可使各研究的效应量成为相等量级，如 $OR=0.5$ 与 $OR=2.0$，取对数之后量级相等（-0.301 和 0.301），因此，坐标上二者为等距。漏斗图 Y 轴上使用 SE 或效应量的方差,而不是样本量,见图3-5。

以各纳入研究的合并效应量为中轴在漏斗图上与 X 轴相交做一条垂线,分布在垂线左侧的点代表效应量小于合并效应量的研究;分布在垂线右侧的点代表效应量大于合并效应量的研究;两侧点的数量基本一致表示没有发表偏倚,相反则有发表偏倚;导致漏斗图两侧点的数量不对称的可能原因有:①选择性偏倚:发表偏倚、研究地点偏倚、语言偏倚、引用偏倚、重复发表偏倚;②样本量小的研究的方法学质量低下、不正确地分析;③真正的异质性研究大小不同且各自效应量不同,如由于干预的强度不同或不同研究的差异,其潜在危险性不同;④人为因素,如造假;⑤机遇因素。

由此可见,从漏斗图中不但可估计发表偏倚,还可估计纳入研究的质量、大小以及事件发生率。

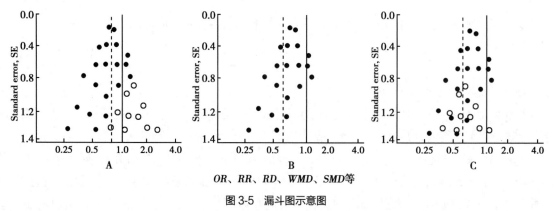

图3-5 漏斗图示意图

A 图中的空心圆圈表示差异没有统计学意义结果(阴性结果)的较小研究,均分布于图的下部,对称地分布于合并效应量两侧,表示没有发表偏倚;B 图中将没有统计学意义结果的较小研究不纳入分析,造成了合并效应量的偏倚和各研究点的分布不均,出现发表偏倚;C 图中空心圆圈为低质量小样本研究,其结果的效应量偏大,造成合并效应量偏倚和各研究的点分布偏一侧,出现发表偏倚

注意:①用漏斗图分析发表偏倚应采用主要测量指标;②漏斗图对发表偏倚的判断是基于大于或小于合并效应量的研究数量,在纳入研究很少时,其结果很容易受未纳入研究数量的影响,所以,应至少纳入 9 个研究时才分析发表偏倚。

常用漏斗图的不对称检验方法主要有秩相关检验法和回归分析法。秩相关检验法是由 Begg 等提出,首先,通过减去权重平均值并除以 SE 将效应量标准化,然后通过校正秩相关分析检验效应量的大小是否与其 SE 存在相关性。Egger 等提出的线性回归法是效应量与其对应 SE 的线性加权回归分析,如果存在不对称性,小样本研究显示的效应将系统的偏离大样本研究,回归线将不通过起点。其截距代表不对称的程度,它偏离 0 越大,说明不对称的程度就越明显。Harbord 提出改良的线性回归法针对二分类结果的对照试验,基于计分检验的统计量 z 及其方差对传统的 Egger 线性回归法的修正,模拟试验显示在研究间异质性较小或无异质性时有较好的统计效能,如果存在异质性时则应该探索异质性来源,不建议将此法应用于组间样本量大小非常不平衡的队列研究,而 Egger 法则对此种情况较合适。Peters 等提出的检验方法是基于 Macaskill 等提出的检验方法的修正、是效应量与样本量倒数并以平均事件发生率方差作为权重的线性回归分析,当合并效应量为 lnOR 时可作为 Egger 法的替代策略。针对回归分析法,对连续型资料,若以 MD/WMD 为效应量,可选用 Egger 法,若以 SMD 为效应量,目前没有严格的指南推荐;对二分类资料,若以 OR 为效应量,可选用 Egger 法,一般情况下选用 Harbord 法和 Peters 法,若以 RR 或 RD 为效应量,目前没有严格的指南推荐。

(五)常用统计软件

目前,可用于 Meta 分析的软件有 Stata、WinBUGS、R、OpenBUGS、RevMan、MIX、Comprehensive Meta-Analysis、Metaanalyst 等,关于软件操作参考相关书籍。

九、结果

系统评价结果部分包括文献检索和筛选、纳入研究基本特征、纳入研究偏倚风险评估结果、纳入研究结果及 Meta 分析结果和其他(亚组分析、敏感性分析和发表偏倚)等。

1. 检索结果　这部分呈现:①根据预先制定的检索策略和计划检索数据库所获得的检索结果以及通过其他途径检索获得的文献数量;②利用文献管理软件去重后获得的文献数量;③采用文献筛选方法,依据纳入排除标准对去重后文献进行筛选,初步纳入符合标准的研究,并记录排除研究的原因;④在阅读全文基础上,符合纳入标准的研究中有多少个研究被排除及其原因,最终有多少个研究被纳入定性和定量分析。

可采用如下文字和流程图(图 3-1)描述文献检索结果:按照预先制定的检索策略和资料收集方法,共查到相关文献 × 篇,利用 EndNote 软件去除重复文献 × 篇,通过阅读题名和摘要后排除研究对象和干预措施与本研究纳入标准不符的文献 × 篇,初筛后符合标准的 × 篇文献阅读全文,再经过阅读全文按纳入标准及数据完整性进行筛选,共纳入 × 个研究,共 × 例患者/标本。

2. 纳入研究基本特征　推荐用纳入研究基本特征表呈现这部分内容,主要为资料提取表中研究对象、干预措施和测量指标部分,但还需考虑还有那些特征是重要的、证据使用者和患者所关注,如糖尿病患者,更重要的是糖尿病患者的糖代谢特征和糖尿病家族史等。

3. 纳入研究偏倚风险评估　建议通过图和(或)表格呈现采用偏倚风险评估工具评价纳入研究偏倚风险评估的具体结果。

4. Meta 分析结果　按照主要测量指标、次要测量指标的顺序列出。呈现形式可以为森林图、表格、森林图结合表格和文字。对于 Meta 分析结果,不仅要呈现统计学结果、统计学异质性,还应该呈现其他分析(如敏感性分析、亚组分析和 Meta 回归等)。

结果列述应讲究技巧,如果列述的方法得当,则读者容易阅读,容易抓住 Meta 分析的要点。列述结果时,需从统计学意义和临床意义两方面进行解释,明确说明相比较的两种干预措施何者更优或是否相当。

十、讨论和结论

讨论和结论必须基于研究的结果,细致分析在系统评价/Meta 分析过程中遇到问题的可能原因和解决方案,以及对临床实践和科研的指导意义。在撰写讨论和结论时,应尽可能站在国际的视角,而不是局限于某一个特定的国家和地区。系统评价/Meta 分析作者应该明白:不同的证据使用者或患者面对同样的证据可能做出完全不同的决策,系统评价/Meta 分析的主要目的是客观提供此前所有的证据信息,而不是劝导人们。讨论和结论应该帮助证据使用者充分理解证据对于决策的价值和意义,应避免在假设的干预措施和价值的基础上向证据使用者推荐。

(一)讨论

结构式讨论有助于证据使用者或患者系统地考虑如何应用系统评价/Meta 分析的结果做出临床决策,主要包括以下内容:

1. 总结主要结果　首先,针对提出的问题进行回答,其次,简单归纳整个系统评价/Meta 分析所有重要的测量指标,给证据使用者一个关于该系统评价/Meta 分析结果的轮廓。同时应该总结纳入研究的异质性大小及影响、偏倚风险和完整性,系统评价/Meta 分析是否可以解决所有目的及其不确定性。如果可能,还应利用大量的文献或数据支持研究假设。

解释统计分析结果时,应同时考虑被评价干预措施的利与弊,合并效应量及其 95% 可信区间,点估计主要说明合并效应量的强度和方向,而可信区间主要反映合并效应量的变动范围以及精确性,将二者结合起来进行讨论,有助于解释结果的临床价值。

注意：总结主要结果时，不要与结果重复。

2. 优势与局限性

（1）优势：这部分主要考虑本系统评价/Meta分析有何优势，这种优势可以来自临床问题本身和系统评价/Meta分析制作过程的严谨，也可来自与其他研究和系统评价/Meta分析的比较等。

（2）局限性：系统评价/Meta分析的局限性包括纳入研究的局限性和系统评价/Meta分析本身的局限性。①纳入研究的局限性是指单个研究存在的局限性，可从纳入研究的设计、实施等方法学质量方面进行归纳总结；②系统评价/Meta分析本身的局限性是指系统评价/Meta分析研究过程中存在的问题，如资料收集是否全面、数据提取和分析、纳入研究的多少、在研究过程中哪些问题没有解决等。

注意：纳入研究的局限性不要与"结果"部分偏倚风险评估重复。

3. 实用性　在使用系统评价/Meta分析证据前，一定要评价其是否适用于自身的环境条件。为此，首先必须决定该系统评价/Meta分析所提供的关于干预措施获益或有害信息的真实性。这样，就需要决定各纳入研究中观察对象和研究地点是否与自己所在单位的患者和环境条件有足够的相似性；在评估证据的实用性时，对干预措施特点或纳入研究中附加干预措施对结果影响的考虑也很重要。

在评估系统评价/Meta分析结果的实用性时，应注意不要将自己的环境条件假设成与纳入研究的环境条件相同。应分析系统评价/Meta分析证据适合哪种环境条件、不适合哪种环境条件，预测不同环境下疗效将会发生什么样的变化来帮助决策。通常，证据的适用环境难以严格地符合系统评价/Meta分析纳入研究对象的纳入和排除标准，有时可通过找出限制结果实用性的因素来帮助决策，如生物学和文化上的差异、依从性的差异、基线事件发生率的差异。

因此，本部分应该说明系统评价/Meta分析证据的适用人群，并考虑证据在特定环境下不适用的原因（如生物学差异、文化差异、依从性差异等），并阐明如何使干预措施在患者身上获得利与弊、负担与成本的平衡。帮助证据使用者做出关于实用性的决策。

（二）结论

结论的主要目的是提供与决策相关信息和最新研究信息，而不是提供与决策相关意见和建议，要求从两方面进行总结，一是对临床实践的提示，二是对未来研究的提示。

1. 对临床实践的提示　作者并不需要对临床实践的意义给出推荐意见，推荐意见是由临床实践指南制订者做出。系统评价作者需要做的是描述证据的质量、获益与损害之间的平衡、患者价值取向和意愿、实用性等因素。另外，一些影响推荐决策的因素应特别强调，包括干预措施成本费用及其承担者以及资源的可利用性等，尤其是经济学评价，包括患者的承担能力和选择等。

2. 对未来研究的提示　主要指出对未来研究的需求，尤其是对解决相关临床问题（如当前证据情况、患者情况、干预措施情况和测量指标）最需要的研究做出描述。另外，还应考虑疾病负担、时间（包括访视的时间和干预时间）以及研究类型等各方面因素以保证解答所提出的临床问题。

在结论撰写的准备阶段，作者需要根据研究的不同层面来进行文献分类，如依据不同的研究类型、测量指标、研究人群及研究目标等。应该注意关于对其他研究借鉴意义的论述与对未来研究应该如何做描述的不同。这部分力求简明扼要，应避免缺乏实质信息的套话，如"未来的研究应该更好的……"或"需要更多的研究支持"等这类毫无参考价值的文字则应当避免。

第三节　系统评价/Meta分析的质量评价

目前，针对系统评价/Meta分析质量进行评价的工具主要分为两类：方法学质量评价工具和报告质量评价工具。方法学质量是指系统评价/Meta分析及其制作过程中能否遵循科学的标准规范，有效地控制混杂和偏倚，使结果真实可靠；而报告质量实际上反映了系统评价/Meta分析报告内容的完整性和全面性，是质量评价的重要组成部分。报告规范可以缩小实际研究结果和发表结果之间的偏倚,从而提高系统评价/Meta 分析本身的报告质量。方法学质量和报告质量之间既有联系又有差别,报告质量好的系统评价/Meta 分析不一定方法学正确,报告质量不好的系统评价/Meta 分析也可能具有较好的真实性,但是报告质量不高将影响结果的真实性。方法学质量越高,系统评价/Meta 分析的可重复性就越好,其论证强度就越高,结果也越可靠。

一、AMSTAR 量表

(一)简介

系统评价/Meta 分析方法质量是指系统评价/Meta 分析制作过程中能否遵循科学标准,有效控制混杂和偏倚,使结果达到真实可靠的效果。当前证据显示系统评价/Meta 分析的方法学质量存在严重的缺陷,尚需要大量的探讨和规范。目前用于评价系统评价/Meta 分析方法学质量的工具主要有AMSTAR(assessment of multiple systematic review)量表,其形成基础有 OQAQ(qverview quality assessment questionnaire)的 10 个条目、SQAC(sacks quality assessment checklist)的 24 个条目以及另外 3 个考虑语言偏倚、发表偏倚和灰色文献的条目,是用于衡量系统评价/Meta 分析避免或减少偏倚的程度。

(二)质量评价清单及说明

AMSTAR 量表(表 3-6)由 11 个条目组成,每个条目均采用"是(yes)""否(no)""不知道(can't answer)"和"不可用(not applicable)"进行判定。

表 3-6 AMSTAR 量表

条目	描述	描述
1	是否提供前期方案	在系统评价开展之前,应该确定研究问题及纳入排除标准
2	纳入研究的选择和资料提取是否具有可重复性	至少要有两名独立的资料提取员,且对不同意见采用适当的方法达成一致
3	是否进行了全面的检索	至少检索 2 个电子数据库。检索报告必须包括年份以及数据库,如 Cochrane Library、EMBASE 和 MEDLINE/PubMed。必须说明采用的关键词和(或)主题词,如果可能应提供检索策略。应对最新信息的目录、综述、参考书、专业注册库,或特定领域专家进行补充检索或咨询,同时还需追踪纳入研究的参考文献
4	发表状态是否已考虑在纳入标准中,如灰色文献	作者应说明其检索不受发表类型的限制。应说明是否根据文献的发表情况进行排除文献,如语种
5	是否提供了纳入和排除研究的清单	提供纳入和排除研究的清单
6	是否描述纳入研究的基本特征	从原始研究提取的资料应该包括受试者、干预措施和结局指标,并以表格的形式进行总结。应报告纳入研究的研究对象和疾病特征,如年龄、种族、性别、相关社会经济学数据、疾病状态、病程、严重程度或其他应报告的疾病等
7	是否评价和报告了纳入研究的科学性	提供预先选用的评价方法(如有效性研究,评价者是否把随机、双盲、安慰剂对照或分配隐藏作为评价标准);交代其他类型研究的相关标准条目
8	是否恰当地运用纳入研究的科学性推导结论	在分析结果和推导结论中,应考虑方法学的严谨性和科学性;且在形成推荐意见时,亦需要明确说明
9	合成纳入研究结果的方法是否恰当	对于合成结果,应首先确定纳入的研究结果是否可合并,并采用一定的统计方法评估异质性(如 χ^2 和 I^2 检验)。如果存在异质性,应采用随机效应模型,和(或)考虑合成结果的临床相似程度(如是否适合合并?)
10	是否评估了发表偏倚的可能性	发表偏倚的评估应以某一种图形(如漏斗图及其他可行的检测方法)和(或)统计学检验方法(如 Egger 图)
11	是否报告了利益冲突	应清楚交代系统评价及纳入研究中潜在的资助来源

二、PRISMA 声明

（一）简介

清楚、明确、信息量充分的报道系统评价对研究人员和系统评价的使用者都至关重要。当前国内外研究显示系统评价的报告质量不尽如人意。已有证据显示采用标准化的格式可提高系统评价/Meta分析的报告质量。1996年CONSORT小组30名临床流行病学家、临床医师、统计学家、Meta分析研究人员以及来自英国和北美对Meta分析感兴趣的编辑共同制定了QUOROM（The Quality of Reporting of Meta-analysis of Randomized Controlled Trials）声明。随后研究表明，QUOROM发表之后的系统评价/Meta分析报告质量较之前有所提高，且采用了这些报告规范的期刊上的系统评价/Meta分析报告质量高于未采用的期刊。2009年，以David Moher为代表的小组在QUOROM的基础上进行修订总结，将QUOROM修改为系统评价/Meta分析优先报告的条目（preferred reporting items for systematic reviews and meta analysis，PRISMA），虽然PRISMA只适用于随机对照试验系统评价/Meta分析的报告，但也可作为其他类型系统评价/Meta分析报告的基础规范。

（二）PRISMA清单及说明和流程图

PRISMA清单包括7个部分（题目、摘要、前言、方法、结果、讨论和资金支持）27个条目（表3-7）和流程图（图3-1）。

表3-7　PRISMA评价标准

条目	编号	描述
标题		
标题	1	明确本研究报告是系统评价、Meta分析，还是两者兼有
摘要		
结构式摘要	2	提供结构式摘要包括背景、目的、资料来源、研究纳入标准、研究对象和干预措施、研究评价和合并方法、结果、局限性、结论和主要发现、系统评价的注册号
前言		
理论基础	3	阐述已知背景下系统评价的理论基础
目的	4	根据PICOS原则（研究对象、干预措施、对照措施、结局指标和研究类型）对系统评价的问题进行清晰阐述
方法		
方案和注册	5	如果已有研究方案，则说明方案内容并提供可获得该方案的途径（如网址）现有和已注册的研究信息，包括注册号
纳入标准	6	将指定的研究特征（如PICOS和随访的期限）和报告的特征（如检索年限、语种和发表情况）作为纳入研究的标准，并给出合理的说明
信息来源	7	在检索策略中描述所有信息来源（如检索的数据库名称及时间范围，与研究作者联系获取相应的文献）和最后检索日期
检索	8	至少提供一个数据库的检索方法，包含所使用检索策略，使得检索结果可以重现
研究选择	9	说明筛选过程（包括初筛、是否符合纳入标准及纳入系统评价等步骤）
资料提取	10	描述资料提取的方法（如预提取表格、独立提取、重复提取）以及任何向原始研究作者获取或确认资料的过程
资料条目	11	列出并说明所有资料相关的条目（如PICOS和资金来源），以及做出的任何推断和简化形式
单个研究存在的偏倚	12	描述用于评价单个研究偏倚的方法（包括该方法是否用于研究层面或结局层面），以及在资料合并中如何利用该信息
合并效应指标	13	说明主要的合并效应指标，如相对危险度（risk ratio）、均值差（means difference）
结果综合	14	描述结果综合的方法，如果进行了Meta分析，则说明异质性检验的方法
研究偏倚	15	详细评估可能影响数据合并结果的可能存在的偏倚（如发表偏倚和研究中的选择性报告偏倚）
其他分析	16	对研究中其他分析方法进行描述（如敏感性分析或亚组分析，Meta回归），并说明哪些分析是预设的

条目	编号	描述
结果		
研究选择	17	报告初筛的文献数，评价符合纳入标准的文献数以及最终纳入研究的文献数，同时给出每一步排除文献的原因，尽可能提供流程图
研究特征	18	说明每一个被提取资料的文献的特征（如样本含量、PICOS 和随访时间）并提供引文出处
研究内部偏倚风险	19	说明每个研究中可能存在偏倚的相关数据，如果条件允许，还需要说明结局层面的评估（见条目 12）
单个研究的结果	20	针对所有结局指标（有效性或有害性），说明每个研究的各干预组结果的简单合并（a），以及合并效应量及其可信区间（b），最好以森林图形式报告
结果的综合	21	呈现每个 Meta 分析的结果，包括可信区间和异质性检验结果
研究间偏倚风险	22	呈现研究间可能存在偏倚的评价结果（见条目 15）
其他分析	23	如果有，给出其他分析的结果（如敏感性分析或亚组分析，Meta 回归分析，见条目 16）
讨论		
证据总结	24	总结研究的主要发现，包括每一个主要结局的证据强度；分析它们与主要利益集团的关联性（如医疗保健的提供者、使用者及政策决策者）
局限性	25	探讨研究层面和结局层面的局限性（如偏倚风险），以及系统评价的局限性（如检索不全面，报告偏倚等）
结论	26	给出对结果的概要性的解析，并提出对未来研究的提示
资金		
资金	27	描述本系统评价的资金来源和其他支持（如提供资料）以及资助者在完成系统评价中所起的作用

（张俊华）

学习小结

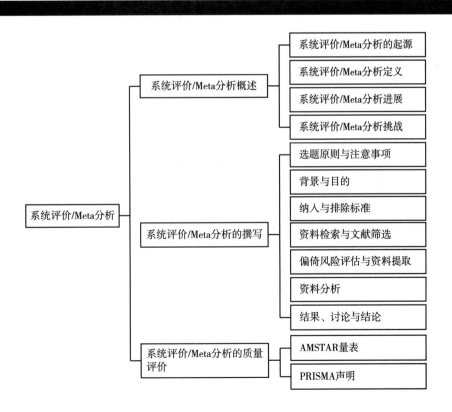

1. 刘关键，吴泰相. Meta 分析的森林图及临床意义 [J]. 中国循证医学杂志，2004，4（3）：198-201.

2. 张质钢，张秋宁，田金徽. Meta 分析中二分类变量的效应指标选择. 循证医学，2013，13（4）：242-246.

3. HIGGINS JPT，GREEN S（EDITORS）. Cochrane Handbook for Systematic Reviews of Interventions Version 5.1.0 [updated March 2011]. The Cochrane Collaboration，2011. Available from www. handbook. cochrane. org.

4. 田金徽，李伦. 网状 Meta 分析理论与实践. 北京：中国医药科技出版社，2017.

1. 简述系统评价与 Meta 分析的异同。

2. 如何识别和处理临床异质性和方法学异质性？

3. 如何选择效应量和统计模型？

第四章 循证临床实践指南的制订与报告

第一节　指南的基本概念和发展现状

一、指南的定义与分类

1990 年，美国医学科学院（Institute of Medicine, IOM）首次定义实践指南（practice guidelines）：实践指南是针对特定的临床情况，系统制订的帮助医务人员和患者做出恰当处理的指导性建议（推荐意见）。该定义很快被全球广为接受。1993 年实践指南（以下所有章节都简称"指南"）被 Medline 数据库收录为主题词，并于 2008 年更新。2011 年，随着循证医学的发展及其对指南的影响，IOM 组织国际专家对指南定义进行了首次更新，即：指南是基于系统评价的证据和平衡了不同干预措施的利弊，在此基础上形成的能为患者提供最佳保健服务的推荐意见。显然此处的指南已不仅针对临床问题，也针对公共卫生和卫生系统问题，且随着人类对疾病诊疗技术提高和对卫生保健认识加深，一部指南可能会涵盖临床、公共卫生和卫生系统 3 大领域。如世界卫生组织（World Health Organization, WHO）2013 年发布的《使用抗逆转录病毒药物治疗和预防艾滋病毒感染合并指南》，既有针对艾滋病患者的临床诊断和治疗，也就如何有效管理艾滋病患者、提供恰当服务及科学监测与评估提供了循证的推荐意见。

按所解决的卫生保健问题，指南可分为 3 大类，即临床指南、公共卫生指南和卫生系统指南。根据篇幅和制作周期可分为快速建议指南（rapid advice guidelines，一般为 1~3 个月）、标准指南（standard guidelines，9~12 个月）、完整指南（full guidelines，2~3 年）及汇编指南（compilations of guidelines，对现有推荐意见的整合与汇总）。还可根据是否原创分为原创指南和改编版指南。对中低收入国家，改编高收入国家或国际组织的指南是短时间内高效率制订本国指南的重要途径。临床指南还可根据所关注疾病的不同阶段，分为预防、诊断、治疗和预后等类型。

二、国内外指南的数量与质量

国际指南协作网（Guidelines International Network, GIN）建立了全球最大的国际指南数据库（International

Guideline Library)，截至 2016 年年底，已收录了 6000 部来自全球各地不同组织制定的多个语种的指南。专门收录高质量循证指南的美国国立指南文库（National Guideline Clearinghouse，NGC），指南量已超过 2000 部。1995~2015 年，我国医学期刊已发表近 500 部指南（图 4-1）。Medline 数据库中以 "Practice Guideline" 为主题词在 [Publication Type] 中检索，近 10 年每年发布的指南数量超过 1000 部（图 4-2）。

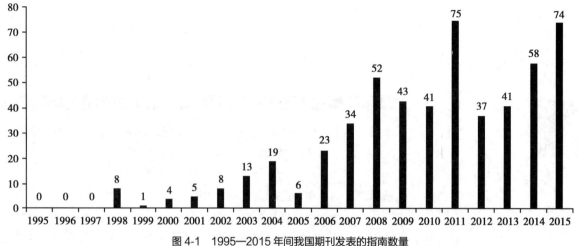

图 4-1 1995—2015 年间我国期刊发表的指南数量

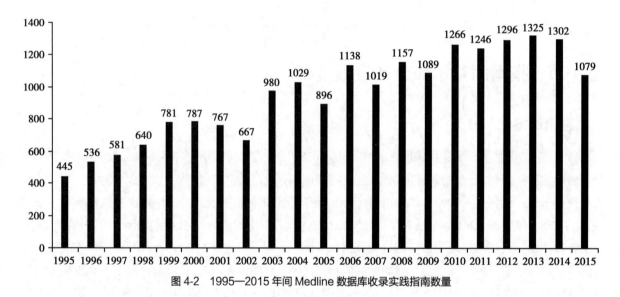

图 4-2 1995—2015 年间 Medline 数据库收录实践指南数量

一方面，指南数量逐年增加；另一方面，其制订方法不够科学，报告质量低下。2000 年 Grilli 及其同事在《柳叶刀》(The Lancet) 发表了一篇调查研究，通过分析 Medline 中 431 部指南的报告发现：仅 33% 的指南报告了利益相关者 (stakeholders) 的类型，仅 18% 的指南详细报告了纳入证据的标准，13% 的指南报告了检索文献的方法。2012 年，国内 1 项研究调查了 1993~2010 年间中国 115 种医学期刊发表的 269 部指南，结果显示：仅 12% 的指南报告了资助情况，1% 指南报告使用了系统方法检索证据，仅有 2 部指南进行了外审，2 部指南有方法学家参与，1 部指南使用推荐分级的评估、制订与评价 (grading of recommendations, assessment, development and evaluation, GRADE) 方法进行证据分级，没有指南报告更新方法、制订成本及偏好和价值观。

三、指南制订的挑战与机遇

中国近 20 年在期刊上发表了超过 500 部指南，不仅涵盖了临床预防、诊疗和预后的各个方面，也涉及公共卫生与卫生政策，指南的实施为提高中国卫生保健质量起到了重要的促进作用。但中国的指南制订存在以下重要挑战：①缺乏像英国国家卫生和临床技术优化研究所（National Institute for Health and Care Excellence，NICE）这样专门国家层面的指南制订机构，也缺乏类似 WHO 指南评审委员会的监督部门；②缺乏高质量的原始研究证据，中文发表的系统评价质量良莠不齐；③缺乏专门的经费支持，大部分指南资金来源于制药公司，缺乏有效的利益冲突管理；④指南更新周期长，更新的方法和步骤不清晰，部分指南自发表后从未更新过；⑤中医药领域指南的制订存在独特的挑战，尤其是在证据分级和形成推荐意见时，如何处理经典古籍文献和名老中医专家意见方面。

中国指南同时也面临以下重要机遇：①近 10 年我国多个大学、医院成立了循证医学中心，Cochrane 协作网和 GRADE 工作组分别于 1999 年与 2011 年成立了中国的分中心，能够为制订指南生产循证医学证据及提供方法学支持；②中华医学会、中华中医药学会、中国中西医结合学会等学术组织正在起草或已经完成了规范指南制订的相关文件与方案；人民卫生出版社也委托我国指南制订专家出版了《循证临床实践指南的制定与实施》教材；这些标准与专著的发布，能为我国的指南制订者提供重要的参考；③一批严格按照国际标准制订和发表的中国原创指南，不仅为我国制订循证指南提供了范例，也预示着我国开始向国际输出高质量的临床指南；④ 30 多个国家临床医学研究中心的成立，为生产高质量本土临床证据提供了可能。

四、提高中国指南制订的策略与建议

（一）在政府、协会／学会层面倡导制订循证实践指南

政府主管部门不仅应该制定相关政策、提供专项基金支持制订循证指南，而且应加大对临床研究和系统评价的投入与支持，从制订方法和证据来源两个层面提高指南的质量。专业学会与协会是指南制订的最主要发起者和实施者，应积极倡导循证实践指南的理念；在其学术会议、继续教育培训项目中加入指南制订方法学的相关内容；在学术期刊和专著中发表系列方法学论文；在指南、官方声明和共识文件中系统应用当前可得的最佳研究证据。

（二）加强指南的研究与合作

NGC 迄今已收录超过 2000 部高质量循证指南，Medline 数据库及其他中外文学术数据库中每年发表的临床实践指南也在快速增长。一方面，及时分析、评价和总结国内外发表的高质量指南，不仅有利于提升我国指南研究的实力，同时也为指南制订提供了更全面系统的依据与指导。另一方面，国内指南制订者应加大与国外指南制订者及与国外指南研究组织的合作，如 WHO、GIN、GRADE 工作组、AGREE（临床指南研究与评估系统，Appraisal of Guidelines for Research & Evaluation）工作组、NGC、NICE、SIGN（苏格兰校际指南网络，Scottish Intercollegiate Guidelines Network）等，就指南选题、证据检索与评价、证据分级、形成推荐意见的方法、更新的方法及报告规范进行深度研究。

（三）注重指南的注册与评审

2008 年，WHO 临床试验注册平台正式运行，成为临床研究发展史上的里程碑事件，迄今通过这一平台已注册 22 余万个临床试验。2011 年，英国启动 PROSPERO 项目，标志着全球系统评价注册拉开了序幕。短短 4 年已有 8000 多个系统评价在 PROSPERO 注册。2014 年启动的国际实践指南注册平台（http://www.guidelines-registry.org/），是继临床试验、系统评价之后，专门针对指南的注册机构，其宗旨为：①促进指南制订过程更加科学、透明；②促进相关指南制订组织通过该平台加强彼此间的合作，避免不同学科重复制订对相同疾病或相关疾病领域的指南；③促进不同指南制订者之间共享信息与证据；④促进指南的传播与实施。目前在该平台注册的指南已涵盖临床医学、公共卫生与卫生政策、中医、中西医结合等不同领域。建议我国：由国家卫生和计划生育委员会委托专门机构定期评审我国的指南，成立类似于 WHO 指南评审委员会和日本医疗信息分布服务协作网（Medical Information Network Distribution Service，MINDS）委员会的组织，加强对指南质量的全程把关，确保指南提供的推荐意见科学、可信并能及时更新。

正如 IOM 在 2011 年发布的权威报告《临床实践指南：我们能够信任》中指出：临床实践指南确实能规

范临床诊疗行为,提高医疗保健质量,促进患者健康。但这一切是建立在指南的科学设计、严格制订和规范报告的基础上;是建立在高质量的循证医学证据基础上;是建立在充分考虑了患者偏好和价值观的基础上。虽然目前的中国指南距离 IOM 提出的标准还有很长的路要走,但最近几年在中国的卫生政策制定者、管理者、临床医务人员和循证医学方法学家的共同努力下,已经向前迈出了坚实的步伐。我们相信中国未来不仅能制订出既符合国际标准,又能切实指导实践的高质量指南,还会在指南研究和方法学方面取得令人瞩目的突破和成果。

第二节 指南制订原则与步骤

一、指南制订的原则与标准

2011 年,IOM 在更新指南定义后,同时发布了指南制订应遵循的 6 大原则:①指南应基于当前可得证据的系统评价;②指南制订小组应由多学科专家组成,小组成员应纳入与指南有关的利益团体或机构的代表;③指南应恰当考虑不同的亚组患者及患者的偏好;④指南制订过程应该清晰透明,最大程度减少偏倚与利益冲突;⑤指南应详述干预措施和健康结局之间的关系,及对证据质量和推荐强度进行分级;⑥当有新的研究证据出现时,应及时更新指南内容。2012 年,国际指南协作网在内科学年鉴上发表了题为《国际指南协作网:迈向临床实践指南制订的国际标准》的论文,提出:一部高质量临床实践指南应遵循以下 11 条标准(表 4-1)。IOM 和 GIN 发布的指南制订原则与标准,已成为国际上指南制订者的重要参考,同时为指南研究者判断指南质量、使用者应用指南提供了重要依据。

表 4-1 GIN 高质量和可信指南的 11 条标准

内容	描述
指南制订小组的组成	指南制订专家组应包括多种专业的利益相关者,如卫生专业人员、方法学家、特定主题的专家、患者
决策制订过程	指南应该描述专家组成员达成共识的过程,在可行的情况下还应说明资助的情况。该过程应在指南制订之初确定
利益冲突	指南应该包括指南制订小组成员的经济和非经济利益冲突声明,也应该描述如何记录和解决这些利益冲突的过程
指南范围	指南应该详细说明其目的和范围
方法	指南应该明确详细地描述指南的制订方法
证据评价	指南制订者应该用系统的证据评价方法来确定和评价指南主题相关的证据
指南推荐意见	应该清晰阐明指南推荐意见,且推荐意见要基于疗效和安全性的科学证据,若可能,也要考虑关于成本的证据
证据和推荐意见分级	指南应该用分级系统对证据质量和可靠性及推荐意见的强度分级
同行评审和利益相关者咨询	指南发表之前应该由外部的利益相关者进行评审
指南过期和更新	指南应该包含过期时间和(或)描述指南小组将用于更新推荐意见的流程
经济支持和资助机构	指南应该说明用于证据评价和指南推荐意见形成的经济支持

二、指南制订的基本步骤

(一)确定指南制订的需求

制订指南之前应全面检索和系统评价国内外同类指南,了解当前该领域指南制订的现状;召集与该指南相关的各方代表,举行指南制订论证会,以确定制订的必要性与可行性。

(二)注册与撰写计划书

确定需要制订的指南范围和题目后,在指南注册平台进行注册,以避免不同机构重复制订相同或相似指南,浪费资源。同时注册可提升指南制订的透明性和科学性,促进制订组织间的合作。撰写指南制订计划书,主要内容包括制订的目的、人员构成、采用的方法、时间进度及利益冲突的管理等。在指南制订过程中,及时在指南注册平台更新相关信息,以便让公众了解指南制订进展。

(三)成立指南工作组

指南工作组由多学科代表组成,可包括:临床医师、药师和护师、卫生政策制定者和管理者、指南方法学家、患者与公众代表等。同时应考虑指南工作组的性别和地域代表性。根据指南规模和大小,确定1~3名指南首席专家,可由不同专业或领域人员担任。首席专家对制订/修订工作负主要责任。根据实际需要,建立若干下一级的小组,如指导小组、共识小组、秘书组、证据评价小组等,并明确每个小组的分工与职责。

(四)管理利益冲突

所有参与指南制订的成员,须申报与该指南相关的利益冲突。由第三方独立机构或上级管理机构管理指南小组成员的利益冲突,建立和实施指南利益冲突回避制度。在指南正式发布的版本中公开指南受资助和指南小组利益冲突的情况。

(五)确定临床问题和结局指标

指南小组通过文献调研和医务人员现场调研,收集指南需解决的具体临床问题,及与患者相关的结局指标。指南小组通过讨论,对纳入的临床问题和结局指标进行排序和分级。

(六)检索、评价和综合研究

指南小组对临床问题按照患者、疾病、干预措施、对照措施和结局指标进行解构。指南小组在文献检索人员的协助下,基于解构的临床问题,系统检索国内外相关研究。采用系统评价和(或)Meta分析的方法对纳入的研究进行汇总分析。

(七)证据质量分级

采用国内外公认的分级工具对证据质量进行分级,如GRADE系统(详见第三章)。由循证医学专业人员参与证据质量分级,以提高分级的科学性和准确性,其分级与定义如表4-2。

表4-2 GRADE推荐强度分级与定义

推荐强度	说明	该指南使用的表达方法	推荐强度表示方法
支持使用某项干预措施的强推荐	干预措施明显利大于弊	推荐使用	1
支持使用某项干预措施的弱推荐	干预措施可能利大于弊	建议使用	2
反对使用某项干预措施的弱推荐	干预措施可能弊大于利或利弊关系不明确	建议不使用	2
反对使用某项干预措施的强推荐	干预措施明显弊大于利	推荐不使用	1

(八)推荐意见的共识

推荐意见需要综合考虑证据质量、患者偏好与价值观、医疗成本、公平性、伦理学等因素,充分平衡患者的获益和风险后做出。采用德尔菲法或名义群体法等规范的方法达成推荐意见的共识。共识形成的推荐意见应包括推荐的方向(推荐还是不推荐)和强度(强推荐还是弱推荐),以及做出推荐的原因。

三、指南的报告规范

(一)指南报告规范概述

医学研究的报告规范是循证医学领域的研究热点,对提升研究的报告质量和透明性有至关重要的作用。1996年临床试验报告统一标准(Consolidated Standards of Reporting Trials,CONSORT)小组首次提出了针对随机对照试验(randomized controlled trial,RCT)的报告规范,并于2010年更新,目前已被美国医学会杂志(Journal of American Medical Association,JAMA)、柳叶刀(The Lancet)、英国医学杂志(British Medical

Journal,BMJ)等多家知名医学期刊引入稿约。之后相继有研究小组制订了针对系统评价、观察性研究、诊断性试验、病例报告及动物实验等研究类型的报告规范。这些报告规范不仅提高了各类研究的报告质量，也促进了更好的研究设计和实施。实践指南作为医务人员进行临床决策的重要依据和规范医生诊疗行为的准则，在国际上却一直没有合适的报告规范和标准。2013 年，由我国学者发起，联合来自中国、美国、加拿大、英国、德国等 12 个国家及包括 WHO、EQUATOR（Enhancing the quality and Transparency of health Research）、GIN、Cochrane、GRADE、AGREE 等 7 个国际组织的 20 余名专家，共同成立了国际实践指南报告标准（Reporting Items for Practice Guidelines in Heal Thcare，RIGHT）工作组。历时 3 年完成了包含 7 个领域，22 个条目的报告清单，适用于指导卫生政策与体系、公共卫生和临床实践指南。

（二）RIGHT 的研制方法

2013 年 RIGHT 项目组撰写了项目计划书，并在 EQUATOR 图书馆注册。整个项目的设计和实施参考了卫生研究报告指南制订指导：依次形成初始条目、招募参与共识的专家、设计德尔菲（共识）问卷、展开德尔菲调查及确定最终条目（图 4-3）。参与人员共包括两部分成员，一部分为秘书组，主要负责资料收集和整理工作；另一部分为多学科共识专家团队，共有来自亚洲、欧洲、非洲、大洋洲和北美洲的 12 个国家的 17 名专家，包括政策制定者、方法学家、临床流行病学家、临床医生、期刊编辑和患者代表，在指南制订和报告中具有较好的研究和实践经验。

在此基础上，通过文献评价收集了 48 个初始条目，将其做成问卷形式，通过电子邮件调查 17 名德尔菲专家，专家们根据条目重要性对其进行打分（1~5 分，1 分代表最不重要，5 分代表最重要），并提出建议，历经 3 轮调查，回复率均为 100%。

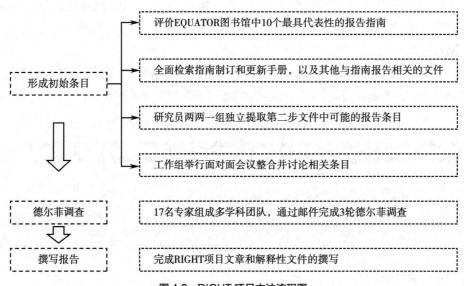

图 4-3　RIGHT 项目方法流程图

（三）RIGHT 清单

RIGHT 清单包含了 22 个条目，分别是：基本信息（条目 1~4），背景（条目 5~9），证据（条目 10~12），推荐意见（条目 13~15），评审和质量保证（条目 16~17），资助和利益冲突声明及管理（条目 18~19），其他（条目 20~22）（表 4-3）。RIGHT 工作组同时制定了更详细且包含实例的解释性文件，可在内科学年鉴网站（www.annals.org）上获取。

（四）RIGHT 未来的发展

RIGHT 工具可辅助临床、公共卫生和其他卫生保健领域的指南制订者恰当报告指南，支持期刊编辑和同行评审人员考虑指南报告的问题，协助医疗卫生专家理解和实施指南，其对未来实践指南整体质量的提升和更为有效的应用有着重要意义。

表 4-3 RIGHT 清单

领域 / 主题	编号	条目
基本信息		
标题 / 副标题	1a	能够通过题目判断为指南，即题目中应该出现类似"指南"或"推荐意见"的字眼
	1b	描述指南的发表年份
	1c	描述指南的分类，即筛查、诊断、治疗、管理、预防或其他
执行总结	2	对指南推荐意见进行汇总呈现
术语和缩略语	3	为避免混淆，应对指南中出现的新术语或重要术语进行定义；如果涉及缩略语，应该将其列出并给出对应的全称
通信作者	4	确定至少一位通信指南制订者或作者，以便联系和反馈
背景		
简要描述指南卫生问题	5	应描述问题的基本流行病学，比如患病率、发病率、病死率和疾病负担（包括经济负担）
指南的总目标和具体目的	6	应描述指南的总目标和具体要达到的目的，比如改善健康结局和相关指标（疾病的患病率和病死率），提高生活质量和节约费用等
目标人群	7a	应描述指南拟实施的主要目标人群
	7b	应描述指南拟实施的需特别考虑的亚组人群
指南的使用者和应用环境	8a	应描述指南的主要使用者（如初级保健提供者、临床专家、公共卫生专家、项目经理或政策制定者）以及指南的其他潜在用户
	8b	应描述指南针对的具体环境，比如初级卫生保健机构、中低收入国家或住院部门（机构）
指南制订小组	9a	应描述参与指南制订的所有贡献者及其角色和责任（如指导小组、指南专家组、外审人员、系统评价小组和方法学家）
	9b	应罗列参与指南制订的所有个人，提供其职称、职务、工作单位等信息
证据		
卫生保健问题	10a	应描述指南推荐意见所基于的关键问题，建议以 PICO（人群、干预、对照和结局指标）格式呈现
	10b	应描述结局遴选和分类的方法
系统评价	11a	应描述该指南基于的系统评价是专门新制作的，还是使用现有已发表的
	11b	如果指南制订者使用现有已发表的系统评价，应给出参考文献并描述是如何检索和评价的（提供检索策略、筛选标准以及对系统评价的偏倚风险评估），同时报告是否对其进行了更新
评价证据体的质量	12	应描述对证据体的质量评价方法或标准
推荐意见		
推荐意见	13a	应提供清晰、准确且可实施的推荐意见。拟推荐的干预措施，以及实施干预措施的具体环境，从而让使用者具有可操作性
	13b	如果证据显示在重要的亚组人群中，某些影响推荐意见的因素存在重大差异，特别是亚组之间的利弊平衡，应单独提供针对这些人群的推荐意见
	13c	应描述推荐意见的强度以及支持该推荐的证据质量
形成推荐意见的原理和解释说明	14a	应描述在形成推荐意见时，是否考虑了目标人群的偏好和价值观。如果考虑，应描述确定和收集这些偏好和价值观的方法；如果未考虑，应给出原因
	14b	应描述在形成推荐意见时，是否考虑了成本和资源利用。如果考虑，应描述具体的方法（如成本效果分析）并总结结果；如果未考虑，应给出原因
	14c	应描述在形成推荐意见时，是否考虑了公平性、可行性和可接受性等其他因素。
从证据到决策	15	应描述指南制订工作组的决策过程和方法，特别是形成推荐意见的方法（例如，如何确定和达成共识，是否进行投票等）
评审和质量保证		
外部评审	16	应描述指南制订后是否对其进行独立评审，如果是，应描述具体的评审过程以及对评审意见的考虑和处理过程
质量保证	17	应描述指南是否经过了质量控制程序，如果是，则描述其过程
资助与利益冲突声明及管理		
资金来源以及作用	18a	应描述指南制订各个阶段的资金来源情况

领域/主题	编号	条目
	18b	应描述资助者在指南制订不同阶段中的作用；如适用，应描述其在推荐意见的传播和实施过程中的作用
利益冲突的声明和管理	19a	应描述指南制订相关的利益冲突的类型（如经济利益冲突和非经济利益冲突）
	19b	应描述对利益冲突的评价和管理方法以及指南使用者如何获取这些声明
其他方面		
可及性	20	应描述在哪里可获取到指南、相应附件及其他相关文件
对未来研究的建议	21	应描述当前实践与研究证据之间的差异，和（或）提供对未来研究的建议
指南的局限性	22	应描述指南制订过程中的所有局限性（比如制订小组不是多学科团队，或未考虑患者的价值观和偏好）及其对推荐意见有效性可能产生的影响

考虑到特定领域和具体版块内容的针对性和具体性，RIGHT课题组也会和CONSORT、PRISMA(Preferred reporting items for systematic reviews and meta-analyses)、STROBE(Strengthening the Reporting of Observational Studies in Epidemiology)等其他报告指南一样，在下一步继续研发指南报告标准的其他扩展版本，包括指南计划书的报告标准(RIGHT for Proposal)，指南利益冲突的报告标准(RIGHT for conflicts of interest)，针刺指南的报告标准(RIGHT for acupuncture)和中医药指南的报告标准(RIGHT for Chinese Medicine)等。RIGHT系列标准的研发与应用，将对促进医学实践指南报告进一步迈向规范化、系统化和透明化起到奠基性作用。

（陈耀龙）

学习小结

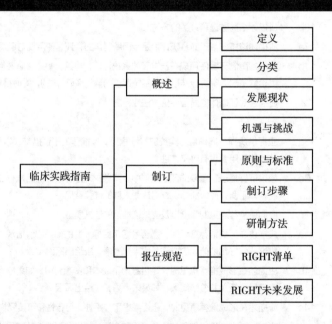

推荐阅读材料

1. IOM (Institute of Medicine). Clinical Practice Guidelines We Can Trust. Washington, DC：Te National Academies Press，2011.

2. 胡晶，陈茹，谢雁鸣，等．科学和规范的改编临床实践指南．中国循证儿科杂志，2012，07

（3）：226-230.

3. World Health Organization. WHO Handbook for Guideline Development. 2nd edition. Geneva：WHO Press，2014.

4. 詹思延．临床实践指南的制定应当科学，规

范 . 中华儿科杂志，2009，47（3）：163-166.

5. 姚沙，卢传坚，陈耀龙，等 . 中医（中西医结合）临床实践指南制修订方法——指南的定义与分类 . 中华中医药杂志，2016，31（1）：165-168.

6. 王小钦，王吉耀 . 循证临床实践指南的制定与实施 . 北京：人民卫生出版社 . 2016.

复习参考题

1. 指南为什么可以指导临床实践？

2. 如何提高中国临床实践指南的质量？

第五章　证据的来源

学习目标	
掌握	临床证据资源的特点。
熟悉	循证资源的"6S"模型。
了解	主要临床证据资源的相互关系。

进入网络时代,医学信息的来源和数量急剧增加。随着新媒体的运用,医学信息的传播内容和方式不断更新变化,数字化的信息资源已成为查找医学证据的主要来源。面对海量的信息资源,患者、医生、医疗卫生管理者如何选择高质量信息作为决策依据,是一个既重要而又非常困难的事情,加之受时间和精力及其他条件限制,又造成大量有价值的信息不能被有效利用而产生浪费。要在有限的时间内获取高质量证据,就必须全面了解循证医学证据资源的来源、特点、检索途径和数据库之间的关系。

第一节　临床证据资源的发展

临床证据资源的发展伴随着临床研究数量增加、质量提高以及信息加工传播技术的不断发展而发展,在 20 世纪 80~90 年代,获取文献主要通过手工翻阅检索工具书和使用光盘检索,在获取题录的基础上去图书馆调阅全文,耗时的同时,获得文献相对比较滞后。1991 年,《美国内科医师学会杂志俱乐部》创刊,主要从国际重要临床医学杂志上遴选科学论文,然后邀请有关领域的国际专家,按照特定的结构和要求,制作简明扼要的文摘,并给予适当的评述,指出研究可能存在的主要问题和应用时的注意事项。同年 Gordon Guyatt 在此杂志提出循证医学的概念。1996 年,Iain Chalmers 等人收集已有系统评价建立 Cochrane 图书馆,并创立 Cochrane 协作网以生产、保存和传播高质量的系统评价并定期更新,既方便检索,又避免重复评价和整合。1999 年,英国医学杂志出版集团与美国内科医师协会联合开发出版的《临床证据》,是全球最大的循证医学数据资源之一,是针对临床具体问题提供最新最佳的证据,用于指导临床治疗的临床证据精粹。2000 年,英国医学杂志出版集团推出《循证医学》杂志,从 100 多种主要医学杂志中筛选具有科学性和实践意义的重要研究论文进行摘要和述评,内容不再是单纯的证据堆积,而是加入了同行专家评论和推荐,对使用者更实用。2002~2006 年,各大数据库提供商相继推出 DynaMed、UpToDate、Best Practice 等数据库,在保持以前资源优势的基础上,不仅提供证据总结,还结合专家经验给出推荐意见和推荐强度。不必花费大量时间从 PubMed、EMBASE 等文献数据库中去检索、获取全文、评价和总结临床研究证据。这类资源的不断完善,使循证医学实践成为可能。

目前最常见的循证证据资源模型为 2001 年、2007 年和 2009 年 Brain Haynes 等提出的"4S"\"5S"和"6S"金字塔模型。最新的"6S"模型见表 5-1。金字塔顶端工作量小、覆盖面小,越往底端工作量越大、覆盖面也越大。临床证据资源检索可从金字塔顶端向底端依次向下检索。如果计算机辅助决策系统不能解决的临床问题,则需要利用证据总结,若问题仍不能解决,证据摘要或许能够解决问题,若问题还未得到解决,则可利用系统评价或原始研究证据。一旦在某一层级获得可靠、有效证据,则可停止查证,回到临床解决实际问题。由此可见,"6S"模型从侧面反映了临床研究证据的检索系统和检索方法的不断演进。

表 5-1 循证资源的"6S"模型

分类	特点	举例
证据整合系统 / 计算机辅助决策系统(systems)	将医院信息系统如电子病历系统、电子健康档案系统、电子医嘱系统等与循证知识库高度整合,主动向临床医务人员提供循证治疗、护理等相关重要信息。它能提供循证决策支持和个性化病人服务,消除医务人员面临查阅时间、检索技能和意愿上的障碍	这类理想的计算机辅助决策系统目前还很少见,呈理想状态。目前做得比较好的有 Zynx Care、UpToDate 等
证据总结(summaries)	代表循证知识库、循证临床指南,针对临床问题,直接给出相关背景知识、专家推荐意见、推荐强度和证据级别。因信息高度浓缩和内容结构化,需单独检索,且检索越来越趋于"傻瓜化"和"人性化"	Clinical Evidence、DynaMed
证据摘要(synopses)	对系统评价和原始研究证据的简要总结,以及专家对证据质量和证据结论的简要点评和推荐意见,通常表现形式是系统评价文摘库、循证医学 / 护理期刊、临床实践指南等	ACP Journal Club、EBM、NGC 等
系统评价(syntheses)	基于同一临床问题、全面评价并整合所有研究证据作为原始临床研究的系统评价	Cochrane Library、各种期刊上发表的系统评价等
原始研究摘要(synopses of studies)	对原始研究进行阅读、整理归纳和分析,再结合自己的经验给出自己的观点,进行评论,即传统的文献综述	各种期刊上发表的原始研究的摘要及评论
原始研究(studies)	收录在生物医学文献数据库中的原始临床研究	PubMed、EMBASE 等

第二节 主要临床证据来源

一、原始临床研究证据

1. Medline/PubMed(http://www.ncbi.nlm.nih.gov/pubmed) Medline 数据库是世界公认的最具代表性和权威性的医学文献数据库,是医学文献分析与检索系统(medical literature analysis and retrieval system,MEDLARS)拥有的数据库中数据容量最大、使用频率最高的数据库。收录 1949 年至今 2700 多万条记录,其中 90% 的原文为英文,79% 的记录有文摘。数据来自 70 多个国家 / 地区 37 个语种出版的 5200 多种生物医学期刊。每日新增 2000~4000 条记录。内容涉及基础医学、临床医学、护理学、口腔科学、药物学、兽医学、卫生保健系统和临床前科学等。

PubMed 是由美国国家医学图书馆附属的国家生物技术信息中心在网上提供的一项免费检索服务。由 MEDLINE、In Process Citation 和 Publisher Supplied Citation 组成。提供专门适用于快速检索循证医学证据的过滤工具,还提供部分记录的全文超链接。

2. EMBASE(http://www.embase.com) 由 Elsevier 公司推出的全球最大、最具权威性的生物医学与药理学文献数据库,将 EMBASE(荷兰《医学文摘》)的 3200 多万条生物医学记录(1974 年以来)与 Medline 的记录(1966 年以来)相结合,囊括了 95 多个国家/地区出版的 8500 多种期刊,覆盖各种疾病和药物信息,尤其涵盖了大量欧洲和亚洲医学刊物。

3. Scopus(http://www.scopus.com) 由 Elsevier 公司于 2004 年底推出,是目前全球规模最大的文摘和索引数据库,涵盖了 5000 多个出版商出版发行的科技、医学和社会科学方面的 18 500 多种期刊,其中学术期刊 16 500 种,开放存取期刊 1200 种,商业出版物 600 种,会议记录 750 余种和丛书 350 多种。与单一的文摘和索引数据库相比,Scopus 的内容更加全面,学科更加广泛,囊括了来自全球各地的高质量期刊,特别是欧洲及亚太地区的资源。

4. ISI Web of Knowledge(http://www.isiknowledge.com) 是 Thomson Reuters 公司开发的信息检索平台,通过这个平台可检索自然科学、社会科学、艺术与人文学科的文献信息,包括期刊、图书、专利、会议录、免费开放资源、网络资源等,可以单独对单个数据库进行检索,也可同时对多个数据库进行跨库检索,提供全文链接、结果分析、信息管理、格式论文。其中核心库主要包括:ISI 的三大引文数据库(SCI,SSCI 及 A&HCI)和化学数据库、科学技术会议录索引和社会科学及人文科学会议录索引等;分析工具数据库包括期刊引证报告、基本科学指标数据库和高被引网站;其他数据库包括生物学文摘、Thomson Pharma(药学信息数据库)和 PsycINFO 等数据库。

5. 詹姆斯·林德图书馆(James Lind Library)(http://www.jameslindlibrary.org) 创建詹姆斯·林德图书馆的目的是为了促进公众了解卫生保健治疗措施的公平试验及其演变过程。纳入涉及公平试验重要性、必要性及其方法学方面的论文;与公平试验有关的评论,人物传记,图像,音频及视频记录;公平试验的摘要数据库;公平试验的起源及发展历程文献记录和验证治疗措施的公平等 5 部分内容。

6. 中国生物医学文献数据库(http://www.sinomed.ac.cn/zh/) 是中国医学科学院医学信息研究所开发研制的综合性中文医学文献数据库。收录 1978 年以来的 1800 多种中国期刊以及汇编资料、会议论文的文献题录 820 余万篇。年增长量约 40 万条,每月更新。覆盖了基础医学、临床医学、预防医学、药学、中医学及中药学等生物医学的各个领域,是检索中文研究最重要的数据库之一。

7. 中国学术期刊网络出版总库(http://www.cnki.net) 是目前世界上最大的连续动态更新的中国学术期刊全文数据库,收录 1915 年至今(部分刊物回溯至创刊)国内出版的近 8000 种学术期刊,内容覆盖自然科学、工程技术、农业、哲学、医学、人文社会科学等各个领域。至 2017 年 10 月 1 日,累积学术期刊文献总量 4900 多万篇。按出版内容分为基础科学、工程科技Ⅰ、工程科技Ⅱ、农业科技、医药卫生科技、哲学与人文科学、社会科学Ⅰ、社会科学Ⅱ、信息科技、经济与管理科学等 10 个专辑。10 专辑进一步分为 168 个专题和近 3600 个子栏目。是检索中文研究最重要的数据库之一。

8. 中文科技期刊数据库(全文版)(http://www.cqvip.com) 是重庆维普资讯有限公司推出的一个功能强大的中文科技期刊检索系统。收录 1989 年至今 14 000 余种期刊的 5900 余万篇文献,年增长 600 余万条。涵盖社会科学、自然科学、工程技术、农业科学、医药卫生、经济管理、教育科学、图书情报和社会科学 8 大专辑 28 个专题。是检索中文研究最重要的数据库之一。

9. 数字化期刊全文数据库(http://www.wanfangdata.com) 由万方数据自主建设,是万方数据资源系统的重要组成部分。收录 1998 年至今 7600 余种期刊,其中核心期刊 3000 余种,论文总数量达 3700 余万篇,每年约增加 300 万篇。收录哲学政法、社会科学、经济财政、科教文艺、基础科学、医药卫生、农业科学和工业技术等学科领域核心期刊,并实现全文上网、论文引文关联检索和指标统计。2008 年 2 月,中华医学会与北京万方数据股份有限公司就数字出版领域的长期合作达成战略共识,签署了中华医学会 115 种医学期刊数据库独家合作协议。数字化期刊已经囊括了我国所有科技统计源期刊和重要社会科学类核心期刊,成为中国网上期刊的第一大门户,是检索中文研究最重要的数据库之一。

二、二次临床研究证据

1. Cochrane Library（http://www.cochranelibrary.com） 由 John Wiley & Sons 公司出版，是一个提供高质量证据的数字化数据库，是临床研究证据的主要来源。其中的系统评价数据库，因系统评价撰写规范，审核严谨，具备严格的质量保证体系，在世界范围内应用极为广泛，是目前最完善的高质量研究证据；疗效评价文摘库包括非 Cochrane 系统评价的摘要和目录；Cochrane 协作网方法学文献注册数据库包括用于系统评价所有发表的方法学研究报告，以及与系统评价直接相关的临床试验方法学研究等。此外还有卫生技术评估数据库，英国国家卫生服务部卫生经济评价数据库。

2. OVID EBM Reviews（http://ovidsp.ovid.com/） 是获取循证医学证据最重要的数据库之一，包括 Cochrane 系统评价数据库、疗效评价文摘库、Cochrane 临床对照试验注册资料库、Cochrane 协作网方法学文献注册数据库、卫生技术评估数据库、英国国家卫生服务部卫生经济评价数据库和 ACP Journal Club 等 7 个子库。并可链接 Medline 和 Ovid 收录的杂志全文。这一特点可方便地同时获得二次与原始研究证据。

3. EBM Guidelines（http://onlinelibrary.wiley.com/book/10.1002/0470057203） 是 Wiley InterScience 公司出版的一个独特、简要且使用方便的循证临床指南数据库，内容经具有临床经验的医师编辑审核，涵盖了全科医师经常遇到的医学症状，并提供诊断结果及治疗方法，可链接高质量的照片、影像及循证研究。

4. Clinical Evidence（http://clinicalevidence.bmj.com/x/index.html） 由英国医学杂志出版集团出版，是一个不断更新的有关常见临床干预方案的循证资源，涵盖了治疗和护理中最常见疾病，提供疾病概述，以及用于该疾病的预防和治疗干预措施的优缺点；强调支持特定干预措施的最佳证据，重在为患者带来最佳结局。主要针对临床具体问题提供实用的证据或有无证据及证据强度评价的临床证据精粹。是目前全球最权威的循证医学临床证据之一。每月在线更新资料，可链接 PubMed，EMBASE 和 Cochrane Libray 精华内容的参考资料。

5. Best Practice（http://china.bestpractice.bmj.com/best-practice/welcome.html） 由英国医学杂志出版集团出版，不仅整合了 Clinical Evidence 中全部的研究证据，更重要的是增添了由全球知名学者和临床专家撰写的涉及病症的预防、诊断、治疗和预后等各个关键环节的权威内容。同时提供大量病症的病例图像和数据表格等资料。2017 年，共收录 1000 多种临床病症，3000 多项诊断性检测，4000 多篇诊断和治疗指南，以及 10 000 多种的诊断方法。此外，收录了国际权威的药物处方指南以及患者教育内容。BMJ 的专家队伍每年检索评估筛选出自 8000 多种期刊的超过 200 000 篇新发表的研究文章，涵盖 40 多个医学专业领域。

6. UpToDate（http://www.uptodatechina.com/） 提供即时循证医学及临床医疗信息，能快速回答医师们的临床问题，来协助医师进行诊疗上的判断和决策。目前收录了超过 10 500 个临床主题，全部由 UpToDate 的主编和 3000 多位医师撰写，有 9700 多条分级和推荐意见。涵盖一般内科、心脏血管科、胸腔内科、内分泌科、家庭医学科、肝胆肠胃科、感染科、肿瘤内科、重症医学科、儿科、妇产科和神经内科等。

7. DynaMed（http://www.dynamed.com/home/） DynaMed 是美国 EBSCO 出版公司基于循证医学原理和方法研发的一个专门为医护人员提供临床咨询、解答临床问题的循证医学数据库。内容涵盖 4600 个医学临床主题，包含 1000 余种医学期刊与系统评价的资料内容，数据每日更新。适于协助临床医生对疾病的诊断和治疗等。

8. PIER（https://www.acponline.org/） PIER（Physician Information and Education Resource）由美国内科医师学会建立，提供的推荐意见基于严格的循证医学方法，涉及内科和初级保健方面的治疗问题，覆盖疾病诊治、筛查与预防、伦理和法律问题、质量测量和药物资源等领域，使用方便，但需付费。

9. IFCC 数据库（http://www.ifcc.org/） IFCC（International Federation of Clinical Chemistry and Laboratory Medicine）为国际临床化学和实验医学联合会数据库，收集了 120 多个与临床有关的实验室诊断方面的系统评价。

10. SUMSearch（http://sumsearch.org/） 是美国德克萨斯大学健康科学中心（University of Texas Health Science Center）研制。可以利用一个检索界面同时检索几个重要的数据库资源。最大优点是能帮助使用者快速获得所需证据，对临床实践很有帮助。可同时检索 Cochrane 系统评价数据库摘要、PubMed、NGC（美国国家指南交换中心网站）和 AHRQ（美国卫生研究与质量管理机构的资料库）等，根据检索结果的多少，系统还能自动进行意外搜索，提供尽量合适的文献量与相应质量的文献。并能分类列出其检索结果并用不同颜色加以区别。还可针对检索界面上提供的"Intervention""Diagnosis""Prognosis""Etiology/Causation""Physical findings""Adverse treatment affect""Screening/Prevention"选项进行检索。

11. TRIP Database（http://www.tripdatabase.com） 1997 年建立，其目标是收集互联网上所有有价值的循证医学资源网站及电子刊物（BMJ、LANCET、JAMA、NEJM 等）。内容包括题目、URL、发表日期及相应的文字材料。可用"publication used"链接查找数据库收录的数据源，大部分是生物医学和临床医学类核心期刊，因此也是一个较好的网上免费电子期刊资源。

12. CRD Database（http://www.crd.york.ac.uk/crdweb） CRD Database 可同时检索疗效评价文摘库、英国国家卫生服务部经济评价数据库和卫生技术评估数据库，也可单独检索其中之一，检索功能较为完善。

13. Micromedex Healthcare Series 数据库（http://www.micromedexsolutions.com/home/dispatch） Micromedex 医药信息系统（Micromedex Healthcare Series）筛选提炼了国际上 3000 余种医学期刊信息，并为临床需求提供实时正确的药物信息、疾病信息、毒物信息、传统医学信息以及对病人的卫教信息等，深受全球 90 多个国家，9000 多个医疗组织机构医疗人员的信赖。Micromedex 数据库中查询到的信息不但可以指导临床实践，解决临床中遇到的各种实际问题，而且能更新专业知识，提高专业技能。

三、临床实践指南

1. NGC（http://www.guideline.gov） 美国国家指南交换中心（National Guideline Clearinghouse，NGC），由美国卫生研究与质量管理机构（Agency for Healthcare Research and Quality，AHRQ）、美国医学会（American Medical Association，AMA）和美国卫生规划协会（American Association of Health plans，AAHP）联合制作和管理。

NGC 提供结构式摘要，能进行指南间比较，对指南内容分类，可链接部分指南全文，可订购指南（复制或打印），提供电子论坛，交换临床实践指南方面的信息，对指南的参考文献、指南制作方法、评价和使用等提供链接、说明或注释等功能。

2. NICE（http://www.nice.org.uk） 英国临床实践指南（National Institute of Clinical Evidence，NICE）是英国国家临床示范研究网站的一部分内容，除指南外，还有"Technology Appraisals""Publications"等方面的内容。

3. NZGG（http://www.nzgg.org.nz） 新西兰临床实践指南研究组（New Zealand Guidelines Group，NZGG）于 1996 年在新西兰卫生委员会领导下建立，主要目的是为了制定和实施循证临床实践指南。提供"Guideline Library""Tools for Guide Development and Evaluation""New Zealand Evidence Based Healthcare Bulletin"等信息资源。

4. SIGN（http://www.sigh.ac.uk） 苏格兰校际间指南（Scottish Intercollegiate Guidelines Network，SIGN）建于 1993 年，重点关注的领域有癌症、心血管疾病和心理卫生等，并提供全文。

5. 中国临床指南文库（http://www.cgc-chinaebm.org/） 中国临床指南文库（China Guideline Clearinghouse，CGC）由中国医师协会循证医学专业委员会和中华医学杂志社共同建设，旨在收录中国医学期刊近 5 年内发表的临床实践指南，为临床工作者、管理机构和社会大众提供查询临床指南的平台。目前更新至 2012 年 5 月 12 日。

四、卫生技术评估

1. INAHTA（http://www.inahta.org）　国际卫生技术评估机构网络（International Network of Agencies for Health Technology Assessment，INAHTA）于 1993 年成立，其主要功能是促进卫生技术评估机构之间的合作交流，促进信息的共享与比较，以及预防不必要的重复性研究。

2. HSTAT（http://www.hstat.org/）　美国国家医学图书馆卫生技术评估和指南（Health Services/Technology Assessment Texts，HSTAT），提供与卫生服务决策相关的基于 Web 的全文信息。

3. ICES（http://www.ices.on.ca）　加拿大临床评价研究机构（Institute for Clinical Evaluation Sciences，ICES）的出版物有 *Atlases*、*Investigative Reports*、*Journal Article Abstracts*、*At A Glance* 和 *Informed* 等。

4. SBU（http://www.sbu.se）　瑞典卫生技术评估机构（Swedish Council on Health Technology Assessment，SBU）提供 "Reports" "New Reports" "HTA" "Onging Prjects" 等内容。

5. NIHR HTA（http://www.inahta.org/hta-tools-resources/database/）　英国国家卫生技术评估协调中心（National Institute for Health Research Health Technology Assessment，NIHR HTA）可通过基本检索、高级检索和浏览查询检索卫生技术评估报告。

6. DACEHTA（http://www.sst.dk/english/dacehta.aspx？sc_lang=en）　丹麦卫生技术评估中心（Danish Centre for Health Technology Assessment，DACEHTA）可通过检索和浏览方式查询检索卫生技术评估报告，数据库内容十分丰富。

7. DAHTA@DIMDI（http://www.dimdi.de/static/en/hta/dahta/index.htm）　德国卫生技术评估（German Agency for Health Technology Assessment of German Institute for Medical Documentation，DAHTA@DIMDI）提供卫生技术评估会议和报告等信息。

五、期刊

1. Evidence-Based Medicine（http://ebm.bmj.com）　由 BMJ Publishing Group Ltd of the BMA 和 Stanford University's HighWire Press 联合主办，为医疗卫生工作者从大量的国际医学杂志中筛选和提供全科、外科、儿科、产科和妇科方面的研究证据。

2. Evidence-Based Nursing（http://ebn.bmj.com）　由英国医学杂志出版集团和英国皇家护理学会共同出版，是提供与护理相关的最好研究和最新证据的高质量期刊。可通过简单检索、高级检索和浏览方式查阅。

3. Evidence-Based Mental Health（http://ebmh.bmj.com）　由英国医学杂志出版集团出版，提供精神和心理保健方面的高质量研究和最新证据。

4. ACP Journal Club（http://www.acpjc.org）　由美国内科医师协会主办，双月刊。旨在通过筛选和提供已出版的研究报道和文献综述的文摘，使医疗卫生工作者掌握治疗、预防、诊断、病因、预后和卫生经济学等方面的重要进展。

5. Bandolier（http://www.bandolier.org.uk/）　1994 年由英国 Oxford HS R&D Directorate 创办，1995 年开通网络版。该杂志的资料多来源于 York 疗效分析公报、PubMed 和 Cochrane Library 收录的系统评价、Meta 分析、随机对照试验、高质量的病例对照、队列研究等，并对收集的原始研究进行系统评价，特别是干预疗效方面的评价，为医学专业人员提供了治疗方面的科学依据。

6. Evidence-Based Healthcare & Public Health（http://www.sciencedirect.com/journal/evidence-based-healthcare-and-public-health）　Evidence-Based Healthcare & Public Health 原名为 Evidence-Based Healthcare，由 Elsevier 公司出版，从 70 多种权威期刊上选择关于卫生管理中的财务、组织和实施等方面的研究证据，为卫生服务管理者进行决策提供信息。

7. 中国循证医学杂志（http://www.cjebm.com/index.html） 由中华人民共和国教育部主管,四川大学主办,中国循证医学中心和四川大学华西医院承办。2001 年 6 月创刊,从 2004 年起改为月刊。内容涵盖临床流行病学、系统评价、卫生技术评估、卫生经济研究、临床试验、加强卫生研究能力、循证医学方法学研究、循证医学与卫生决策和实践、国内外循证医学动态、循证医学热门话题等。

8. 循证医学在线（http://www.jebm.cn） 由广东省循证医学科研中心、广东省人民医院、中山大学附属第三医院(原中山医科大学附属第三医院)主办,国内外公开发行的综合性医学学术期刊。以临床实践指导为特色,设置的主要栏目有:述评、临床研究(包括诊断性研究、疗效研究、病因学研究、疾病的预后研究等)、临床证据、循证医学理论研究、综述与讲座、教育与争鸣等。

9. 中国循证儿科杂志（http://www.cjebp.net/CN/volumn/home.shtml） 由中华人民共和国教育部主管、复旦大学主办,复旦大学附属儿科医院承办,以儿科医疗、科研和管理工作者为主要读者对象,以刊载体现循证医学理念和方法进行儿科学研究的成果为主的学术技术类期刊,同时也适当地介绍循证医学方法学。

10. 中国循证心血管医学杂志（http://www.ebcvm.com/） 是由北京军区总医院主办,立足临床医学,介绍循证心血管医学的最新研究成果、心血管疾病的最佳治疗方案,探索符合中国国情的循证心血管医学实践道路,促进心血管疾病的预防及诊治。

11. 其他循证医学杂志

（1）Evidence-based Cardiovascular Medicine

（http://www.sciencedirect.com/journal/evidence-based-cardiovascular-medicine）

（2）Evidence-based Child Health

（http://onlinelibrary.wiley.com/journal/10.1002/（ISSN）1557—6272）.

（3）Evidence-based Complementary and Alternative Medicine.

（https://www.hindawi.com/journals/ecam/）.

（4）Evidence-based Dentistry（http://ebd.ada.org/en）.

（5）Evidence-based Dental Practice（http://www.nature.com/ebd/）.

（6）Evidence-based Obstetrics & Gynecology

（http://www.sciencedirect.com/journal/evidence-based-obstetrics-and-gynecology）.

第三节　其他临床证据来源

一、在研证据来源

1. 世界卫生组织国际临床试验注册平台（http://www.who.int/ictrp/en/） 2001 年,世界卫生组织（WHO）在美国纽约召开会议并发表了临床试验注册制度和分配全球统一注册号的 *New York Statement*,决定成立 WHO 临床试验注册平台（World Health Organization International Clinical Trial Registration Platform,WHO ICTRP）,成为全球各地区临床注册中心分配全球统一注册号的中心。2007 年 5 月,WHO ICTRP 正式运行,其功能主要是:①制定试验注册范围和注册内容的标准;②建立全球"临床试验注册中心网络",加强全球协作;③制定试验结果报告的国际规范和标准;④帮助发展中国家开展试验注册;⑤为临床试验分配全球唯一注册号;⑥收集全球各试验注册中心的注册试验记录,建立一站式检索入口。WHO ICTRP 由临床试验注册机构协作网和检索入口两部分组成。协作网由若干个一级注册机构和成员注册机构组成,二者统称贡献者注册机构。一级注册机构是主要的临床试验注册机构,并直接向 WHO ICTRP 中央数据库提交资料。成员注册机构通过一级注册机构间接上传资料。

2. Current Controlled Trials（http://www.controlled-trials.com） 是英国伦敦的一个商用网站,该网站的

mRCT 是一个重要的医学在研随机对照试验数据库,通过简单注册,便能免费检索相关数据,获得正在进行的临床试验信息,同时接收临床试验信息。该网站也可获得分门别类的数据库信息,包括服务对象、内容、临床试验数量和是否免费等。

3. Clinical Trials（http://www.clinicaltrials.gov） 美国国家卫生研究院（National Institutes of Health,NIH）建立的提供临床研究信息的数据库。收录了由 NIH、美国联邦机构和制药公司资助的来自 172 国家和地区 87 906 条临床试验信息。每条临床试验信息的内容包括:试验名称、试验主持单位、试验目的、试验内容、参加试验患者的标准、试验的地点、试验是否继续招收患者、参加试验与谁联系和试验起始日期等。

4. 中国临床试验注册中心（http://www.chictr.org.cn/index.aspx） 由中国循证医学中心 /Cochrane 中心、四川大学华西医院组建,是渥太华工作组的成员单位,是一个非营利的学术和服务机构。提供临床试验注册、临床研究设计咨询、产生和隐藏中心随机分配序列、临床科研论文评审、培训临床科研和论文评审专家等服务。

5. 澳大利亚-新西兰临床试验注册中心（http://www.anzctr.org.au） 由澳大利亚全国卫生与医学研究委员会和新西兰卫生研究委员会资助的一个非营利机构,提供卫生保健领域临床试验注册等服务。

6. 其他在研数据库

（1）印度临床试验注册中心（http://www.ctri.in）.

（2）荷兰临床试验注册中心（http://www.trialregister.nl/trialreg/index.asp）.

（3）斯里兰卡临床试验注册中心（http://www.slctr.lk）.

（4）南非临床试验注册中心（http://www.sanctr.gov.za）.

（5）香港临床试验注册中心（http://www.hkuctr.com/）.

（6）CenterWatch 临床试验（http://www.centerwatch.com）.

（7）欧洲医药局（EMEA）（https://clinicaldata.ema.europa.eu/web/cdp/home）.

（8）国际药品制造商协会联合会（IFPMA）临床试验（https://www.ifpma.org/）.

（9）大学医学信息网络临床试验注册（日本）（http://www.umin.ac.jp/ctr）.

二、会议论文

1. 中国重要会议论文全文数据库（http://www.cnki.net） 是中国知网数据库之一,收录我国 1999 年以来国家二级以上学会、协会、研究会、科研院所及政府举办的重要学术会议、高校重要学术会议以及在国内召开的国际会议中发表的文献,部分重点会议文献回溯至 1953 年。至 2017 年 10 月 1 日,累积会议论文全文文献 150 万多篇。

2. 中国学术会议全文数据库（http://www.wanfangdata.com.cn） 是万方数据资源数据库之一,收录1985 年至今世界主要学会和协会主办的会议论文,以一级以上学会和协会主办的高质量会议论文为主。每年涉及近 3000 个重要的学术会议,总计 350 万余篇,每年增加约 18 万篇。

3. 中外文会议论文数据库（http://www.nstl.gov.cn） 由国家科技文献中心开发的中外文会议论文数据库,其中中文会议论文数据库主要收录了 1985 年以来我国国家级学会、协会、研究会以及各省、部委等组织召开的全国性学术会议论文。每年涉及 600 余个重要的学术会议,年增加论文 4 万余篇。而外文会议论文数据库主要收录了 1985 年以来世界各主要学会和协会、出版机构出版的学术会议论文,部分文献有少量回溯。每年增加论文约 20 余万篇。

4. 中文会议论文数据库（http://www.nstl.gov.cn） 由国家科技文献中心开发,收录 1985 年以来我国国家级学会、协会、研究会以及各省、部委等组织召开的全国性学术会议论文。每年涉及 600 余个重要的学术会议,年增加论文 4 万余篇。

5. 外文会议论文数据库 由国家科技文献中心开发,收录 1985 年以来世界各主要学会、协会、出版机构出版的学术会议论文,部分文献有少量回溯。每年增加论文约 20 余万篇。

6. ISTP 与 ISI Proceedings(http://isiknowledge.com)《科技会议录索引》(*Index to Scientific & Technical Proceedings*,简称 ISTP),由美国科学情报研究所主办,1978 年创刊。主要收录约 4000 多个国际学术会议的 20 多万篇科技会议论文的题录。其中工程技术与应用科学类文献约占 35%,其他涉及学科基本与 SCI 相同。

7. Papers First(hhttp://www.groupenp.com/) Papers First 包括世界范围的会议、联合会、博览会、专题会、专业会、学术报告会上发表论文的书目索引,覆盖了从 1993 年 10 月至今由大英图书馆资料提供中心收到的已出版论文,每两周更新一次。Proceedings First 是 Papers First 的相关库,它包括在世界各地举行的学术会议上发表的论文的目录表。

三、学位论文

1. 中国学位论文数据库(http://www.wanfangdata.com.cn) 是万方数据主要资源之一,收录 1980 年以来我国自然科学和社会科学各领域的硕士、博士及博士后研究生论文共计 400 万余篇,其中 211 高校论文收录量占总量的 70% 以上,每年增加约 30 万篇。

2. 中国优秀博硕士学位论文全文数据库(http://www.cnki.net) 是中国知网系列数据库之一,收录 1984 年至今国内 438 个博士研究生培养单位 30 万余篇论文,中国优秀硕士学位论文数据库收录了国内 727 个硕士研究生培养单位的 300 万篇论文。

3. 中文学位论文数据库(http://www.nstl.gov.cn) 是国家科技文献中心系列数据库之一,收录 1984 年至今我国高等院校、研究生院及研究院所发布的硕士、博士和博士后的论文。学科范围涉及自然科学各专业领域,并兼顾社会科学和人文科学,每年增加论文 6 万余篇。每季更新。

4. 外文学位论文数据库(http://www.nstl.gov.cn) 是国家科技文献中心系列数据库之一,收录美国 ProQuest 公司博硕士论文资料库中 2001 年以来的优秀博士论文。学科范围涉及自然科学各专业领域,并兼顾社会科学和人文科学,每年递增约 2 万篇最新博士论文。

5. PQDD 数字学位论文数据库(http://www.proquest.com/products-services/dissertations/) 由美国 ProQuest 公司研制开发,收录欧美 1000 余所大学文、理、工、农、医等领域自 1861 年以来的 400 万篇博士、硕士学位论文摘要或题录,其中 200 余万篇有纸质和缩微格式的全文,是世界上最大的、使用最广泛的学位论文数据库,是学术研究中十分重要的信息资源。ProQuest 公司是美国国会图书馆(U.S.Library of Congress)指定的收藏全美博硕士论文的馆外机构,收录了北美几乎所有学科领域发表的博士、硕士研究生论文,年新增 9 万篇论文全文。同时,ProQuest 还负责数字化处理合作高校学位论文,并提供数字版论文副本,使这些资源能入藏他们的机构仓储中。

6. NDLTD(http://www.ndltd.org) NDLTD(Networked Digital Library of Theses and Dissertations)是由联合国教科文组织和 Adobe 系统公司联合创建的以收集电子学位论文为主的网络学位论文数字图书馆,是一个国际性博硕士学位论文共享检索平台。NDLTD 学位论文库的主要特点就是学校共建共享、可以免费获取。另外由于 NDLTD 的成员馆来自全球各地,所以覆盖的范围比较广,有德国、丹麦等欧洲国家和中国香港特别行政区、台湾地区等地的学位论文。目前全球有 170 多家图书馆、7 个图书馆联盟、20 多个专业研究所加入了 NDLTD。截至 2017 年 10 月 1 日,该检索平台涵盖 500 多万条电子信息。

四、其他

1. 专业和研究领域专业数据库 如 Cinahl,IPA,Cancerlit,Econlit,Biosis,PEDro 等。

2. 具有筛选和评价功能的搜索引擎 如 Medical Matrix,Medscape,OMNI 等。

3. 国际或国家一级的医学研究机构和对国际或全国性学会/协会网站进行检索 如 WHO,

International Society of Nephrology 和 Transplant Society of Australia and New Zealand 等。

4. 相关的政府 / 部门网站　如中华人民共和国国家卫生健康委员会,美国疾病预防控制中心和英国卫生部等。

(熊　俊)

学习小结

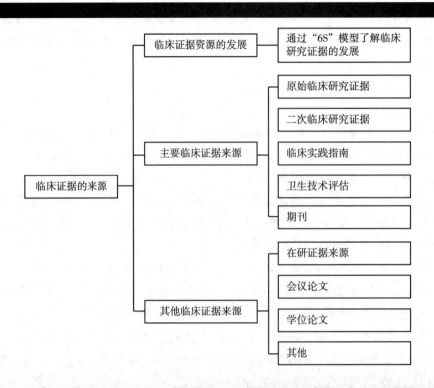

推荐阅读材料

1. 李幼平 . 循证医学 . 北京：人民卫生出版社 . 2014.

2. STRAUS SE, RICHARDSON WS, PAUL GLASZIOU, et al. Evidence-based Medicine：How to Practice and Teach EBM. Third Edition. Edinburgh：Churchill Livingstone，2005.

3. GUYATT G, RENNIE D, MEADE MO, et al. Users' Guides to the Medical Literature：A Manual for Evidence-Based Clinical Practice. Second Edition. New York：McGraw-Hill Companies，Inc，2008.

复习参考题

1. 如何从 "6S" 模型看待各类证据资源的相互关系?

2. 除了本章所述内容外，还有哪些网站和数据库提供循证医学证据?

第六章　证据的检索

学习目标	
掌握	证据的检索技术；证据检索步骤；主要循证医学数据库的使用方法。
熟悉	循证医学证据检索与传统文献检索的区别及证据利用检索与证据制作检索的异同。
了解	漏检和误检的成因与改进措施。

第一节　证据检索概述

　　循证医学强调基于问题的研究,依靠当前可获得的最佳临床研究证据结合临床医师经验和患者期望进行决策和实践,因此,及时、系统、全面地获得当前最佳证据是循证医学研究和实践的基础。通过证据检索可以:①获得更多有关疾病特征、临床干预措施及其预后新知识,有利于决定对病人采取何种干预措施,何种建议以消除其疑虑及病痛;②了解疾病病因、药物或其他干预措施不良反应的因果关系,有利于对病人进行诊断、治疗和预防;③学习更多有关疾病机制的新理论、新知识,有利于对疾病进行有效的诊断和防治;了解新的诊断技术方法的进展,有利于提高对疾病诊断的准确性;④了解处理某种疾病的经验和教训,借鉴他人成功的经验,吸取失败的教训;⑤比较各种防治疾病方法的优缺点,有利于及时终止对病人弊多利少的防治措施,而采用利多弊少的新方法、新措施;⑥了解各种临床医疗保健服务工作的需求、质量评估及经济分析,有利于提高自身服务水平和服务质量,减轻患者的疾病负担;⑦了解本专业及相关学科的新进展、新动向,有利于开阔科研思路,开展新的临床科学研究。

一、证据的检索技术

　　1. 布尔逻辑运算符　证据检索可能涉及简单的一个主题概念,或一个主题概念的某一侧面,也可由若干个概念组成的复合主题,或一个主题概念的若干个侧面。这些概念或其侧面,无疑都需要以一定的词汇或符号来表达,证据检索系统借助于布尔算符来处理这些较为复杂的词间(或符号间)语义关系。

　　(1)"逻辑与":符号为"AND"或"*",表示概念之间交叉或限定关系的一种组配。表达式为 A and B 或 A*B。只有同时包含有检索词 A 和检索词 B 的文献记录才是命中文献。该运算符可缩小检索范围,提高查准率。

　　(2)"逻辑或":符号为"OR"或"+",表示概念之间并列关系的一种组配。表达式为 A or B 或 A+B。表示数据库中凡含有检索词 A 或检索词 B 或同时含有检索词 A 和 B 的记录均为命中文献。该运算符可扩大检索范围,提高查全率。

（3）"逻辑非"：符号为"NOT"或"AND NOT"或"–"，表示概念之间不包含关系的一种组配，表达式为 A not B，表示数据库中包含有检索词 A，但同时不包含检索词 B 的文献记录才算命中文献。该运算符可通过从某一检索范围中去除另一部分文献的方式达到缩小检索范围，提高查准率。

2. 位置算符/邻近符　运用布尔逻辑运算符进行检索，由于对各个检索词之间的位置关系不能予以限制和确定，有时会产生误检，这就需要采用位置算符以弥补这一缺陷。不同数据库使用的位置算符/邻近符可能不同，常见的位置算符/邻近符主要有：

（1）"With"表示连接的两词相邻，且两词的前后顺序不固定。

（2）"Near/n"表示连接的两词之间可以有 n 个以内的单词出现，且两词的前后顺序不固定。

（3）"Next/n"表示连接的两词之间可以有 n 个以内的单词出现，且两词的前后顺序固定。

（4）"ADJ"表示连接的两词相邻，且两词的前后顺序不固定，在 ADJ 符号后加数字限制两词之间的最大距离，数字范围可在"0~255"之间。

3. 截词算符　截词检索可检索词根相同词尾不同的检索词，常用于检索词的单复数、词尾变化但词根相同的词、同一词的拼法变异等。不同数据库使用的截词符可能不同，常见的截词算符有星号（*）、问号（?）、美元符号（$）、百分号（%）和井字号（#），"*"和"%"表示任意数量的字符，"?"和"#"表示任意一个字符，"$"表示零或一个字符。

4. 限定检索　限定检索是指检索人员指定检索某一或几个字段或限定项以使检索结果更为准确，减少误检。限定检索会采用缩写形式的字段标识符（如 TI 表示 Title，AB 表示 Abstract 等），中国生物医学文献服务系统（SinoMed）、EMBASE 和 PubMed 等数据库均提供限定项。

5. 扩展检索　扩展检索是同时对多个相关检索词实施逻辑"或"检索的技术，即当检索人员输入一个检索词后，系统不仅能检出该检索词的文献，还能检出与该检索词同属于一个概念的同义词或下位词的文献，如 SinoMed、EMBASE 和 PubMed 等数据库中主题词的扩展检索。

6. 加权检索　检索时不仅查找检索词，还需考虑并估计检索词的权重，当权重之和超出阈值的记录才能在数据库中被检出。在 SinoMed、EMBASE 和 PubMed 等数据库中表现为仅检索主要概念主题词，而在中国知网中表现为词频检索。

7. 精确检索和模糊检索　精确检索是指检出结果与输入的检索词组完全一致的匹配检索技术，在许多数据库中用引号来表示，如检索"breast cancer"。

模糊检索允许检出结果与输入的检索词组之间存在一定的差异，如输入 breast cancer，可检索出 cancer of breast 和 cancer of the breast 等，只要包含 breast 和 cancer 两个词的文献均能检索出来，并不要求 breast 和 cancer 一定按输入顺序相邻。

二、证据检索途径

1. 主题词检索　主题词是经过优选和规范化处理的词汇，由主题词表控制。主题词检索是根据文献的主题内容，通过规范化的名词、词组或术语（主题词）查找文献信息，其检索标识是主题词。如乳腺癌的主题词是"乳腺肿瘤"；冠状动脉心脏病的主题词是"冠心病"。目前，支持主题词检索的数据库有 SinoMed、EMBASE、Cochrane Library 和 PubMed 等。

2. 关键词检索　从文献篇名、正文或文摘中抽出来的能表达文献主要内容的单词或词组查找文献的检索途径。关键词与主题词不同，因未经规范化处理，检索时必须同时考虑到与检索词相关的同义词、近义词等，否则，容易造成漏检。如检索"乳腺癌"时需要考虑"乳腺肿瘤"和"乳癌"等。

3. 题名检索　利用题名（篇名、标题）等作为检索入口检索文献的途径，是信息检索最常用的途径。

4. 缺省检索　是指自动在检索系统预先设定的多个字段中同时进行检索。如中国知网和万方数据知识服务平台的主题字段由篇名/题名、关键词和摘要3个检索项组成，而SinoMed的常用字段由中文标题、摘要、关键词和主题词4个检索项组成。

5. 著者检索　根据文献上署名的作者的姓名查找文献的检索途径。也是目前常用的一种检索途径，当要查找某人发表的论文，而且又知道其姓名的准确书写形式（包括中文的同音字、英文的拼法等）时，利用著者索引是最快捷、准确的方式。

6. 引文检索　利用引文（即论文末尾所附参考文献）这一特征作为检索入口查找文献的途径，如SinoMed和Web of Science等。

7. 智能检索　自动实现检索词、检索词对应主题词及该主题词所含下位词的同步检索。如SinoMed的智能检索。PubMed的"自动词语匹配检索"属于智能检索。

8. 相关信息反馈检索　是将与已检结果存在某种程度相关的信息检索出来的检索技术，多由检索系统自动进行检索。如PubMed的"Similar articles"，SinoMed的"主题相关"，维普资讯网、中国知网和万方数据知识服务平台学术期刊的"相似文献"。

三、循证医学证据检索与传统文献检索的区别

循证医学证据检索的目的是为循证临床实践查找此前所有最佳临床证据，因而其检索范围、策略、方式必然有别于传统的文献检索，主要区别如下（表6-1）。

表6-1　循证医学证据检索与传统文献检索的比较

	循证医学证据检索	传统文献检索
信息来源	强调全面收集各种数据库、检索工具书、相关期刊及正在进行和未发表的临床研究文献	很少对正在进行的研究和未发表的文献进行检索
检索范围	强调获得当前可得的全部相关文献（多国别、多语种文献）	对检索范围和检全率没有严格要求
检索方式	以计算机检索为主，辅以手工检索，参考文献追查，灰色文献的搜集	很少对参考文献追查和灰色文献搜集
数据库选择	检索所有相关的临床证据数据库、临床实践指南数据库和书目型数据库	对数据库的选用无严格要求
检索策略的制定	严谨，科学	无严格要求
对检索结果的关注	关注临床证据级别、尤其重视系统评价和随机对照试验的研究结果，重视文献真实性、方法学的评价	较多关注述评文献或综述文献，不涉及文献真实性和方法学的评价

四、证据利用检索与证据制作检索的区别

循证医学证据检索根据检索目的不同分为证据利用检索与证据制作检索，在进行循证临床实践时，我们更多关注的是如何检索到当前最佳研究证据以指导临床决策，与制作证据检索在信息来源、检索策略、检索方法等方面有所区别，主要区别见表6-2。

表6-2　证据利用检索与证据制作检索的比较

	证据利用	证据制作（如系统评价制作）
信息来源	临床实践指南数据库	综合性文献数据库资源
	循证医学循证教科书	专题性文献数据库资源
	循证医学数据库	循证医学数据库
	其他综合评价资源循证期刊	各国家生物医学文献数据库
	综合性文献数据库资源	在研临床试验数据库
		灰色文献（药厂、会议论文）
检索策略	关注特异性，重点检索主题词相关内容	关注敏感性，确保最大限度查找相关研究
检索方式	首选计算机检索，人工检索不做强制要求	计算机检索，要求须辅以人工检索
检索顺序	可遵循"6S"循证信息服务模型	先检索主要数据库，在扩展检索其他相关来源
检索结果	关注证据级别高和推荐意见强的报告，如GRADE系统推荐的高质量证据	关注高质量原始研究

第二节 证据检索步骤

一、分析整理信息需求,将问题转化为 PICOS 模式

首先要分析、确定欲检课题涉及的主要概念及其概念的内涵和外延,这些概念之间的联系或关系是什么。在此基础上,明确检索的内容、目的、要求,从而确定检索的学科范围、文献类型、回溯的年限等。

当检索人员面对一个具有临床意义的临床问题,但不知道怎样去检索相关研究,为了解决这一难题,首先应将临床问题的信息需求进行分析和整理,将初始的临床问题转变为可以回答的临床问题,通常这类临床问题可分解为 PICOS5 个部分:P 表示 Patient/Population(患者或人群),I 表示 Intervention(干预措施),C 表示 Comparison(对照措施),O 表示 Outcome(结果),S 表示 Study(研究类型)。在实施检索时,同时满足 PICOS 的很少。如对"阿司匹林与安慰剂相比,能否降低心肌梗死患者的病死率"的问题,根据 PICO 原则,可初步分解为 P:心肌梗死患者;I:使用阿司匹林;C:使用安慰剂;O:病死率。

二、选择合适数据库

根据所提临床问题的类型和现有条件,先检索密切相关的数据库,若检索的结果不能满足需要,再检索其他相关数据库。或先检索可能直接相关的数据库,当检出文献的结果不理想时,再检索第二个或多个数据库。同时,可以根据"6S"模型,检索时从上一级数据库检索获得的文献解决了提出的临床问题,则不需继续检索下一级数据库,以避免不必要的时间浪费。同时,在同一层级的数据库,要弄清楚数据库的彼此包括关系,图 6-1 以随机对照试验为例显示了主要数据库的关系,其中 Cochrane Library 中的随机对照试验除了来自 EMBASE 和 Medline 之外,还有手工检索获得的随机对照试验,EMBASE.com 可以同时检索 EMBASE 和 Medline,而 PubMed 可同时检索 Medline、In Process Citations 和 Publisher Supplied Citations,BIOSIS Previews 和 Web of Science 也提供上述数据库未收录的随机对照试验。

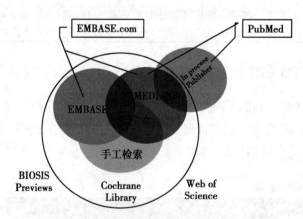

图 6-1 主要外文数据库收录随机对照试验关系图

三、确定检索词

数据库选择好后,还应针对已分解的临床问题选择恰当的检索词。列出一组与临床问题有关的词,这些词应包括关键词和主题词。由于研究内容的主题概念在数据库中的检索用词又常标引得不够完善,没有列入主题词表,在这种情况下用主题词检索就很难令人满意。关键词检索与主题词检索的结果差别较大,检索结果不仅受检索方式、检索策略的影响,也与各数据库主题标引的质量和收录范围有直接关系。为提高检索质量和检索效率,应熟悉数据库的主题词表,了解相关主题词在词表中的收录情况。在选择检

索词时,既要重视对主题词的选择,充分利用主题词检索系统的优点(如主题词的树状结构,主题词和副主题词的组配,对主题词扩展或不扩展检索等),但也不能忽视关键词检索方式的应用(图6-2)。

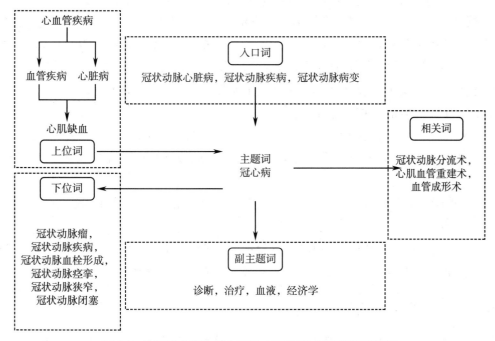

图6-2　检索词、主题词、副主题词、上下位词和相关词关系示意图

确定检索词要考虑满足两个要求:一是课题检索要求;二是数据库输入词的要求。

1. 选词原则　①选择规范词:选择检索词时,一般应优先选择主题词作基本检索词,但为了检索的专指性也选用关键词配合检索;②注意选用国外惯用的技术术语:查阅外文文献时,一些技术概念的英文词若在词表查不到,可先阅读国外的有关文献,再选择正确的检索词;③一般不选用动词和形容词;不使用禁用词;尽量少用或不用不能表达课题实质的高频词;④为保证查全率,同义词尽量选全:需考虑同一概念的几种表达方式,如肾衰有 kidney insufficiency,renal insufficiency,kidney failure,renal failure 等;同一名词的单、复数、动词、动名词、过去分词等形式,如护理有 nurse,nurses,nursing 和 nursery 等,词根相同时,可用截词符解决。

2. 选词方法　①检索已经发表、未发表和正在进行的 Meta 分析/系统评价;②利用 PubMed 主题检索界面 Entry Terms 下面的检索词;③利用 EMBASE.com 主题检索界面 Synonyms 下面的同义词;④利用中文科技期刊全文数据库的查看同义词功能;⑤利用药典和药物数据库查找药物商品名及其他近义词;⑥选择一个较为核心的组面的主要检索词进行预检索,并仔细浏览初步的检索结果,尤其是特别符合需要的记录,从中选择更多、更合适的检索词补充到检索式中,然后,再浏览命中的文献记录,再从中选择检索词补充到检索式中。如此反复操作。该方法具有直接、生动、灵活的特点,检索词选择的有效性和针对性大大提高,但检索过程较长,相对费时。

3. 选词应注意的问题　①要考虑上位概念词与下位概念词;如癌症,不仅要选 neoplasms,也应选各种癌症,如 abdominal neoplasms,anal gland neoplasms,bone neoplasms,breast neoplasms,digestive system neoplasms,endocrine gland neoplasms,eye neoplasms,head and neck neoplasms,hematologic neoplasms,nervous system neoplasms,pelvic neoplasms,skin neoplasms,soft tissue neoplasms,splenic neoplasms,thoracic neoplasms,urogenital neoplasms 等,反之,如某一种具体癌症干预则应检索具体癌症名称;②化学物质用其名称也要用其元素符号,如氮,Nitrogen 和 N;③植物和动物名,其英文和拉丁名均要选用;④对于一大类药物检索,不但要考虑类名,还需考虑具体药物名称及其主题词,如检索开窍剂(SinoMed):开窍剂的主题检索策略为:"暑症片"[不加权:扩展]OR"十香返生丸"[不加权:扩展]OR"痧药"[不加权:扩展]OR"七珍丸"[不加

权:扩展]*OR*"牛黄镇惊丸"[不加权:扩展]*OR*"牛黄千金散"[不加权:扩展]*OR*"牛黄保婴丸"[不加权:扩展]*OR*"牛黄抱龙丸"[不加权:扩展]*OR*"局方至宝散"[不加权:扩展]*OR*"琥珀抱龙丸"[不加权:扩展]*OR*"猴枣散"[不加权:扩展]*OR*"红灵散"[不加权:扩展]*OR*"冠心苏合丸"[不加权:扩展]*OR*"避瘟散"[不加权:扩展]*OR*"败酱片"[不加权:扩展]*OR*"八味沉香散"[不加权:扩展]*OR*"紫雪丹"[不加权:扩展]*OR*"医痫丸"[不加权:扩展]*OR*"盐蛇散"[不加权:扩展]*OR*"小儿惊风散"[不加权:扩展]*OR*"通关散"[不加权:扩展]*OR*"苏合香丸"[不加权:扩展]*OR*"紫金锭"[不加权:扩展]*OR*"至宝丹"[不加权:扩展]*OR*"牛黄清心丸"[不加权:扩展]*OR*"安宫牛黄丸"[不加权:扩展]。

4. 利用关键词进行检索应注意的问题

（1）必须选择足够的同义词:因为关键词检索最容易产生漏检。同义词指检索意义上的同义词,包括语言学意义上的同义词、近义词、甚至反义词等,不同拼写形式,全称与简称、缩写、略语,以及学名与商品名、习惯名等。

（2）若选用简称、缩写、略语等作为关键词,在检索时需要考虑加入其他的主题词或分类代码,以避免产生不必要的误检。

（3）如果需要选用多个关键词,还必须考虑各检索词之间的位置关系。

（4）尽量避免选用可能导致误检的多义词,若非得如此,最好与其他的相关词组配使用。

四、制定检索策略并实施检索

根据检索课题的已知条件和检索要求,以及所选定的信息检索系统所提供的检索功能,确定适宜的检索途径。检索途径确定后,编写检索策略表达式,即将选择确定的作为检索标识的主题词、关键词以及各种符号等,用各种检索算符(如布尔逻辑运算符、截词符等)组合,形成既可为计算机识别又能体现检索要求的提问表达式。

制定检索策略时常需确定检索的敏感性和特异性。若关注敏感性方面,可扩大检索范围,提高相关文献被检索出的比例,提高查全率;若关注特异性方面,则可缩小检索范围,排除非相关文献被检索出的比例,提高查准率。检索者可根据检索目的来选择。若为制作证据(如撰写系统评价)而进行检索,对敏感性应有足够的重视。

制定针对疾病和干预措施的检索策略的一般步骤如下:

（1）针对某疾病的检索词(主题词/关键词)及其同义词和别名,还要考虑到不同语言可能有不同的后缀或前缀。将所有检索词编号,以"OR"连接,意为只要其中任一个检索词相符就命中。

（2）针对干预措施可能涉及到的检索词也用"OR"连接。

（3）将涉及疾病和干预措施的两组检索词用"AND"连接。

（4）如果检索结果较多时,可考虑加入研究设计(随机对照试验检索或系统评价/Meta分析)策略,与疾病和干预措施进行逻辑"AND"运算。

构建检索策略的质量,直接影响到检索效果或结果,是检索成败与否最关键环节。从系统论的角度来看,检索策略的编制是对多领域知识和多种技能全面、系统地综合运用。如涉及专业背景知识的主题分析、涉及检索语言知识的概念与语言转换、涉及信息检索原理与系统性能的多种检索技术,以及涉及逻辑思维规则的各种组配形式等。其中任何一个环节的微小失误或不当,都会产生东边微风西边雨的蝴蝶放大效应,而影响到检索质量。所以,这一环节是检索者信息素养、检索能力、知识水平的最集中体现。

五、评估检索结果

对检索结果进行评价主要是看检索的结果是否在预期的范围之内。如果是为使用证据而进行检索,主要是从证据的级别和临床适用性来判断检索结果的质量。如果是为制作证据而进行检索,对检索结果的评价步骤有：浏览检出记录的标题和摘要，评价该记录是否符合事先制定好的纳入和排除标准，纳入符合要求的文献。对潜在的有可能符合纳入标准的记录以及不能确定是否需要纳入和排除的记录，应阅读全文，以进一步判断或评估。若检索结果不能满足需要，有必要对已检索过的数据库进行再次检索或另检索其他数据库。由于不同的数据库收录范围不同，检索术语、主题词表及检索功能存在差异，因此，需在检索过程中仔细选择检索用词、并且不断修改和完善检索策略，调整检索策略的敏感性或特异性，以便制定出能满足检索需求的高质量的检索策略（表6-3）。

表6-3　漏检和误检的成因与改进措施

	误检	漏检
具体表现	检索范围太大	检索范围太小
	命中数量过多	命中数量过少
主要成因	检索词的多义性	没有使用足够的同义词
	误组配，即组配具有多义性	未充分利用属种、上下位关系
	没有排除无关的概念	逻辑算符过于严格
	截词使用过度	限制/限定措施过于严格
	数据库本身的标引质量问题	数据库本身的标引质量问题
改进措施	提高检索的准确性	提高检索的全面性
操作型对策	限定为主要标引词	补充足够的同义词
	加入分类代码或范畴代码	把叙词作为紧邻关键词使用
	采用字段限制	选用登录数高的索引词
	施加语种、出版年代等限定	取消各种检索限制和限定
	更多地使用位置逻辑算符	更少地使用位置逻辑算符
	运用更严格的位置逻辑算符	运用更宽松的位置逻辑算符
概念型对策	以 AND 加入相关检索词	以 OR 加入相关检索词
	用 NOT 排除无关概念	以 OR 加入所有的下位叙词
	采用下位叙词	采用上位叙词
	采用下位类	采用上位类
	对泛指概念加以具体化	排除数据库中的普遍概念

第三节　临床证据检索实例

本节通过实例分析，详细介绍如何根据临床情景提出临床问题并对其进行检索。

临床病例 6-1

患者男性，54岁，因"间断性便血3个月加重1周"入院。入院前3个月无明显诱因出现间断性便血伴里急后重、排便不尽感，当地医院诊断为"混合痔"未行特殊治疗。近1周来，患者感上述症状逐渐加重，自发病以来体重下降约5kg。吸烟、饮酒史30余年。直肠指检：胸膝位7点距肛缘6cm处可触及一约4cm×6cm大小的肿物；纤维结肠镜结果示：直肠前壁可见约4cm×6cm大小的溃疡性肿物（肿物距齿状线约4cm）；病检提示：直肠中分化腺癌；盆腔和腹部增强CT显示：直肠前壁增厚，其他脏器未见异常；肿瘤标志物、胸片检查未见异常。入院诊断：Ⅱa直肠癌（$T_3N_0M_0$）。针对该患者，若患者不想实施手术，放疗和化疗能否达到预期效果？

首先，明确临床问题（可用 PICO 要素表示）及问题类型（临床干预、诊断、预后、危险因素评估等），并思考这些问题有无可能通过检索解决。

临床问题:对Ⅱa直肠癌患者,辅助化疗联合放疗是否优于单纯辅助化疗或单纯辅助放疗? P:成人直肠癌;I:化疗联合放疗;C:单纯化疗或单纯放疗;O:缓解率、长期生存率和毒性。

然后选择数据库:实际检索中应根据问题的类型、具体要求及循证医学数据库的特点来选择合适的资源,一般优先考虑6S模型中Systems或Summaries类的数据库,但在具体临床实践过程中,检索者还要考虑循证医学数据库的可及性。再确定检索词(表6-4):首选P和I或二者之一作检索词。

表6-4 化疗治疗直肠癌的检索词列表

主题概念		主题词	同义词
疾病	英文	colorectal neoplasms [Mesh] colorectal tumor [Emtree]	colorectal neoplasia, adenomatous polyposis coli, gardner syndrome, colonic neoplasms, sigmoid neoplasms, colorectal neoplasms, rectal neoplasms, anus neoplasms, anal gland neoplasms, colorectal neoplasm, colorectal tumors, colorectal tumor, colorectal carcinoma, colorectal carcinomas, colorectal cancer, colorectal cancers 等
	中文	直肠肿瘤	直肠癌,肛门癌,直肠肿瘤,肛门肿瘤,肛腺肿瘤,肛周腺肿瘤等
干预措施	英文	drug therapy [Mesh] chemotherapy [Emtree]	drug therapies, drug therapy, chemotherapy, chemotherapies, pharmacotherapy, pharmacotherapies, chemoradiotherapies, chemotherapeutics, chemoradiotherapy 等
	中文	药物疗法	药物疗法,化学疗法,化疗,化学治疗等

1. UpToDate(http://www.uptodate.com) UpToDate由美国的3名医学博士Dr.Burton、Dr.Rose和Dr.Rush于1992年创建的,现在隶属于荷兰威科(Wolters Kluwer)出版集团。UpToDate覆盖23个临床专科的10 500多个临床主题,每个主题之下划分有更细的专业类别,全部临床主题皆由UpToDate的主编和超过6500位的临床医师撰写,是由作者们浏览同行评审的期刊再加上专业经验和意见而成。该数据库采用GRADE对证据进行分级与推荐。同时,提供超过3万张图表(图片、图例、影片和插图等内容)、超过170个医学计算器、MCDEX® 药论数据库(覆盖1400多种常见药物)。目前,UpToDate用户遍布全球187个国家,3.4万家医疗机构,包括近130万临床医师、药师和患者用户人群,用户每个月通过UpToDate查询临床问题多达2600万次。

在UpToDate中文检索界面(图6-3),可在检索框后选择"所有专题""成人""患者"和"图表",此处的患者并非指检索词对应的患者,而是将检索内容限制于患者教育的相关信息,然后在检索框中输入检索词后,

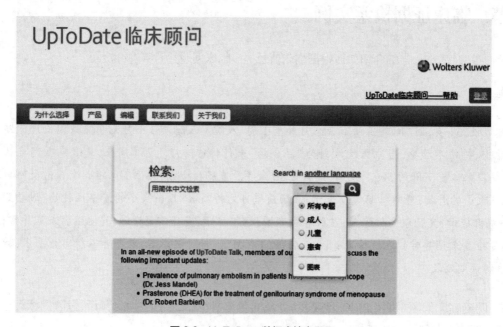

图6-3 UpToDate数据库检索界面

点击 🔍 执行检索即可。在检索框输入"stage Ⅱ colorectal cancer",选择"成人",回车或点击 🔍 按钮,显示检索结果。逐一浏览检索结果的标题判断是否满足要求。点击"adjuvant chemotherapy for resected stage Ⅱ colon cancer"进入该临床主题。主题开头注明了该主题的作者、编者、审稿者信息及最后更新时间。点击作者名字可获得作者身份等更详细的信息,左侧为专题提纲,使用者根据需要点击相应内容浏览。如果你对这些冗长的内容不感兴趣,大多数情况下可点击专题提纲的"总结与推荐",直接查看关于该主题的总结和推荐意见。

2. DynaMed Plus(http://dynamed.ebscohost.com) DynaMed Plus 为 DynaMed 升级版本,早期 DynaMed 免费,用户自愿充当审稿者、作者和编辑,其运行主要依靠志愿者团体的奉献。2004 年,美国国家科学基金(NSF)认识到 DynaMed 对临床医生的价值和意义,立项进行资助,并要求进一步深入探索该数据库对临床医生查证用证的意义和作用。2005 年,EBSCO 出版集团正式收购 DynaMed。拥有综合检索功能和大量全文文献服务的 EBSCO 平台为 DynaMed 的快速发展提供了强有力的支持。2011 年,DynaMed 再次脱胎换骨,采用了更加简洁友好的网站界面,进一步优化了检索过程,用户可以从订阅的 EBSCO 数据库中获得相关的检索结果。DynaMed 有 3 个独特优势:第一,系统评估当前所有相关的研究,力求呈现给临床医生最小偏倚的证据;第二,每天更新,新的研究证据一经发表就会在第一时间被整合到 DynaMed 中;第三,可采用多种方式进行检索和阅读,DynaMed 可通过网址(本地和远程)和移动设备轻松访问。

DynaMed Plus 提供的信息主要包括:①证据概述与推荐意见:提供与临床问题密切相关的最新研究证据以及循证推荐意见;②循证临床实践指南:常见疾病的临床诊疗过程的循证临床实践指南以及证据分级概要;③患者相关信息:为患者提供常见疾病的临床症状、病因、治疗和预防等信息;④辅助决策的计算功能:该功能通过录入患者年龄、已有的实验室结果等信息预测某些临床结果指标、疾病的严重程度以及健康状况,包括根据医学公式、临床标准、决策树、统计学计算器进行预测,并可根据不同的医学专科选择该学科常用的计算模块。

DynaMed Plus 将证据分为 3 级。Ⅰ级:可以信任,表明研究结果可用于解决临床问题并满足证据的质量评价标准,偏倚存在的可能性较小;Ⅱ级:中等程度的信任,表明研究结果可用于解决临床问题,研究证据虽采用了某些科学研究方法但并未符合证据的质量评价标准,无法达到Ⅰ级证据的质量要求;Ⅲ级:缺乏直接的研究证据,表明并非基于临床研究的结果得到的科学结论,如根据病例报告、病例系列和个人观点。DynaMed Plus 根据 GRADE 将证据的推荐意见分为强推荐和弱推荐。

图 6-4 是 DynaMed 数据库检索界面,用户可按照主题浏览数据库的内容,也可以直接输入所要检索的关键词进行检索。本例选择以关键词形式进行检索,在检索框输入"colorectal cancer"点击"Search"执行检索,在检索结果点击"colorectal cancer",逐一浏览检索结果的标题判断是否满足要求。点击"Management of metastatic colorectal cancer"进入该主题,点击"Chemotherapy",进入化疗方案结果界面,可以根据临床实际选择化疗方案。

3. Best Practice(http://china.bestpractice.bmj.com) Best Practice 是 BMJ 出版集团于 2009 年发布的在"Clinical Evidence"(临床证据)基础上全新升级版的临床诊疗辅助系统。Best Practice 涵盖疾病预防、诊断、治疗和随访等各个临床关键环节的信息,还嵌入了国际公认的药物处方指南,与药物数据库系统 Martindale 实时对接。Best Practice 提供信息主要包括:疾病的证据概要,包括精粹(小结、概述)、基础知识(定义、流行病学、病原学、病理生理学和疾病分类)、预防(一级预防、筛查)、诊断(病史和查体、检查、鉴别诊断、诊断步骤、指南、案例)、治疗(具体方案、治疗步骤、新疗法、指南、证据)、随访(建议、并发症、预后)和资源(参考文献、图像、致谢和 BMJ 其他资源);BMJ 临床证据:提供来自 BMJ "Clinical Evidence"证据;药品信息:药品内容可以直接链接至在线药物数据库,通过点击药品名称获取其剂量、用法、剂型、副作用和禁忌等信息;患者教育:用患者及其家属易于理解的语言描述疾病的临床表现、治疗措施、可能取得的疗效、患者发病时应该立即采取哪些措施;临床实践指南:提供源于官方资源、专业医疗机构或医学专科学会的临床诊断实践指南链接。

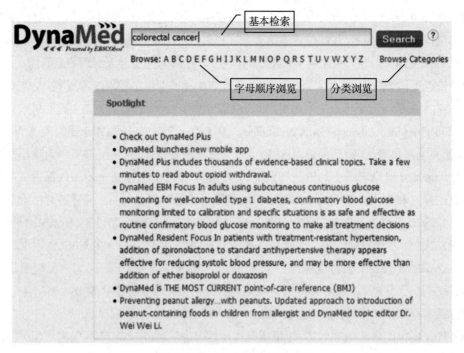

图6-4 DynaMed 数据库检索界面

Best Practice 提供检索和按疾病浏览检索(图6-5),在按疾病浏览界面。用户可以选择分类浏览和按字母顺序浏览,本例选择按疾病浏览的字母顺序浏览查找,在图3界面找到"癌症,直肠癌",点击"癌症,直肠癌"即可查看结果。

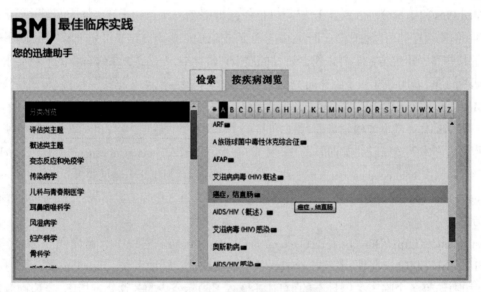

图6-5 Best Practice 疾病浏览检索界面

4. Essential Evidence Plus(http://www.essentialevidenceplus.com) Essential Evidence Plus 由 Wiley InterScience 公司研发,是一个强大、综合的临床决策支持系统,其包括若干个子数据库,如 Essential Evidence Topics(Essential Evidence Plus 的主要数据库,涉及 11 个主题)、Cochrane Systematic Reviews(Cochrane 系统评价数据库)、POEMs Research Summaries(POEMs 研究概要)、EBMG Guidelines(EBMG 指南数据库)、EBMG Evidence Summaries(EBMG 研究概要)、Decision Support Tools(决策支持工具库)和 Diagnostic Test Calculators (诊断试验计算器)等(图6-6)。

Essential Evidence Plus 提供的内容主要包括:证据主题精要:对所有相关文献按主题进行评价以保

证证据的真实性,并将证据整合成为临床医生短时间内做出决策所需的精要;针对患者的证据(patient oriented evidence that matters,POEMs)摘要和患者信息:为患者提供常见疾病的临床症状、病因、治疗和预防等信息;决策支持工具和计算工具:用以评估诊断和预后措施、计算患病风险、选择有效和安全的药物剂量等;Cochrane 系统评价:提供 Cochrane 系统评价的摘要;循证临床实践指南:常见疾病的临床诊疗过程的循证临床实践指南,以及循证的证据分级概要等。

　　Essential Evidence Plus 提供全部数据库跨库检索和单一数据库的检索与浏览查询,本例在图 6-6 界面输入 colorectal cancer,选择 Essential Evidence Topics,点击"SEARCH"执行检索,在检索结果界面,用户在左侧界面 Content(内容)部分可通过 Epidemiology(流行病学)、Diagnosis(诊断)、Screening and Prevention(筛查与预防)、Treatment(治疗)和 Prognosis(预后)对检索结果进行优化,在 Resource(资源)部分,可以分别浏览 Evidence(证据)、Guidelines(临床实践指南)和 Calculators(计算器)等内容,点击结果界面的 Colorectal cancer 进入结肠直肠癌的 Essential Evidence 界面,可以浏览结肠直肠癌的背景、预防、诊断、治疗和预后等信息。

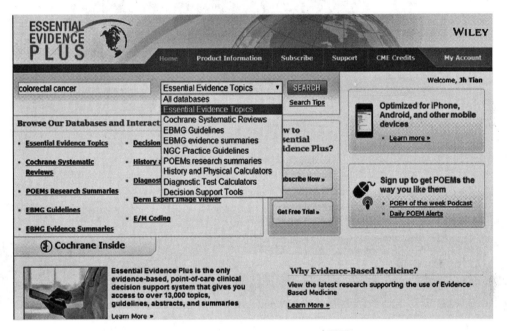

图 6-6　Essential Evidence Plus 主界面

　　5. Clinical Key(http://www.clinicalkey.com)　Clinical Key 由 Elsevier 公司在 MD Consult 数据库基础上建立的跨数据库医学信息平台,目前,该平台的内容除了 First Consult 数据库外,还包括期刊、图书、循证医学专论、视频和影像等 12 大类资源。其中 Elsevier 权威医学期刊 500 多种、医学参考书 1000 多本、视频13 000 多个(临床操作视频 2500 多个)、循证医学专论 1500 多篇、Gold Standard 药物专论 2900 多种、高质量医学影像(CT/X-ray/MRI)图片 1 900 000 多张、权威医学协会诊疗指南 4000 多篇及患者教育手册 8000多份等。

　　在检索界面(图 6-7)检索框前面下拉菜单选择所有类型,在检索框输入"colorectal cancer"并执行检索,根据"6S"原则,优先查看 First Consult 数据库中的结果,若找不到,再考虑临床实践指南和原始研究。

　　6. NGC(http://www.guideline.gov)　美国国家指南交换中心(National Guideline Clearinghouse,NGC),由美国卫生研究与质量管理机构(Agency for Healthcare Research and Quality,AHRQ)、美国医学会(American Medical Association,AMA)和美国卫生规划协会(American Association of Health Plans,AAHP)联合制作和管理,收录来自世界 300 多个机构发布的 2500 余篇指南。

　　在 NGC 检索界面(图 6-8),提供基本检索和浏览查询,基本检索支持布尔逻辑组配,截词符用"*"号。图

6 检索框下面提供"GUIDELINE SUMMARIES""GUIDELINE SYNTHESES"、"EXPERT COMMENTARIES"、"MATRIX TOOL"和"SUBMIT GUIDELINES"等功能,点击"GUIDELINE SUMMARIES",可根据用户需要选择 By Clinical Specialty、By MeSH Tag、By Organization、In Progress、Archive 和 All Summaries 其中之一进行浏览。在检索结果界面,选择预比较的指南,点击 Compare Summaries 可以实现指南之间的比较。

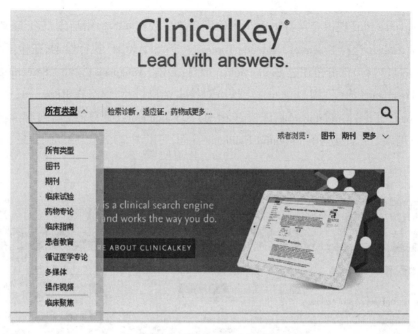

图 6-7　Clinical Key 主界面

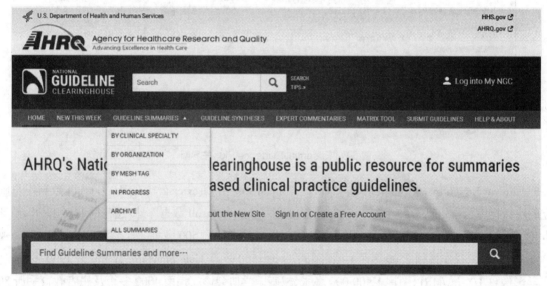

图 6-8　NGC 主界面

　　本例在检索框输入"colorectal cancer AND chemotherapy",点击"Search"到检索结果界面,然后浏览检索结果的指南标题判断是否满足要求,若符合要求,可点击指南名称,阅读指南概要(guideline summary)指导临床决策,同时,可以通过出版时间、目标人群特征、临床专业、组织的名称和类型、指南内容等实现检索结果的优化。

　　7. Cochrane Library(http://www.the cochrane library.com)

　　(1)简介:The Cochrane Library 是 Cochrane 协作网的主要产品,由 Wiley InterScience 公司出版发行,是一个提供高质量证据的数据库,也是临床研究证据的主要来源,主要内容包括:① Cochrane 系统评价库:

由系统评价全文和研究计划书 2 部分构成,主要收集由 Cochrane 系统评价各专业工作组在协作网注册后发表的研究计划书和系统评价全文;②疗效评价文摘库:包括非 Cochrane 协作网成员发表的普通系统评价的摘要,是对 Cochrane 系统评价的补充。其特色是唯一收录经过评选的系统性评论摘要,每篇摘要包括评论的概要及质量评语。主要用于检索目前是否有类似的非 Cochrane 系统评价发表;③ Cochrane 临床对照试验中心注册库:由 Cochrane 协作网临床对照试验注册中心进行管理,向 Cochrane 协作网系统评价工作组和其他制作系统评价的研究人员提供信息。信息的收集来自 Cochrane 协作网各中心、各工作组及志愿者通过手工检索和计算机检索,从医学杂志、会议论文集和其他来源收集随机对照试验或对照临床试验,并按规定的格式送到 Cochrane 协作网的对照试验资料库注册中心。计算机检索数据库包括从 MEDLINE 和 EMBASE 数据库等收集的随机对照试验或对照临床试验。大多数文献有摘要,是制作系统评价的必检数据库;④ Cochrane 协作网方法学文献注册数据库搜集关于方法学应用于对照试验的文献信息,包含从 Medline 数据库或人工查找的期刊文献、图书和会议论文集等。⑤卫生技术评估数据库:提供全世界已完成和进行中的健康技术评估数据(研究关于医学、社会学、伦理学和卫生医疗的经济性),目的是改善医疗质量和卫生保健的成本效益;⑥英国国家卫生服务部卫生经济评价数据库:可协助决策者从全世界搜集系统性的经济性评估,并鉴定其质量及优缺点;⑦ Cochrane 协作网的其他相关信息收录 Cochrane 协作网、协作网各工作组、网络和中心等的相关内容。

(2)检索规则:在检索框中可使用的检索运算符有:①逻辑运算符"AND""OR"和"NOT";②位置运算符"NEXT";③位置运算符"NEAR";④截词符"*"。

(3)检索方法:Cochrane Library 提供浏览功能,包括按主题(by topic)、Cochrane 系统评价协作组(CRG)(A-Z,by review group)、本期新入库的 Reviews(new reviews)、本期更新的 Reviews(updated reviews)等浏览,以及基本检索、高级检索和主题检索功能,这里主要介绍高级检索和主题检索。

1)高级检索:点击主页左上角 Advanced Search 进入高级检索界面,选择检索字段(全文、题目、作者、文摘、关键词、表格、出版物类型、出处和 DOI 等),输入检索词,点击 Go 执行检索,在检索结果界面点击 Add to Search Manager 将本次检索添加到检索历史中,方便组配检索。也可根据检索词的数量增加和减少检索行,点击检索项前的⊕和⊖,分别增加和减少一检索行。在高级检索界面可实现对检索条件进行选择和限定,进一步提高查准率。

2)主题检索:点击高级检索界面 Medical Terms (MeSH) 进入主题检索界面,在"enter MeSH term"检索框内输入检索词,在检索词输入框后选择副主题词(需要时),点击 Lookup 可查看输入检索词的主题词及其定义和树状结构,若想要移到 MeSH 树状结构的上位词,则只需点选位于树状结构上层的上位词即可。选好要查询的主题词后,选择 ◉ Explode all trees 选项会自动扩大检索结果。有些主题词不只一个树状结构,可选择是否包括所有的树状结构,或者只选择所需的树状词汇进行检索。点击 Add to Search Manager 将执行的主题检索添加到检索历史中,以便组配检索。

3)组配检索:在高级检索界面点击 Search Manager 进入检索历史界面,可显示已进行检索的检索策略和结果。在检索框内,可使用逻辑运算符将多个检索结果的检索序号组合在一起进行二次检索。

(4)检索示例

1)直肠癌检索:本例首先进行主题检索,在主题检索界面输入"colorectal cancer",点击 Lookup 查看"colorectal cancer"的主题词"Colorectal Neoplasms",点击 Add to Search Manager 将"colorectal cancer"的主题检索添加到检索历史中(图 6-9);其次进行高级检索,在高级检索界面输入"colorectal cancer"及其同义词,点击 Go 执行检索,点击 Add to Search Manager 将"colorectal cancer"的高级检索结果添加到检索历史中(图 6-10);最后实施组配检索,在检索历史界面,将"colorectal cancer"的主题检索结果与高级检索结果以 OR 的形式组合。

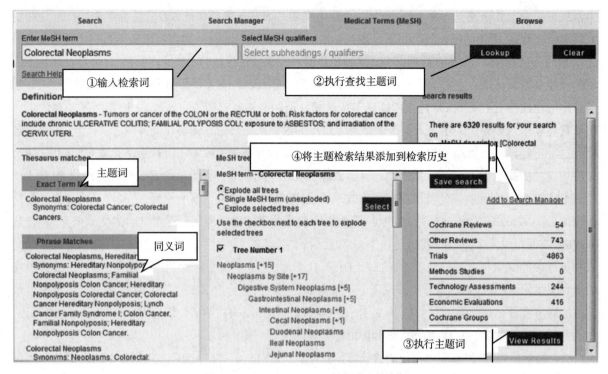

图 6-9　Cochrane Library 直肠癌主题检索

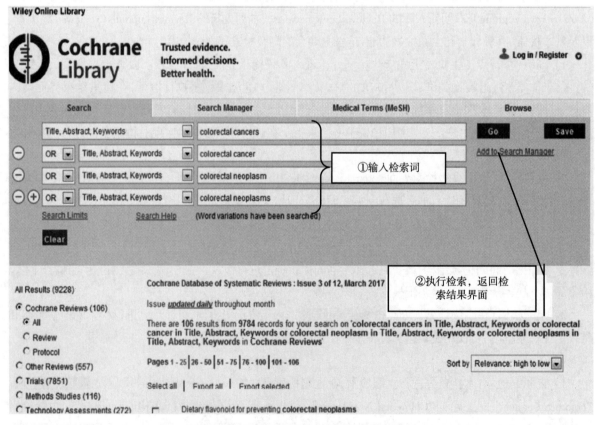

图 6-10　Cochrane Library 直肠癌高级检索

2）化疗检索：操作方法与结直肠癌检索操作方法相似，这里不再赘述。

3）直肠癌与化疗组配检索：在检索历史界面，将结直肠癌的检索结果与化疗的检索结果以 AND 的形式组配。

（5）检索结果处理：参考相关教材。

8. PubMed（http://www.pubmed.gov）

（1）简介：PubMed 由美国国家医学图书馆（National Library of Medicine，NLM）、国家生物技术信息中心（National Center for Biotechnology Information，NCBI）及国家卫生研究院（National Institutes of Health，NIH）开发，由 Medline、In Process Citations 和 Publisher Supplied Citations 三部分组成。

（2）检索机制与规则

1）词汇自动转换功能（automatic term mapping）：在检索提问框中键入检索词，系统将按 MeSH 转换表（MeSH translation table）、刊名转换表（journal translation table）、短语表（phrase list）和著者索引（author index）的顺序对检索词进行转换后再检索。要查验检索词的转换情况，可点击 Details。

2）截词检索功能：使用"*"进行截词检索。如键入 bacter*，系统会找到那些词根是 bacter 的单词（如 bacteria，bacterium，bacteriophage 等），并对其分别进行检索。如果这类词少于 600 个，会逐词检索，若超过 600 个，PubMed 将显示如下警告信息："Wildcard search for 'term*' used only the first 600 variations.Lengthen the root word to search for all endings"。截词功能只限于单词，对词组无效。使用截词功能时，PubMed 系统会自动关闭词汇转换功能。

3）强制检索功能：PubMed 的强制检索功能使用双引号（""）来执行。强制检索功能主要用于短语检索。如在检索提问框中键入 "Single cell"，系统会将其作为一个不可分割的词组在数据库的全部字段中进行检索。使用强制检索，PubMed 系统会自动关闭词汇转换功能。

（3）检索方法：PubMed 主要检索方法有：基本检索（search），主题词检索（MeSH database），刊名检索（journals database），单引文匹配检索（single citation matcher），批引文匹配检索（batch citation matcher），高级检索（advance search），专业询问（special queries）和临床查询（clinical queries）等。这里只介绍高级检索和主题词检索。

1）高级检索（advance）：在 PubMed 主页，点击 "Advanced" 进入 PubMed 高级检索界面，该界面提供了 Search Builder、Builder 和 History 三种功能。① Search Builder：点击 "Search Builder" 下方的 "Edit"，可在 Search Builder 输入框中直接编写检索表达式，然后点击下方的 "Search" 进行检索。一般情况下，Search Builder 与 Builder 是联合使用的。② Builder：在 All Fields（全部字段）下拉列表中选择检索字段，在检索框输入检索词后，可从输入框右侧的 "Show index list"（系统提供的与所输检索词相关的索引表）中选择具体的索引词或词组，并自动进入检索词输入框，此时系统会自动加双引号（""）进行精确短语检索。若检索词为多个，可通过布尔逻辑运算符 AND、OR、NOT 进行逻辑运算。检索表达式会自动添加到 "Search Builder" 输入框，点击其下方的 "Search" 执行检索。如检索标题或摘要中含有"hepatitis"或"hypertension"的文献时，先在第一个检索项的 All Fields 下拉列表中选择 Title/Abstract 字段，检索输入框中输入检索词 hepatitis，以同样的方式在第二个检索项中选择 Title/Abstract 字段，输入"hypertensionr"，两个检索项由左侧的运算符 OR 进行逻辑或的运算。可根据检索词的数量增加和减少检索行，点击检索词输入框后的"+"和"−"，分别增加和减少一检索行。③ History：检索历史主要用于查看检索策略，也可用于查看检索结果记录数量。显示内容包括检索号、检索式、检索结果数量和检索时间。要查看检索到的记录，直接点击检索结果数即可。在该状态下，可以通过点击检索序号，选择逻辑运算符，实现检索式的逻辑运算。点击 "Download history" 可下载检索式，点击 "Clear history" 可清除检索史。

2）主题词检索（MeSH database）：主题检索是指通过 MeSH 提供的词汇进行的检索，MeSH 检索可以帮助检索者查询该词表的主题词，并供检索者在检索文献时选择和使用。通过 MeSH 检索，可以从款目词引见到 MeSH 词，可看到 MeSH 词的定义和历史注释。点击具体的主题词进入主题词细览页面，还可组配副主题词，选择上位词或下位词检索，同时也可进行加权或扩展等检索选择。①单个主题词检索：点击主页 "MeSH Database"，在检索框内输入检索词（如 Leukemia），点击 "Search"，返回页面中第一个词一般即为该词的主题词,其下有该词的定义。若仅对该主题词所涉及文献进行检索,可直接在该词前的复选框中打"√",然后点击右侧的 PubMed Search Builder 下方的"Add to search builder",这时,检索框中即出现检索式:"Leukemia"[Mesh],点击"Search PubMed"执行检索。②多主题词检索:以检索 measles outbreaks 为例说明涉及两个以上主题词结合检索的实现方法。首先点击"MeSH Database",在检索框输入 measles,返回页面确认该词为主题词,在该词前的复选框中打"√",然后点击右侧的 PubMed Search Builder 下方的"Add to search builder",然后按照同样的步骤输入第二个主题词 outbreaks,其主题词形式为 Disease Outbreaks,选择 AND 后,点击"Add to search builder"返回包含检索式"Measles"[Mesh]AND"Disease Outbreaks"[Mesh]的检索确认框,此时可进一步修改,若确认无误,则点击"Search PubMed"执行检索。③主题词/副主题词组配检索:以查找 leukemia 的治疗(therapy)方面的文献为例来说明主题词与副主题词的组配检索的实现方式。首先点击"MeSH Database",在检索框中输入 leukemia,返回页面后,直接点击该主题词的链接,进入该主题词的副主题词组配界面,在 therapy 前方框内打"√",点击"Add to search builder"后即在检索框中显示检索式:"Leukemia/therapy"[Mesh],点击"Search PubMed"执行检索。

在副主题词的组配界面中,还可通过选择"Restrict to MeSH Major Topic"限定为加权检索,即找到以输入的主题词或主题词/副主题词为主要论点的文献;通过选择 Do not included MeSH terms found below this term in the MeSH hierarchy 终止 PubMed 默认的扩展功能,扩展是指将主题词及其下位词的文献一同检出。此外,还可以根据该页面下方显示的树状结构表进一步选择更为确切的主题词进行检索。

3)限制检索:PubMed 限制检索是对原有检索结果的进一步限定,以缩小检索范围和精确检索结果。限制条件选择位于检索结果页面的左侧,通过一系列过滤条件来实现此功能。使用限定检索后,检索新课题时需点击最终检索结果页左侧栏上方或检索结果数下方的"Clear all",清除检索条件,否则已限定的内容会继续保留。

当点击限定检索区域上方或下方的 Show additional filters,会显示更多的过滤器种类:文献类型(article types)、文本类型(text availability)、PubMed 读者评论(PubMed commons)、出版日期(publication dates)、研究对象(species)、语种(languages)、性别(sex)、主题(subject)、期刊类别(journal categories)、年龄(ages)和检索字段(search fields)),选中所需过滤器种类,点击"Show"按钮即可。

4)组配检索:在检索历史界面,通过布尔逻辑运算符实现对多个检索结果的组合检索。

5)临床询问检索:点击主页的"Clinical Queries"进入临床询问界面,提供临床研究类目检索(search by clinical study category)、系统评价检索(find systematic reviews)和医学遗传学检索(medical genetics searches),在检索框输入检索式,点击"Search"执行检索,浏览题目和摘要进行临床决策。

(4)检索示例

1)直肠癌检索:首先进行主题检索,在主题检索界面输入"colorectal cancer",点击 Search 查看"colorectal cancer"的主题词"Colorectal Neoplasms",在"Colorectal Neoplasms"前的复选框中打"√",接着选择右侧 PubMed Search Builder 下方 Add to search builder,检索框中即出现检索式:"Colorectal Neoplasms"[Mesh],点击 Search PubMed 执行检索;其次进行高级检索,在高级检索界面输入"colorectal cancer"及其同义词,即"colorectal neoplasia[Title/Abstract]OR adenomatous polyposis coli[Title/Abstract]OR gardner syndrome[Title/Abstract]OR colonic neoplasms[Title/Abstract]OR sigmoid neoplasms[Title/Abstract]OR colorectal neoplasms[Title/Abstract]OR rectal neoplasms[Title/Abstract]OR anus neoplasms[Title/Abstract]OR anal gland neoplasms[Title/Abstract]OR colorectal neoplasm[Title/Abstract]OR colorectal tumors[Title/Abstract]OR colorectal tumor[Title/Abstract]OR colorectal carcinoma[Title/Abstract]OR colorectal carcinomas[Title/Abstract]OR colorectal cancer[Title/Abstract]OR colorectal cancers[Title/Abstract]"点击 Add to history 返回检索历史界面;最后在检索历史界面进行组合检索,将"colorectal cancer"的主题检索结果与高级检索结果以 OR 的形式组合。

2）化疗检索：操作方法与结直肠癌检索操作方法相似，这里不再赘述。

3）结直肠癌与化疗组配检索：在检索历史界面，将结直肠癌的检索结果与化疗的检索结果以 AND 的形式组配。

（5）检索结果处理：参考相关教材。

9. EMBASE.com（http://www.embase.com）

（1）简介：EMBASE.com 由 Elsevier 公司推出，是针对生物医学和药理学领域信息、基于网络的数据检索服务，将 EMBASE（荷兰《医学文摘》）的 1100 多万条生物医学记录（1974 年以来）与 7000 多万条 MDELINE 特有的记录（1966 年以来）相结合，囊括了 70 多个国家／地区出版的 7000 多种期刊，为同时检索 EMBASE 和 MEDLINE 提供的网络平台。EMBASE.com 每天更新记录超过 2000 条（每年新增记录超过 50 万条），并对每个术语都进行标引，通常在收到期刊 10 日内添加新术语。与同类生物医学书目型数据库相比，EMBASE.com 突出展示药物文献及药物信息，覆盖各种疾病和药物信息，在资源收录方面尤其涵盖了大量欧洲和亚洲医学刊物。

（2）检索规则

1）布尔逻辑运算符：NOT、AND 和 OR。

2）使用自然语言检索，可用单词或词组进行检索，检索词组时需加单（双）引号。词序无关，且检索不分大小写。如 'heart infarction' 为词组检索，而 heart infarction 按 heart AND infarction 进行检索。

3）截词符：包括 * 和 ?，如 sul*ur=sulfur，sulphur，sulf? nyl=sulfonyl，sulfinyl。

4）临近符：(*n) 表示两个检索词之间可间隔数词，如 'acetylation *5 histones' 可检出 'acetylation of various kinds of xenopus histones'。

（3）检索方法：提供检索和浏览两种方式，其中检索方式提供 PICO 检索（PICO search）、快速检索（quick search）、高级检索（advanced search）、药物检索（drug search）、疾病检索（disease search）和论文检索（article search）等，浏览方式提供主题词检索（emtree）、浏览期刊（journals）和作者检索（authors）等，这里重点介绍高级检索和主题词检索。

1）高级检索（advanced）：在主页 Search ▼ 下拉菜单选择 Advanced 进入高级检索界面，在检索框输入检索词（单词、短语和检索式），点击 Search 完成检索。高级检索界面提供以下检索限制项：① Embase mapping options （检索式修饰）：Map to preferred term in emtree（匹配主题词检索）；Also search as free text in all fields（可作为关键词在全部字段中进行检索）；Explode using narrower emtree terms（可扩展检索包括被检索词及其所有下位词）；Search as broadly as possible（尽可能广泛的检索）；Limit to terms indexed in article as 'major focus'（限制检索词为主要概念主题词）；② Date limits （日期限定）；③ Field labels （字段限定）；④ Sources （数据来源：MEDLINE，EMBASE）；⑤ Quick limits （快捷限定）；⑥ Evidence Based Medicine （循证医学）；⑦ Publication types （出版物类型）；⑧ Article languages （语种）；⑨ Gender （性别）；⑩ Age groups （年龄）；⑪ Animal Study Types （动物研究类型）等。

2）主题词检索（emtree）：在主页 Browse ▼ 下拉菜单选择 Emtree 进入主题词检索界面。Find Term ：显示有关被检索词的记录，将检索词与其他查询词通过布尔逻辑运算符进行组配检索；点击具体的主题词，显示该主题词在树状结构中的位置及其同义词；Browse by Facet ：点击 "Browse by Facet" 选项后，显示出主题词词典的 14 个组成部分，再点击任意所需浏览的术语，将进一步显示该术语的下位类，可层层点击浏览。

3）组配检索：在检索历史界面，可使用布尔逻辑运算符将多个检索结果的检索序号组合在一起进行检索。

（4）检索示例

1）直肠癌组面检索：首先进行主题检索，在主题检索界面输入 "colorectal cancer"，点击 **Find Term** 查看 "colorectal cancer" 的主题词 colorectal cancer，点击 colorectal cancer 链接，进入该主题词界面，然

后点击依次 `Take this query to Disease Search` 和 `Search >` 执行主题检索；其次进行高级检索，在高级检索界面输入 OR 连接"colorectal cancer"及其同义词，即" 'colorectal neoplasia':ti,ab OR 'adenomatous polyposis coli':ti,ab OR 'gardner syndrome':ti,ab OR 'colonic neoplasms':ti,ab OR 'sigmoid neoplasms':ti,ab OR 'colorectal neoplasms':ti,ab OR 'rectal neoplasms':ti,ab OR 'anus neoplasms':ti,ab OR 'anal gland neoplasms':ti,ab OR 'colorectal neoplasm':ti,ab OR 'colorectal tumors':ti,ab OR 'colorectal tumor':ti,ab OR 'colorectal carcinoma':ti,ab OR 'colorectal carcinomas':ti,ab OR 'colorectal cancer':ti,ab OR 'colorectal cancers':ti,ab"点击 `Search` 实施检索；最后在检索历史界面进行组合检索，将"colorectal cancer"的主题检索结果与高级检索结果以 OR 的形式组合。

2）化疗组面检索：参照直肠癌组面检索方法进行化疗组面检索。

3）直肠癌组面 AND 化疗组面检索：在检索历史界面，将直肠癌组面与化疗组面以 AND 的形式组合。

（5）检索结果处理：参考相关教材。

10. Web of Science（http://www.webofknowledge.com）

（1）简介：Web of Science 收录了 12 000 多种世界权威的、高影响力的学术期刊，学科范围涵盖了自然科学、工程技术、生物医学、社会科学、艺术与人文等领域。通过 Web of Science 可检索 Science Citation Index Expanded（SCIE，科学引文索引扩展版）、Social Sciences Citation Index（SSCI，社会科学引文索引）和 Arts & Humanities Citation Index（A&HCI，艺术人文引文索引）三大引文数据库和化学数据库以及会议录引文索引-科学版（Conference Proceedings Citation Index-Science，CPCI-S）和会议录引文索引-社会科学与人文科学版（Conference Proceedings Citation Index-Social Science & Humanities，CPCI-SSH）。

（2）检索规则

1）输入检索词的英文字母不区分大小写：可使用大写、小写或混合大小写进行检索。如 AIDS、Aids 以及 aids 检索结果相同。

2）布尔逻辑运算：检索运算符（AND、OR、NOT）不区分大小写。在"主题"字段中可使用 AND，但在"出版物名称"或"来源出版物"字段中不能使用。

3）位置运算：NEAR/x，表示由该运算符连接的检索词之间相隔指定数量的单词的记录，该规则也适用于单词处于不同字段的情况，但在"出版年"字段中不能使用；SAME：主要用于地址字段检索中，使用 SAME 可查找该运算符所分隔的检索词出现在同一地址中的记录。

4）通配符：所有可使用单词和短语的检索字段均可使用通配符。星号（*）表示任何字符组，包括空字符；问号（?）表示任意一个字符，对于检索最后一个字符不确定的作者姓氏非常有用；美元符号（$）表示零或一个字符，对于查找同一单词的英国拼写和美国拼写非常有用。

5）短语检索：加引号可进行精确短语检索，这一功能仅适用于"主题"和"标题"字段检索。如果输入以连字号、句号或逗号分隔的两个单词，词语也将视为精确短语。

6）运算符的优先顺序为：( )>NEAR/x>SAME>NOT>AND>OR，可利用圆括号来提高运算优先级。

（3）检索方法：Web of Science 主页上列有多种检索方法供选择：基本检索，作者检索，被引参考文献检索，化学结构检索和高级检索等。这里只介绍基本检索和高级检索。

1）基本检索：进入 Web of Science 数据库即可进入基本检索界面，提供 15 个可供检索的字段，在该界面可进行单一检索，也可进行组合检索。检索步骤：①输入检索词或检索式；②选择检索字段：点击 🔽 展开下拉列表，选择检索字段名。当检索条件有多个时，可以根据检索条件点击"+ 添加另一字段"增加检索行。③点击 `AND 🔽` 展开下拉列表，选择逻辑运算符；④限制检索时段；⑤点击 `检索` 进行检索。

2）高级检索：点击 Web of Science 数据库检索界面 `高级检索`，进入高级检索界面。高级检索提供更灵活的组合查询条件，使文献的检索定位更加准确。检索步骤：①在检索框直接输入由布尔逻辑运算符、检索字段简称和检索词构成的检索表达式；②限制检索语种、文献类型和时间跨度等；③点击 `检索` 进行检索。还可对检索结果进行二次检索。在检索结果界面 精练检索结果 下面的输入框中输入检索词,点击 🔍 完成检索。

（4）检索示例

1）直肠癌组面检索：在高级检索界面输入 "colorectal cancer" 及其同义词,即：TS=（'colorectal neoplasia' or 'adenomatous polyposis coli' or 'gardner syndrome' or 'colonic neoplasms' or 'sigmoid neoplasms' or 'colorectal neoplasms' or 'rectal neoplasms' or 'anus neoplasms' or 'anal gland neoplasms' or 'colorectal neoplasm' or 'colorectal tumors' or 'colorectal tumor' or 'colorectal carcinoma' or 'colorectal carcinomas' or 'colorectal cancer' or 'colorectal cancers'）,点击 检索 实施检索。

2）化疗组面检索：参照直肠癌组面检索方法进行化疗组面检索。

3）直肠癌组面 AND 化疗组面检索：在检索历史界面,将直肠癌组面和化疗组面以 AND 的形式组合。

（5）检索结果处理：参考相关医学文献 / 信息教材。

11. BIOSIS Previews　BIOSIS Previews（BP）数据库由原美国生物学文摘生命科学信息服务社（Biosciences Information Service of Biological Abstracts，BIOSIS）（现隶属于 Thomson Scientific）编辑出版的文摘、索引型数据库,是世界上规模较大、影响较深的著名生命科学信息检索工具之一。由《生物学文摘》（*Biological Abstracts*，*BA*）和《生物学文摘 / 报告、述评、会议资料》（*Biological Abstracts/Report*，*Reviews and Meetings*，*BA/RRM*）组合而成,收集了 1969 年以来世界上 100 多个国家和地区的 6000 多种生命科学方面的期刊和 1650 多个国际会议、综述、书籍和来自美国专利商标局的专利信息。内容涉及生命科学的所有领域,主要包括传统领域（分子生物学、植物学、生态与环境科学、医学、药理学、兽医学、动物学）,跨学科领域（农业、生物化学、生物医学、生物技术、试验临床、兽医药学、遗传学、营养学、公共卫生学）和相关领域（仪器、试验方法等）。数据每周更新,最早回溯至 1926 年。通过 Web of Knowledge 检索平台检索 BP 数据库,其检索规则和方法与 Web of Science 相同,这里不再赘述。

12. 中国生物医学文献数据库（http://www.Sinomed.ac.cn/zh/）

（1）简介：中国生物医学文献数据库（China Biomedical Literature Database，CBM）作为中国生物医学文献服务系统（SinoMed）数据库之一,是中国医学科学院医学信息研究所开发研制的综合性中文医学文献数据库。收录 1978 年以来的 1800 多种中国期刊以及汇编资料、会议论文的文献题录。年增长量约 50 万条。覆盖了基础医学、临床医学、预防医学、药学、中医学及中药学等生物医学的各个领域。

（2）检索规则

1）布尔逻辑运算符：用于组配检索词和检索结果,分别为 AND、OR 和 NOT。

2）通配符：可检索词根相同词尾不同的检索词。？替代任一半角字符或任一中文字符,如"血？动力",可检出含有"血液动力""血流动力"等检索词的文献;* 替代任意个字符,如"肝炎 * 疫苗",可检出含有"肝炎疫苗""肝炎病毒基因疫苗""肝炎减毒活疫苗""肝炎灭活疫苗"等检索词的文献。

3）检索词含有特殊符号"–""（"时,需要用英文半角双引号标识检索词,如 "1,25-（OH）$_2$D$_3$"。

4）常用字段：由中文标题、摘要、关键词、主题词四个检索项组成。

5）智能检索：实现检索词及其同义词（含主题词）的扩展检索。

6）精确检索：检索结果与检索词完全匹配的一种检索方式,适用于关键词、主题词、作者、分类号、刊名等字段。

7）限定检索：可以对文献的年代、文献类型、年龄组、性别、研究对象等特征进行限定。

（3）检索方法：提供快速检索、高级检索、主题检索、检索式组配检索、限定检索、定题检索、分类检索、期刊检索、作者检索和索引检索等,这里主要介绍高级检索、主题检索和检索式组配检索。

1）高级检索：主界面点击 高级检索 进入高级检索界面,选择常用字段并输入检索词,检索词本身可使用通配符,检索词之间还可使用逻辑运算符,同时可选择是否进行智能检索,然后依次点击 ↑发送到检索框 和 检索 即可。

2）主题检索：主界面点击 主题检索 进入主题检索界面，在"检索入口"后的下拉菜单选择中文主题词或英文主题词，输入检索词（可选用主题词的同义词、相关词、上位词、下位词），点击 查找 ，显示含该检索词的主题词轮排表。在主题词轮排表中，浏览选择主题词，在主题词注释表中了解主题词注释信息和树形结构，选择是否扩展检索、加权检索以及副主题词和副主题词扩展检索选项，点击 主题检索 即可。

3）检索式组配检索：点击 检索历史 进入检索史界面，可显示已进行检索的检索策略和检索结果。在检索框内，使用布尔逻辑运算符将多个检索结果的检索序号组合在一起进行检索。

4）检索示例：①直肠癌组面检索：首先进行主题检索，在主题检索界面输入"直肠癌"，点击 查找 查看"直肠癌"的主题词**直肠肿瘤**，点击**直肠肿瘤**链接，进入该主题词界面，然后依次点击 发送到检索框 和 主题检索 执行主题检索；其次进行高级检索，在高级检索界面选择智能检索，然后依次输入"直肠癌"及其同义词，检索词之间利用逻辑运算符 OR 链接，点击 检索 即可；最后在检索历史界面进行组合检索，将"直肠癌"的主题检索结果与基本检索结果以 OR 的形式组合。②化疗组面检索：同法进行直肠癌组面检索。③直肠癌组面 AND 化疗组面检索：在检索历史界面，将直肠癌组面与化疗组面以 AND 的形式组合即可。

5）检索结果处理：参考相关教材。

13. 中国知网（http://www.cnki.net）

（1）简介：中国学术期刊网络出版总库（China Academic Journal Network Publishing Database，简称CAJD），是目前世界上最大的连续动态更新的中国学术期刊全文数据库，收录了 1994 年至今（部分刊物回溯至创刊）国内出版的 8000 多种学术期刊，分为 10 个专辑（基础科学、工程科技Ⅰ、工程科技Ⅱ、农业科技、医药卫生科技、哲学与人文科学、社会科学Ⅰ、社会科学Ⅱ、信息科技、经济与管理科学），10 个专辑进一步分为 168 个专题。

（2）检索方法：提供高级检索、专业检索、作者发文检索、句子检索和一框式检索，这里只介绍高级检索和专业检索。

1）高级检索：点击主页 高级检索 进入 CAJD 高级检索界面，检索步骤：①选择检索字段：系统提供的检索字段有主题、篇名、关键词、作者、单位、刊名、ISSN、CN、期、基金、摘要、全文、参考文献和中图分类号；②输入检索词：在相应检索框内输入检索词，并选择该检索词的匹配方式（精确或模糊）；当检索条件有多个时，可以根据检索条件点击 + 和 - 增加和减少检索行，最多可以增加到 7 行；③合理选择检索条件之间的逻辑关系（并且、或者和不含）进行组合检索。它们的优先级相同，即按先后顺序进行组合；④添加完所有检索条件后，点击 检索 执行检索。

2）专业检索：专业检索使用布尔逻辑运算符和关键词构造检索式进行检索，用于图书情报专业人员查新、信息分析等工作。点击主页 专业检索 进入专业检索界面。检索步骤：①选择检索范围；②填写检索条件；③点击 检索 进行检索。

构造检索条件注意：①用专业检索语法表中的运算符构造表达式，也可通过页面中的**检索表达式语法**帮助构建检索式，同一个检索字段可以有几个检索词，它们之间用 *（并且包含）、+（或者包含）、-（不包含）连接；②多个检索项的检索表达式可使用"AND"、"OR"、"NOT"布尔逻辑运算符进行组合，且三种布尔逻辑运算符的优先级相同，可用英文半角圆括号"（   ）"改变组合顺序；③所有符号和英文字母，都必须使用英文半角字符；④布尔逻辑运算符前后要空一个字节。

（3）检索示例：对化疗治疗直肠癌的检索采用专业检索进行检索，在专业检索界面的检索框中输入"SU=（直肠癌 + 肛门癌 + 直肠肿瘤 + 肛门肿瘤 + 肛腺肿瘤 + 肛周腺肿瘤）AND SU=（药物疗法 + 化学疗法 + 化疗 + 化学治疗）"，点击 检索 完成检索。

（4）检索结果处理：参考相关教材。

14. 万方数据知识服务平台（http://www.wanfangdata.com.cn）

（1）简介：万方数据知识服务平台的中国学术期刊数据库收录 1998 年至今的理、工、农、医、经济、教育、文艺、社科、哲学政法等学科的 7600 多种期刊,核心刊 3000 种,年增 300 万篇,周更新 2 次。独家收录中华医学会系列期刊 122 种,中国医师协会系列期刊 20 种。2009 年 6 月,万方数据股份有限公司面向广大医院、医学院校、科研机构、药械企业及医疗卫生从业人员推出医学信息整合服务平台——万方医学网。

(2)检索方法

1)高级检索:点击主页"跨库检索"进入高级检索界面,系统默认为三个检索框,可通过单击"+""-"来增加或减少检索框的数量,每个检索框都可通过下拉菜单选择检索字段,并可选择模糊和精确两种匹配模式,字段间可选择"与""或""非"三种逻辑关系。

2)专业检索:点击主页"专业检索"进入专业检索界面,可按照 PQ 表达式的语法规则自行输入检索式,也可通过页面中的"可检索字段"功能提供的帮助构建检索式来进行检索。

在高级检索和专业检索模式下,均可设定检索的时间范围;利用"推荐检索词"功能为用户推荐与输入与课题相关的检索用词;还可浏览和导出检索历史。

(3)检索示例:对化疗治疗直肠癌的检索采用专业检索进行检索,在专业检索界面的检索框中输入"【主题:(直肠癌)+ 主题:(肛门癌)+ 主题:(直肠肿瘤)+ 主题:(肛门肿瘤)+ 主题:(肛腺肿瘤)+ 主题:(肛周腺肿瘤)】*【(主题:(药物疗法)+ 主题:(化学疗法)+ 主题:(化疗)+ 主题:(化学治疗)】",点击 检索 完成检索。

(4)检索结果处理:参考相关教材。

(田金徽)

学习小结

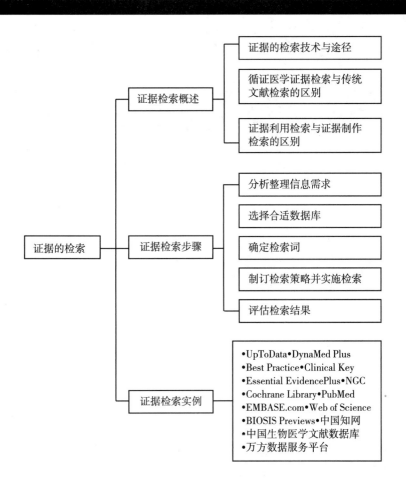

推荐阅读材料

1. GUYATT GH, RENNIE D, MEADE MO, et al. Users' Guides To The Medical Literature：A Manual for Evidence-Based Clinical Practice（Third Edition）[M]. McGraw-Hill Education：USA, 2014.

2. STRAUS SE, GLASZIOU P, RICH- ARDSON WS HAYNES RB. Evidence-Based Medicine：How to Practice and Teach it. Fourth Edition. Edinburgh：Churchill Livingstone, 2010.

3. 杨克虎. 卫生信息检索与利用. 第2版. 北京：人民卫生出版社, 2014.

复习参考题

1. 在检索临床证据时，如何选择合适的数据库？如何构建检索策略？

2. 临床医生用于解决临床问题的证据检索与用于生产高质量证据的文献检索有何不同？

第七章　病因问题循证实践

学习目标

掌握	病因问题循证实践的基本步骤；病因学证据的循证评价与应用。
熟悉	病因研究方法学；病因学研究证据质量分级及检索常用数据库和检索策略。
了解	病因概念与病因模型；病因学研究的步骤与病因推断。

　　疾病的病因学研究是正确认识疾病发生和流行规律的基础，也是准确诊断、有效预防和治疗疾病的科学基础。开展病因和危险因素的循证分析与评价，对于疾病的准确诊断、有效治疗和预后评估，以及疾病的群体防治，均具有十分重要的意义。

临床病例 7-1

　　某男，28 岁，近半年来出现上腹部不适和隐痛、嗳气、反酸、恶心、呕吐等。胃镜检查发现胃窦小弯处直径 2.3cm 的圆形溃疡病灶，实验室检查显示，幽门螺杆菌培养阳性。医生确诊其为胃溃疡，并进行抗溃疡和清除幽门螺杆菌治疗。

　　采集病史时，患者回忆说，其父亲也是 20 多岁时患胃溃疡，8 年前 51 岁时因胃癌死亡。患者随即询问医生自己的胃溃疡也会发展为胃癌吗？

第一节　提出和构建病因问题

　　在临床实践中，患者常常问医生"我为什么会得这个病？"，这就是个病因学问题。它主要涉及如何识别疾病的原因及危险因素。对于胃癌患者可以提出的病因学问题包括：发病的原因是什么？危险因素有哪些？环境与遗传因素哪个作用更大？是否与幽门螺杆菌（*helicobacter pylori，H.pylori*）有关等。

　　构建病因学问题的基本要素为患者 / 人群（patient/population）、暴露因素（exposure）、对照组（control）和结局（outcome），可概括为 PECO 格式。对于感染幽门螺杆菌的胃癌患者，探讨其胃癌发病与幽门螺杆菌是否有关，可以构建以下病因问题（表 7-1）。

表 7-1　探讨胃癌发病与幽门螺杆菌关系的病因问题

患者/人群（patient/population）	暴露因素（exposure）	对照组（comparison/control）	结局（outcome）
胃癌患者/感染幽门螺杆菌人群	幽门螺杆菌	无胃癌者/未感染幽门螺杆菌人群	胃癌发病

第二节　检索证据

一、病因学研究的基本知识

（一）病因概念与病因模型

1. 病因概念　从预防医学的角度，病因是疾病发生中起重要作用的事件、条件、特征，或者这些因素的综合，没有这些因素的存在，疾病就不会发生。

2. 危险因素（risk factor）　是指那些使人群疾病发生概率升高的因素。

3. 病因模型　在病因概念发展历程中，代表性的病因学说有特异性病因学说和多病因学说，后者具有代表性的模式有流行病学三角、轮状模型和病因网络模型。

（1）特异性病因学说：亦称单病因学说，是指特定微生物引起特定疾病，每一种疾病都拥有特异性病原体。特异性病因学说为推动病因学研究做出了巨大贡献，至今仍有重要的科学价值。

（2）三角模型（triangle model）：亦称流行病学三角（epidemiologic triangle），表达了疾病的发生是由病因、宿主和环境三要素相互作用的结果（图 7-1）。三要素各占等边三角形的一个角，当三者处于动态平衡时，人们呈健康状态，一旦某个要素发生变化，强度超过三者维持平衡的最高限度，将打破平衡，导致疾病的发生。

（3）轮状模型（wheel model）：是把环境和宿主作为一个整体，宿主处于环境包围之中，类似轮状，外轮为环境（又分为生物、理化和社会环境），轮轴为宿主（包括遗传内核），强调了环境和宿主的关系（图 7-2）。该模型较三角模型更接近实际，尤其是对于慢性非传染性疾病，尽管病因还不十分清楚，但一定存在于宿主和环境之中。因此，该模型有助于探索病因和防治疾病。

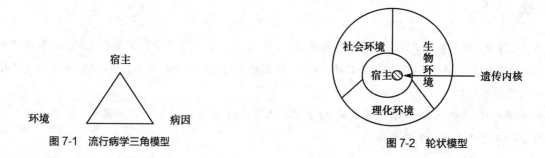

图 7-1　流行病学三角模型　　　　图 7-2　轮状模型

（4）病因网络模型（web of causation）：是将多种病因按时间顺序连接起来，形成一个病因链；多个病因链交错连接起来形成网状，因此称病因网络模型（图 7-3）。该模型可以提供完整的病因因果关系路径。

（二）病因研究方法学

1. 随机对照试验（randomized controlled trial，RCT）　将来自同一总体的研究人群随机分为实验组和对照组，研究者对实验组人群施加某种干预措施，对照组给予标准措施或安慰剂，随访并比较两组人群的结局差异，从而验证研究假设和判断干预措施效果的一种前瞻性、实验性研究方法（图 7-4）。

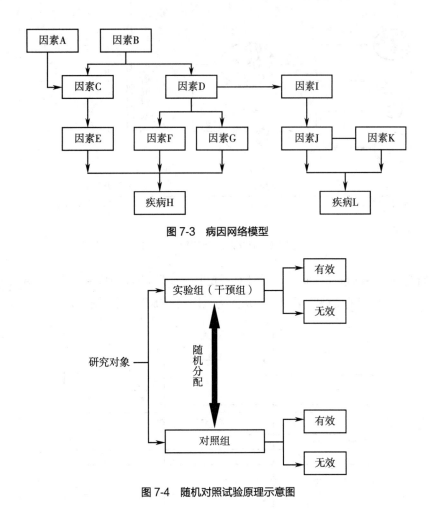

图 7-3 病因网络模型

图 7-4 随机对照试验原理示意图

2. 队列研究（cohort study） 将人群按是否暴露于某可疑因素及其暴露程度分为不同的亚组，追踪其各自的结局，比较不同亚组之间结局发生率的差异，从而判定暴露因素与结局之间有无因果关联及关联大小的一种观察性研究（图 7-5）。

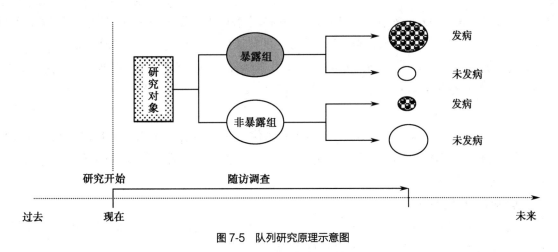

图 7-5 队列研究原理示意图

3. 病例对照研究（case control study） 以当前已经确诊患有某特定疾病的病人作为病例组，以不患有该病但具有可比性的人作为对照组，通过询问、实验室检查或复查病史，收集研究对象既往各种可能的暴露因素的暴露史，测量并比较病例组与对照组中各因素的暴露比例，从而判定该因素与疾病之间是否存在关联（图 7-6）。

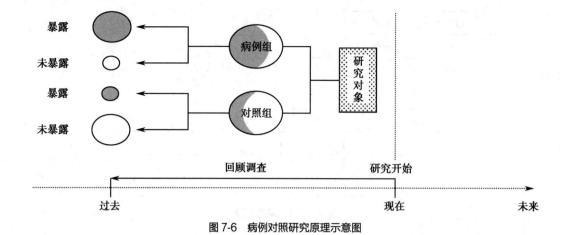

图 7-6　病例对照研究原理示意图

4. 横断面研究(cross-sectional study)　通过对特定时点(或期间)和特定范围内人群中的疾病或健康状况和有关因素的分布情况的资料收集、描述,从而为病因研究提供线索(图7-7)。

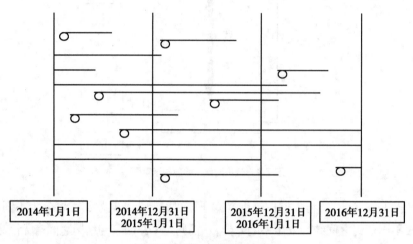

图 7-7　横断面调查原理示意图

5. 病例报告(case report)　对临床上某种罕见病的单个病例或少数病例进行研究的主要形式,通常是对单个病例或几个病例的临床表现、诊断及治疗中发生的特殊情况或经验教训等的详尽临床报告。

6. 病例分析(case series)　对一组(可以是几例、几十例、几百例甚至是几千例)相同疾病患者的临床资料进行整理、统计、分析并得出结论。与病例报告相比,病例分析常常是利用已有资料进行分析,属于回顾性研究。

7. 生态趋势研究(ecological trend study)　连续观察不同人群中某因素平均暴露水平的改变和(或)某种疾病发病率、死亡率变化的关系,了解变动趋势,比较暴露水平变化前后疾病频率的变化情况,为建立病因假设提供线索(图7-8)。

(三)病因学研究的步骤

流行病学病因研究的步骤一般是采用描述性研究发现病因线索,再运用逻辑推理形成病因假说,然后通过分析性研究检验假说,最终采用实验性研究验证假说。

1. 收集病因线索　描述性研究是发现病因线索的主要方法。可采用病例报告、病例分析、现况研究、生态学研究和历史常规资料分析,以及探索性病例对照研究等方法,结合现有理论知识,通过分析描述性研究所获得的疾病分布资料,发现疾病发生的特点及不同时间、地区、人群间的差异,从中找出与疾病相关的因素或线索。

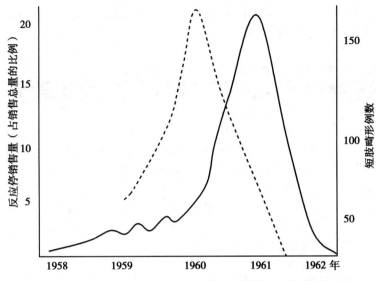

图 7-8　西德反应停销售总量(虚线)与短肢畸形例数(实线)的时间分布

2. 形成病因假说　应用 Mill 准则等逻辑推理方法(求同法、求异法、共变法、类推法和排除法)对所发现的病因线索归纳演绎,形成病因假说。值得注意的是,假说具有易变性,应该在研究的过程中根据具体情况对假说做出适当的调整,使假说与真实的病因更接近。

3. 检验病因假说　所建立的病因假说是否确切,具有科学性,尚需专门设计的分析性研究方法来检验。常用方法有病例对照研究和队列研究。通常是先采用验证性病例对照研究,可以反复多次进行检验,必要时再采用队列研究进行进一步检验。

4. 验证病因假说　在分析性研究检验病因的基础上,若进一步做实验性研究,则有助于证实因果关系。

(四)病因推断

病因推断是确定所观察到的疾病与暴露因素间的关联是否为因果关联的过程。通过流行病学研究方法初步建立的疾病与某个(某些)因素之间的联系,还需要通过科学分析和推断,排除疾病与暴露因素之间的联系是否为虚假联系、间接联系和随机误差,才能最终确定这些联系是否为真实的病因(图 7-9)。

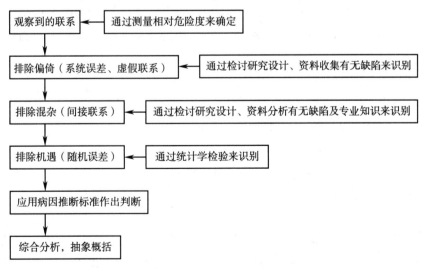

图 7-9　病因推断步骤与方法示意图

(五)病因学研究证据质量分级

Bob Phillips、Chris Ball、David Sackett 等临床流行病学和循证医学专家于 1998 年共同制定了证据分级标准,并在 2001 年 5 月正式发表于英国牛津循证医学中心网站,涉及治疗、预防、病因、危害、预后、诊断、经济学分析等 7 个方面,病因学部分见表 7-2。

表 7-2 2001 年牛津证据分级与推荐强度标准病因学部分

推荐强度	证据级别	病因研究
I 级	I a	同质性随机对照试验的系统评价
	I b	可信区间窄的随机对照试验.
	I c	观察结果为"全或无"(某干预措施推行前某病病死率为 100%,推行后低于 100%,或推行前某病患者存在死亡或治疗失败现象,推行后无死亡或治疗失败)
II 级	II a	同质性队列研究的系统评价
	II b	单个队列研究(包括低质量的随机对照试验,如随访率低于 80%)
	II c	结局性研究*
III 级	III a	同质性病例对照研究的系统评价
	III b	单个病例对照研究
IV 级	C	系列病例观察(包括低质量的队列研究和病例对照研究)
V 级	D	专家意见或基于生理、病理生理和基础研究的证据

注:*结局性研究是指描述、解释、预测某些干预或危险因素对最终结局的作用和影响的研究

二、选择数据库和制订检索策略

(一)选择数据库

首先检索经他人评估和筛选过的循证医学资源如 Best Evidence,Clinical Evidence,Cochrane library,Uptodate,Evidence Based Mental Health 和 Trippdatabase 等,可以提高检索效率。如果未检索出需要的信息,再进一步检索未经筛选的信息资料,如 PubMed、EMBASE、Biosis、ISI Web of Knowledge、中国生物医学数据库等。

(二)制订检索策略

系统评价尤其是随机对照试验的系统评价客观总结了有关的文献资料,是论证强度最高的证据。因此,在回答病因问题时,应先检索是否有针对该问题的系统评价。初级检索时可根据 PECO 原则确定关键词;高级检索时推荐使用以下主题词和副主题词。

1. 推荐检索病因学证据的主题词　Risk、Risk Factors、Risk Ratio、Odds Ratio、Cross-sectional Studies、Analytic Studies、Case-control Studies、Cohort Studies、Longitudinal Studies、Prospective Studies、Retrospective Studies、Follow-up Studies。

2. 推荐检索病因学证据的副主题词　etiology(et)。

3. 推荐的关于病因学证据的检索策略(高级检索)

(1)(risk$ or cohort$ or follow-up or predict$ or case control$).ti.ab.sh.

(2)(case control$).ti.ab.sh.

(3)(cause$ or causat$ or causing or causal$ or etiol$).ti.ab.sh.

针对上述临床病例,以"Helicobacter pylori""Gastric ulcer""Gastric cancer"为检索词,首先检索循证知识库,找出相关的专题筛选和记录。再检索未经筛选类数据库,以 PubMed 为例,可使用主题词检索,在检索框中输入"Helicobacter pylori Gastric cancer AND cohort study",获得 375 篇文献(检索日期:2017 年 10 月 15 日)具体情况由数据库决定。经过阅读摘要和全文筛选,发现 1 篇发表在 SCANDINAVIAN JOURNAL OF GASTROENTEROLOGY 杂志的大型队列研究十分符合本临床病例提出的问题。最后综合判断两库的检索和筛选结果,我们选择了 Ilkka Vohlonen 等的队列研究"Risk of gastric cancer in Helicobacter pylori infection in a 15-year follow-up"来解答该临床问题。

第三节 评价证据

病因学研究证据只有经过严格评价,表明其具有内部真实性、临床重要性和适用性(表 7-3),才能应用于人群疾病防治或循证临床实践,对疾病的防治产生积极作用。

表 7-3 病因学研究证据评价内容与标准

评价内容	评价标准
内部真实性	1. 证据来自何种研究设计类型
	2. 研究对象是否明确定义,组间可比性如何
	3. 随访时间是否足够以至于结局得以出现,应答率高低
	4. 研究结果是否满足病因推断标准
	(1)联系的时序性
	(2)联系的可重复性
	(3)联系的剂量-反应关系
	(4)生物学合理性
	(5)分布的一致性
	(6)实验证据
	(7)联系的可逆性
	(8)联系的特异性
重要性	1. 关联的强度的大小
	2. 关联强度的精确度高低
适用性	1. 自己关注的人群与证据中研究对象是否有差异性
	2. 自己关注的人群中该暴露因素的暴露比例

一、内部真实性评价

内部真实性(internal validity)是指就该证据本身而言,其研究设计是否科学严谨、研究方法是否合理、统计分析是否正确、结论是否可靠等。病因学证据的适用性主要从以下 4 个方面进行评价。

(一)证据来自何种研究设计类型

不同类型研究设计证实病因的能力存在明显差别。在对病因学研究证据进行评价时,必须考虑证据来自何种研究设计类型(表 7-4)。

表 7-4 病因学研究设计方案的可行性与论证强度

研究设计类型	可行性	论证强度
随机对照试验	---	++++
队列研究	++	+++
病例对照研究	+++	++
横断面调查	++++	+
病例报告、病例分析、生态趋势研究	++++	±

该研究为芬兰的一项大型前瞻性队列研究,共纳入 12 016 名年龄 50~65 岁的男性,因此具有较强的论证强度

(二)研究对象是否明确定义,有无明确的诊断标准、纳入标准和排除标准,组间除了所研究的暴露因素外,其他所有重要特征是否相似,可比性优劣。

上述队列研究中正常健康组(SPG1 25$^+$μg/L,HpAb<30),幽门螺杆菌感染组(SPG1 25$^+$μg/L,HpAb>30),以及慢性萎缩性胃炎组(SPG1<25μg/L)均有严格的定义。结局变量即胃癌的发生数据来源于权威的数据

库信息(芬兰癌症登记中心),准确可靠。暴露组和非暴露组的年龄相仿,血液样本采集的时间以及 SPG1 和 HpAb 的实验检测时间、方法、判定标准等均一致,因此可认为两组间具有较好的可比性。

(三) 随访时间是否足够以至于结局得以出现及应答率高低

对于潜伏期较长的慢性病,还应该存在一个必要的潜伏期。通常认为当失访率、无应答率达到 10% 时将影响研究结果的真实性,达到 20% 时将严重影响研究结果的真实性。

上述队列研究的随访时间为 1994~2011 年,共 181 118 人时。据报道胃癌的潜伏期一般为 2~3 年,最长可达 10 年,因此本研究中随访时间足够长,以至于结局得以出现。因此,可以认为该随访结论较为可靠的。

(四) 研究结果是否满足病因推断标准

1. 联系的时序性(temporality of association) 是指从时间的先后顺序来看,因在前,果在后。即先存在可疑因素,然后发生结局(发病或死亡),这是因果联系成立的必要条件。

2. 联系的可重复性(consistency of association) 是指不同研究者在不同时间、地区、人群中得出一致性的结论。结果重复出现次数越多,因果联系存在的可能性越大。多数研究结果的一致性有助于因果联系的判定,但是由于各个研究的条件不同,当出现不同结果时,也不能否认因果联系的存在,应仔细寻找造成结果差异的原因。

3. 联系的剂量-反应关系 在可疑因素为定量或等级资料时,如果人群发生某病的危险性随着暴露剂量和强度的增加而增大,称该因素与疾病的发生存在剂量-反应关系(dose-response relationship)。若某因素与疾病之间存在剂量-反应关系,则该研究因素与疾病存在因果联系的可能性较大,但在未观察到剂量-反应关系时,不能否定因果联系的存在。

4. 生物学合理性(biologic plausibility of association) 是指研究因素与疾病的联系与现有的理论知识不矛盾,符合疾病自然史和生物学原理,即在科学上言之有理,可以用现有科学知识进行合理的解释。合理性的判断受到科技发展水平和评判者知识背景和能力的局限,不能因为没有现有知识支持而贸然否定因果联系的存在。

5. 联系的一致性(coherence of association) 疾病与暴露因素在时间、地区和人群中的分布状况相一致时,该研究因素与疾病存在因果联系的可能性较大。由于疾病的多因性,因此,联系缺乏一致性时,也不能否定因果联系的存在。

6. 实验证据(experimental evidence) 若观察到的两事件之间的联系可得到实验室研究的支持,则其因果关系成立的可能性大。有的因素在实验室研究中虽未发现明确的致病物质,但并不能否定因果关系。

7. 联系的可逆性(reversibility of association) 如果对某可疑因素干预后研究疾病的发病率下降,则表明二者存在因果联系。有些疾病的病因很快引起不可逆的病理过程,即使去除暴露,也无法出现逆转,此时不能以没有逆转而否定因果联系。

8. 联系的特异性(specificity of association) 特定因素导致特定疾病,该疾病必然由该因素引起。一般认为,如果存在联系的特异性,则因果联系成立的可能性较大。但由于一个因素可引起多种疾病,一种疾病也由多种因素引起,因此,当联系不存在特异性或特异性差时,亦不能因此而排除因果关系的可能性。

上述研究为前瞻性队列研究,病因发生在前,疾病发生在后,即幽门螺杆菌感染在前,胃癌发生在后,满足病因推断中最重要的一点即联系的时序性,还可直接计算测量胃癌危险强度的指标。此外幽门螺杆菌感染引起胃癌发病具有合理的生物学机制解释,因此,可以认为该研究结论很大程度上可证实两者之间的病因联系。

二、临床重要性评价

证据的临床重要性(clinical importance)是指其是否具有临床应用价值。病因学研究中以联系强度

（*RR*、*OR*、*HR* 等）来评价证据的临床意义。

（一）联系强度（strength of association）

联系强度以 *RR* 值或 *OR* 值来测量。*RR* 或 *OR* 越是远离 1，则该研究因素与疾病存在因果联系的可能性越大（表 7-5），重要性也越大。因为客观世界事物间存在的联系绝大多数属于一般性联系或弱联系，因此联系强度弱并不能否定因果关系。

表 7-5 相对危险度与关联的强度

相对危险度		关联的强度
0.9~1.0	1.0~1.1	无
0.7~0.8	1.2~1.4	弱
0.4~0.6	1.5~2.9	中等
0.1~0.3	3.0~9.9	强
≤0.1	10~	很强

（Monson，1980）

上述队列研究计算了相对危险度（risk ratios，*RR*）。相对于胃黏膜正常组（非暴露组），幽门螺杆菌感染组（暴露组）发生远端胃癌，胃贲门癌和全部胃癌的 *RR* 值分别为 6.0、5.7 和 5.8，结果表明幽门螺杆菌感染者发生远端胃癌，胃贲门癌和全部胃癌分别是胃黏膜正常组的 6.0，5.7 和 5.8 倍。可见幽门螺杆菌感染与胃癌的发病关联强度强。

（二）联系强度的精确度（precision of association）

联系强度指标的 95% 可信区间大小反映精确度高低。区间大说明精确度低，反之，精确度高。研究的精确度与研究结果的重要性关系密切，高精确度的研究重要性大。

本研究给出了 *RR* 的 95% 可信区间，（远端胃癌：*RR*=6.0，95%*CI* 2.3~19.0；胃贲门癌：*RR*=5.7，95%*CI* 1.3~52.0；全部胃癌：*RR*=5.8，95%*CI* 2.7~15.3），远端胃癌、胃贲门癌和全部胃癌的 95% 可信区间均不包含 1，说明远端胃癌、胃贲门癌和全部胃癌的 *RR* 有统计学意义。95% 可信区间较宽，则可能是由于胃癌的发病例数太小所造成的。

三、适用性评价

证据的适用性（applicability）即外部真实性（external validity），是指研究结果与推论对象或目标人群以外的其他人群真实情况的符合程度，即研究结果在目标人群以及日常临床实践中能够重复再现的程度。病因学证据的适用性主要从以下两个方面进行评价。

1. 自己关注的人群与证据中研究对象在人口学特征、环境因素、社会条件与文化习俗等方面是否差异很大，以至于研究结果无法应用。

2. 自己关注的人群中该暴露因素的暴露比例有多大。若自己关注的人群中该暴露因素的暴露比例很低，则即使该暴露因素的 *RR* 值很大，精度也甚高，它对你所关注人群的病因作用也微乎其微。

本章临床案例为男性患者，与研究中的对象情况相似，且我国幽门螺杆菌的感染率较高。因此，该男性患者发展为胃癌的风险可参考研究中的结论，即发生远端胃癌的风险是正常者的 6.0 倍（95%*CI* 2.3~19.0）。

第四节 应用证据

将经过严格评价可获得真实可靠并具有重要临床应用价值的最佳证据应用于指导疾病的临床诊治和人群防治决策，可以显著提高防治工作水平和成效。对于经过严格评价为无效甚至有害的防治措施则应予以否定,停止执行。对于尚难以确定并有期望的防治措施,可作为进一步研究的内容。

将最佳证据应用于自己关注的人群或患者进行决策时,务必遵循个体化原则,结合人群所处的自然与社会环境,或患者接受相关诊治决策的价值取向以及具体的医疗环境和技术条件,才能实现最佳决策并顺利实施,取得预期成效。

第五节　后效评价

最佳病因学证据经过人群防治或临床实践应用后,若在人群疾病防治中取得良好成效,或促进了临床诊治和预后改善,就应当全面认真地总结经验,进一步推广应用。若效果不佳,就应当认真剖析应用证据过程中是否存在问题及其原因,总结教训,重新查找证据,严格评价证据,根据实际情况正确使用证据,并再次对实施效果进行评价。

例如,我国在对乙肝病毒与肝癌的病因学问题进行10多年的系统研究后,于20世纪90年代中期开始推行易感人群接种乙肝疫苗预防乙型病毒性肝炎和肝癌均取得很好的防治效果。同时,关于某些人对乙肝疫苗反应性不好、免疫维持时间短等问题也依然在研究中。

针对本章临床案例,医生需告知患者相比正常者,幽门螺杆菌感染者有发生胃癌的风险,但是只要积极进行抗溃疡和清除幽门螺杆菌治疗,可降低胃癌的发生危险。

因此,可以给患者以下几点建议:

1. 积极进行抗溃疡和清除幽门螺杆菌治疗。

2. 树立战胜疾病的信心,消除不良情绪,积极配合治疗。

3. 科学合理饮食,避免摄入辣椒、浓茶等辛辣刺激性食物。

（许能锋）

学习小结

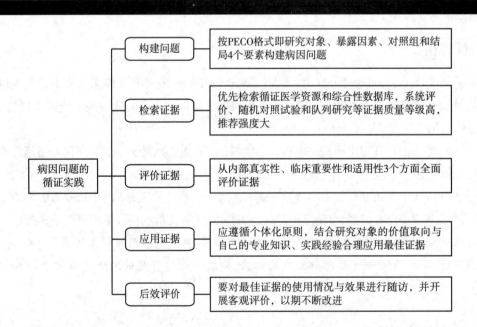

	构建问题	按PECO格式即研究对象、暴露因素、对照组和结局4个要素构建病因问题
病因问题的循证实践	检索证据	优先检索循证医学资源和综合性数据库,系统评价、随机对照试验和队列研究等证据质量等级高,推荐强度大
	评价证据	从内部真实性、临床重要性和适用性3个方面全面评价证据
	应用证据	应遵循个体化原则,结合研究对象的价值取向与自己的专业知识、实践经验合理应用最佳证据
	后效评价	要对最佳证据的使用情况与效果进行随访,并开展客观评价,以期不断改进

复习参考题

1. 如何提出并构建病因学循证问题?

2. 如何评价病因学证据?

3. 应用病因学证据时应考虑哪些因素?

第八章 诊断问题循证实践

学习目标	
掌握	诊断问题循证实践的步骤。
熟悉	诊断试验真实性评价的关键点。
了解	诊断试验准确性指标的计算。

在临床实践过程中,疾病的正确诊断是临床医师进行有效治疗的前提和必备的技能,也关系到患者的预后。临床医师为了做出正确的诊断,需花费大量的时间阅读文献,同时结合个人经验采用多种诊断方法以达到诊断目的,但难免存在片面性和盲目性。实际上,在选择和采用诊断试验时,不但要了解诊断试验的特征、属性和适用范围,还应该应用循证医学方法对诊断试验进行评价,这将有助于临床医师合理选择可靠、正确、实用的诊断性试验,科学地解释诊断试验的各种结果,从而提高诊断疾病的准确性提供科学依据。

临床病例 8-1

患者女性,32 岁,已婚,因面色苍白、头晕、乏力 1 年余,近 2 个月病情加重伴心悸来就诊。主诉:近 1 年前无明显诱因出现面色苍白、头晕、乏力,近 2 个月病情加重伴心悸曾到医院门诊部检查,并给予铁剂口服治疗 1 周。患者进食正常,无挑食习惯。睡眠好,体重无明显变化。尿色无异常,无便血和黑便,无鼻出血和齿龈出血。既往身体健康,无胃病史,无药物过敏史。结婚 8 年,月经初潮 14 岁,7 天 /27 天,末次月经 2 周前,近 2 年月经量增多,近 1 年来更加明显。

诊断问题:能否通过血清铁蛋白检测达到确诊缺铁性贫血的目的?

第一节 提出和构建临床问题

缺铁性贫血已成为世界范围内高发病率营养缺乏疾病之一。在发展中国家,约 30%~40% 的幼儿和妇女缺铁。由于该患者近两年月经量增多,而这也是女性慢性贫血的主要原因之一,加之无力、头昏等症状。根据医生的经验,可能为贫血,但缺铁和其他原因造成贫血的可能性各占一半。与骨髓涂片铁染色检查比较,血清铁蛋白检查具有患者痛苦小,费用低的优点。要回答案例问题,首先要回答血清铁蛋白检查能否准确诊断缺铁性贫血? 如果可以,该女性血清铁蛋白为 30μg/L,我们能否现在诊断该患者患有缺铁性贫血?

为了快捷地获得最佳证据,将上述临床问题按照 PICO 原则分解,构建成易于检索相关证据的临床问题。

  P:缺铁性贫血患者

  I:血清铁蛋白检测

  C:骨髓涂片铁染色检查

  O:缺铁性贫血的最终诊断

第二节　检索证据

一、诊断试验的基础知识

（一）诊断试验的定义

  诊断试验（diagnostic test）指临床上用于疾病诊断的各种试验,涉及临床采用的各种诊断手段和方法。可为疾病正确诊断及其鉴别诊断提供重要依据;也可用于判断疾病的严重程度;估计疾病的临床过程、治疗效果及其预后;筛选无症状的患者和检测药物不良反应等。包括:①病史和体检所获得的临床资料;②各种实验室检查(如生化、血液学、免疫学、病理学检查等);③各种影像学检查(如 X 线、B 超、CT、PET/PET-CT、MRI 及放射性核素等);④其他特殊器械检查(如心电图、内镜等);⑤各种公认的诊断标准(如各种自身免疫性疾病的联合诊断标准等)。

（二）金标准的定义

  金标准（gold standard）又称为标准诊断试验（standard diagnostic test）、参考标准（reference test）等,是指当前医学界公认的诊断疾病最可靠的诊断方法,或一种广泛接受/认可的具有高敏感度和高特异度的诊断方法。对大多数疾病而言,活体病理组织检查、手术探查、尸体解剖等均是具有普遍意义的金标准,也可由专家制定并得到的临床诊断标准和长期临床随访所获得的肯定诊断作为金标准。金标准的选择应结合临床具体情况,如肿瘤诊断应选用病理检查,胆石症以手术发现为金标准。若金标准选择不当,会造成对研究对象"有病"和"无病"的错误分类,从而影响对诊断试验的正确评价。

（三）诊断试验评价指标

  评价诊断试验准确性的指标包括敏感度、特异度、似然比、ROC 曲线等。诊断试验临床应用性指标包括阳性预测值和阴性预测值等。为了便于理解,根据诊断试验的结果和金标准的结果建立一个四格表(表8-1)。

表 8-1　评价诊断性试验的四格表

诊断性试验	金标准		
	患病	未患病	合计
阳性	a（真阳性）	b（假阳性）	a+b（阳性人数）
阴性	c（假阴性）	d（真阴性）	c+d（阴性人数）
合计	a+c（患病人数）	b+d（非患病人数）	a+b+c+d（受检总人数）

  1. 敏感度与假阴性率

  （1）敏感度（sensitivity, SEN）:又称真阳性率（true positive rate, TPR）,是实际患病且诊断试验结果阳性的概率。反映被评价诊断试验发现患者的能力,该值愈大愈好,敏感度只与患病组有关。能够诊断出尚处于初期或早期的目标疾病的诊断试验,或能够反映出目标疾病微小变化的诊断试验为敏感性诊断试验。

$$SEN = \frac{a}{a+c} \times 100\%$$

（2）假阴性率（false negative rate，*FNR*）：又称漏诊率（omission diagnostic rate，β），是实际患病但诊断试验结果为阴性的概率。与敏感度为互补关系，也是反映被评价诊断试验发现患者的能力，该值愈小愈好。

$$FNR = \frac{c}{a+c} \times 100\% = 100\% - 敏感度$$

2. 特异度与假阳性率

（1）特异度（specificity，*SPE*）：又称真阴性率（true negative rate，*TNR*），是实际未患病且诊断试验结果为阴性的概率，反映鉴别未患病者的能力，该值愈大愈好。特异度只与未患病组有关。用于鉴别诊断的诊断试验特异度达到 85% 以上者可称为高特异度的诊断试验。

$$SPE = \frac{d}{b+d} \times 100\%$$

（2）假阳性率（false positive rate，*FPR*）：又称误诊率（mistake diagnostic rate，α），是实际未患病而诊断试验结果阳性的概率。与特异度为互补关系，也是反映鉴别未患病者的能力，该值愈小愈好。

$$FRP = \frac{b}{b+d} \times 100\% = 100\% - 特异度$$

3. 似然比（likelihood ratio，*LR*）　在应用敏感度和特异度评价诊断试验时，两者彼此需独立进行。但实际诊断试验中两者的关系存在本质的联系，是相互牵制，不可截然分开。不同的诊断试验临界值具有不同的敏感度和特异度。敏感度升高，特异度下降；特异度升高，敏感度下降。因此，评价诊断试验时仅描述敏感度和特异度远不能反映诊断试验的全貌。似然比是反映敏感度和特异度的复合指标，可全面反映诊断试验的诊断价值，且非常稳定，比敏感度和特异度更稳定，更不受患病率的影响。

（1）阳性似然比（positive likelihood ratio，*LR*+）：*LR*+ 为出现在金标准确定患病的受试者阳性试验结果与出现在非患病受试者阳性试验结果的比值大小或倍数，即真阳性率与假阳性率之比，因此，*LR*+ 越大，表明该诊断试验误诊率越小，也表示患目标疾病的可能性越大。

$$LR + = \frac{真阳性率}{假阳性率} = \frac{SEN}{1-SPE}$$

（2）阴性似然比（negative likelihood ratio，*LR*-）：*LR*-为出现在金标准确定患病的受试者阴性试验结果与出现在非患病受试者阴性试验结果的比值大小或倍数，即假阴性率与真阴性率之比，因此，*LR*-越小，表明该诊断试验漏诊率越低，也表示患目标疾病的可能性越小。

$$LR - = \frac{假阴性率}{真阴性率} = \frac{1-SEN}{SPE}$$

4. 准确度与约登指数

（1）准确度（accuracy，*AC*）：表示诊断试验中真阳性例数和真阴性例数之和占全部受检总人数的百分比。反映正确诊断患病者与非患病者的能力。准确度高，真实性好。

$$AC = \frac{a+d}{a+b+c+d} \times 100\%$$

（2）约登指数（Youden's index，*YI*）：又称正确诊断指数，是一项综合性指标。该指数常用来比较不同的诊断试验。约登指数在 0~1 间变动。判断诊断试验能正确判断患病和非患病的总能力，约登指数越大，其真实性越高。

$$约登指数 = （敏感度 + 特异度）- 1$$

5. 患病率与预测值

（1）患病率（prevalence，*P*）：是指金标准诊断的阳性患者占全部受检总人数的的比例，不是自然人群中的患病率。

$$P = \frac{a + c}{a + b + c + d} \times 100\%$$

（2）预测值（predictive Value，PV）：是反映应用诊断试验的检测结果来估计受试对象患病或不患病可能性大小的指标。根据诊断试验结果的阳性和阴性，将预测值分为阳性预测值和阴性预测值。

阳性结果预测值（positive predictive value，PV+）指诊断试验结果为阳性者中真正患者所占的比例。对于 1 项诊断试验来说，PV+ 越大，表示诊断试验阳性后受试对象患病的概率越高。

$$PV + = \frac{a}{a + b} \times 100\%$$

阴性结果预测值（negative predictive value，PV–）指诊断试验结果为阴性者中真正无病者所占的比例，PV–越大，表示诊断试验阴性后受试对象未患病的概率越高。

$$PV - = \frac{d}{c + d} \times 100\%$$

在影响预测值的因素中，除诊断试验的敏感度、特异度，还有该人群中疾病的患病率。预测值与三者的关系如下：

$$PV + = \frac{P \times SEN}{P \times SEN + (1 - P) \times (1 - SPE)}$$

$$PV - = \frac{(1 - P) \times SPE}{P \times (1 - SEN) + (1 - P) \times SPE}$$

其中 P 为目标人群的患病率，SEN 为敏感度，SPE 为特异度。

当患病率固定时，诊断试验的敏感度越高，则阴性预测值越高；当敏感度达 100% 时，若诊断试验结果阴性，则可肯定受试对象无病。诊断试验的特异度越高，则阳性预测值越高；当特异度达 100% 时，若诊断试验阳性，则可肯定受试对象有病。

当诊断试验的敏感度和特异度确定后，阳性预测值和患病率成正比，阴性预测值和患病率成反比。一般人群中某病的患病率越高，所诊断的病例数就越多，阳性预测值也就越高。但对患病率低的疾病，即使诊断试验的敏感度和特异度均较高，其阳性预测值也不高。所以将诊断试验用于普通人群疾病筛查时，因患病率很低，会出现很多假阳性，阳性预测值也会很低。

6. 验前概率和验后概率　验前概率（pre-test probability）是临床医师根据患者临床表现及个人经验对该患者患目标疾病可能性的估计值。验后概率（post-test probability）主要指诊断试验结果为阳性或阴性时，对患者患目标疾病可能性的估计。验前概率和验后概率常被用来评价诊断试验。临床医师希望了解当诊断性试验为阳性时，患目标疾病的可能性有多大，阴性时排除某病的可能性有多大，这就需要用验后概率来进行估计。如果验后概率相对验前概率改变越大，则该诊断性试验被认为越重要。

（1）验前比（pre-test odds）＝ 验前概率 /（1–验前概率）

（2）验后比（post-test odds）＝ 验前比 × 似然比

（3）验后概率 ＝ 验后比 /（1+ 验后比）

7. 诊断比值比　诊断比值比（diagnostic odds ratio，DOR）指患病组中诊断试验阳性的比值（真阳性率与假阴性率之比）与非患病组中诊断试验阳性的比值（假阳性率与真阴性率之比）。

$$DOR = \frac{a/c}{b/d}$$

8. ROC 曲线下面积　ROC 曲线即受试者工作特性曲线（receiver operator characteristic curve，ROC curve）。诊断试验结果以连续分组或计量资料表达结果时，将分组或测量值按大小顺序排列，将随意设定出多个不同的临界值，从而计算出一系列的敏感度 / 特异度（至少 5 组），以敏感度为纵坐标，"1–特异度"

为横坐标绘制出曲线叫 ROC 曲线。因 ROC 曲线由多个临界值相应的敏感度和假阴性(1–特异度)构成，曲线上各点表示相应临界值的敏感度和特异度，故 ROC 曲线综合反映了诊断试验的特性，即诊断试验对目标疾病的诊断价值，也可以确定诊断试验最佳临界点，若患病率接近 50% 左右时，最接近左上角那一点，可定为最佳临界值点。当患病率极低或甚高时，其最佳界值点可不在最接近左上角那一点。ROC 曲线下面积(area under curve, AUC)反映诊断试验的准确性。ROC 曲线下面积范围在 0.5~1 之间。面积为 0.5 时，与图中斜线下的面积相同，即说明该诊断试验没有诊断价值，面积在 0.5~0.7 之间准确性较低，面积在 0.7~0.9 之间有一定的准确性，面积 >0.9 则准确性较高，ROC 曲线下面积的大小可用于比较不同诊断试验的诊断效率。最直接的 AUC 计算方法可根据梯形原理，目前常用估计 AUC 及其标准误是非参数统计方法，AUC 面积的 95%CI 为 AUC ± 1.96SE。

(四)诊断试验的目的及其设计

诊断试验可用于评估新诊断方法的诊断效能、诊断/判断疾病的严重程度、疾病筛查、估计疾病的临床过程及其预后、考核治疗效果，估计对治疗的反应、监测药物不良反应等。

1. 诊断试验分期　以评估新诊断试验的诊断效能为例，诊断试验的设计通常采用横断面设计，包括诊断试验的准确性和可靠性等方面。通常讨论的是诊断试验的准确性，从一个诊断指标最初在实验室被发现，到最后作为诊断试验进入临床应用，基本需要 3 个阶段，Ⅰ 期是探索阶段，通常包括少量患者，比较确诊有病和健康者中诊断试验的表现。Ⅱ 期是挑战阶段，将新诊断试验与另一个已存在的诊断试验相比，通常会增加研究对象，在更大范围的患者中评价其表现，包括不易诊断的患者和临床上需要鉴别诊断的对照，如有合并症或其他潜在混淆的状况。前两期通常是回顾性病例对照研究。Ⅲ 期是临床阶段，其目标是尽可能准确和无偏倚地获得诊断试验准确性和相对准确性的估计。估计诊断试验准确性的研究人群应尽可能接近目标人群，通常是大样本前瞻性研究，以避免回顾性研究常发生的偏倚。

2. 诊断试验的类型　诊断试验的研究类型一般可分为两种：基于诊断性随机对照试验(diagnostic randomized controlled trial, D-RCT)和基于诊断准确性试验(diagnostic accuracy test, DAT)，主要包括病例对照研究和队列研究。在图 8-1 中，左图为诊断性随机对照试验，患者被随机分配到新诊断方法检查组或旧诊断方法检查组，根据分配结果接受最佳的治疗；右图为诊断准确性试验，患者同时接受新诊断方法(一种或多种)和标准诊断方法(金标准)。再计算新诊断方法与标准诊断方法相比较的准确性(第一步)。要判断新诊断方法对患者重要结局的准确性，研究人员还要基于后续或以前的研究结果，对关于连续治疗和对患者(被新诊断方法或标准诊断方法确定为患病或未患病)可能的结局提出假设(第二步)。

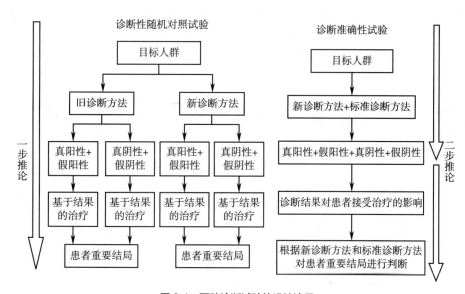

图 8-1　两种诊断试验的设计流程

（五）诊断试验的实施

1. **确立金标准**　金标准是用于确诊患者是否患有某种疾病的一个试验，或一系列试验，或一套诊断流程。理想状态的金标准应该具有方便、可及、临床易于接受和零差错等特点。

2. **选择研究对象**　纳入诊断试验的患者需要有合适的疾病谱，以保证样本具有代表性，即研究中所检查患者的疾病谱与诊断试验在临床应用时患者的疾病谱相同。①研究者想利用这个诊断试验解决什么临床问题？故临床问题的定义决定研究时患者的选择；②患者的样本是否有代表性？经金标准确诊的患研究疾病的患者需要一定合适的病程/病情，应包括早、中、晚期患者，或轻、中、重型患者，且各期比例与临床一致；③由金标准证实未患研究疾病患者的其他特征尽可能与患研究疾病的患者相似，理想样本是那些临床需要鉴别诊断的患者；④样本越有代表性，对研究疾病的判断就越准确。

3. **样本量估算**　进行诊断试验研究时需要一定的样本量，以准确估计研究中的误差及降低研究中的抽样误差。样本量过小，诊断试验的准确性指标可能不稳定，影响对诊断试验结果的评价。诊断试验样本量常根据被评价诊断试验的敏感度和特异度分别计算研究所需的患者数和非患者数，应用总体率的样本含量计算方法。

4. **同步独立、盲法比较测量结果**　所谓"独立"指所有研究对象都要同时进行诊断试验和金标准的测定，不能根据诊断试验的结果有选择地进行金标准测定。原则上要求所有研究对象都经过"金标准"的评价以确定是否患有研究的疾病。所谓"盲法"指诊断试验和金标准结果的判断或解释相互不受影响。这里涉及两个概念，①金标准的判断是否盲法？意为金标准结果的判定与诊断试验的结果无关；②诊断试验判断是否盲法？意为诊断试验结果的判断不受金标准结果的影响。

5. **诊断试验的可靠性分析**　诊断试验的可靠性，又称重复性。是指诊断试验在完全相同条件下，进行重复试验获得相同结果的稳定程度。对计量资料，可采用标准差及变异系数来表示。对计数资料，可采用观察符合率与卡帕值（Kappa value）表示。

（六）诊断试验报告

Lijmer JC 等在研究中发现许多研究设计缺陷都导致过高估计诊断准确性研究结果。设计差的研究可能获得对诊断试验准确性过度夸大的结果，导致诊断试验在尚不成熟的情况下过早地用于临床，可能误导医生在个体患者的治疗中做出错误的决策。同时，一项设计实施良好的诊断研究，不一定有高质量的报告。很多杂志上发表的诊断研究因未能提供足够信息用以判断该诊断试验的敏感度和特异度，因而无法评价诊断试验的质量。具有方法学缺陷的研究往往会人为地夸大试验结果。为了规范和提高诊断性试验研究报告的质量，诊断准确性研究报告标准（Standards for Reporting Diagnostic Accuracy，STARD）指导委员会提取可能有用的条目形成一份清单。经研究者、编辑及相关专业组织成员在共识会议中讨论后最终制定出一份诊断准确性研究报告清单（表 8-2）和流程图（图 8-2）。

表 8-2　STARD 诊断准确性研究报告清单

内容及主题	条目	描述
标题、摘要与关键词		
	1	能够判断是一篇诊断准确性研究（建议采用医学主题词表中的敏感度和特异度）
前言		
	2	陈述研究问题或研究目的，如评估诊断试验的准确性或比较不同诊断试验的准确性，不同研究对象群体之间的准确性
方法		
研究对象	3	描述研究对象的纳入与排除标准，数据收集的机构和研究场所
	4	描述研究对象募集是基于存在某症状、各种检查结果，还是基于研究对象已经接受的被评价诊断试验或金标准
	5	描述研究对象的抽样是否根据上述条目 3 和条目 4 中纳入标准连续纳入研究对象，若不是，需详细描述研究对象选择依据

内容及主题	条目	描述
诊断方法	6	描述数据收集的设计是在被评价诊断试验和金标准前（前瞻性研究）还是之后（回顾性研究）
	7	描述金标准及其使用的合理性
	8	描述被评价诊断试验和金标准的材料和方法的技术要点，包括何时、何种方法进行各种测量及被评价诊断试验和（或）金标准的参考文献
	9	描述被评价诊断试验和金标准的定义、原理，所使用单位，及采用的界值、结果分类方法
	10	描述实施和读取被评价诊断试验和金标准结果人员数量、是否经过培训及其技术专长
	11	描述被评价诊断试验和金标准评判结果的人员是否设盲（即盲法实施），同时描述结果评价者可能获得的其他任何相关临床信息
统计学方法	12	描述计算或比较被评价诊断试验准确性的各项指标的计算方法，描述结果的精确性（如95%可信区间）
	13	若进行了可重复性研究，描述可重复性计算的方法
结果		
研究对象	14	描述研究实施的时间，包括研究对象募集的起止时间
	15	报告研究对象的人口学和临床特征（如年龄、性别、症状呈现的情况、有无并发症、当前治疗、研究对象入组的场所）
	16	报告满足纳入标准的研究对象人数、接受和未接受被评价诊断试验或金标准的人数、描述研究对象未能接受被评价诊断试验或金标准的原因（建议使用流程图）
试验结果	17	报告研究对象接受被评价诊断试验和金标准之间的时间间隔，及在此期间接受的任何干预措施
	18	报告具有目标状态的研究对象中疾病严重程度（给出明确定义）的分布；没有目标状态的研究对象报告其他疾病分布
	19	按金标准分类分别报告被评价诊断试验结果（包括不明确的和缺失的结果），列出四格表，对连续性结果变量，按金标准分类分别报告连续变量分布
	20	报告被评价诊断试验和金标准中出现的任何不良事件
效应估计	21	报告被评价诊断试验准确性的效应值及统计学的不确定性指标（如95%可信区间）
	22	报告被评价诊断试验无法解释结果、不确定性结果和中间结果的处理方法
	23	报告被评价诊断试验准确性和有效性的不同亚组、不同读取结果者和不同分中心间不同
	24	若可能，报告诊断试验可重复性的估计
讨论		
	25	讨论研究结果的临床适用性

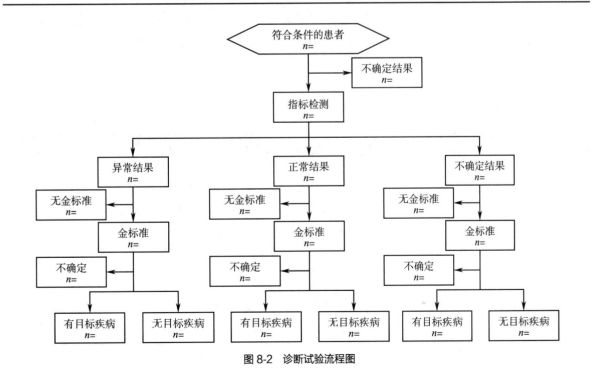

图 8-2　诊断试验流程图

（七）诊断试验的质量评价

目前，评价诊断试验质量主要采用 QUADAS（quality assessment for diagnostic accuracy studies）-2。QUADAS-2 主要由 2 个维度、4 个方面的二维表组成（表 8-3）：其中，偏倚风险评估维度（内部真实性）分别评估病例选择，待评价诊断试验，金标准，失访、金标准和待评价试验检测的间隔时间等 4 个方面，而适用性维度（外部真实性）仅评估前 3 个方面。

表 8-3　QUADAS-2 评价诊断试验的标准

评价领域	病例选择	待评价诊断试验	金标准试验	失访、金标准和待评价试验检测的间隔时间
描述	描述病例选择的方法 描述纳入病例的情况（前期检查、当前的结果、计划采用的待评价试验和背景等）	描述待评价诊断试验及其实施的过程并对其结果进行解释	描述金标准及其实施的过程并对其结果进行解释	描述未接受待评价诊断试验和金标准的检测的病例以及未纳入 2×2 列连表的病例 描述进行待评价诊断试验和金标准的时间间隔和中间进行的干预情况
标志性问题（是/否/不确定）	病例的选取是连续入组还是随机抽样入组 是否避免病例对照研究设计 研究是否避免了不合理的排除标准	待评价诊断试验的结果解释是否是在不知晓金标准试验结果的情况下进行 若设定了阈值，是否为事先确定	金标准是否能准确区分有病、无病状态 金标准的结果解释是否是在不知晓待评价诊断试验结果的情况下进行	金标准和待评价诊断试验检测的间隔时间是否合理 是否所有的连续样本或随机选择的样本均接受了金标准 是否所有的连续样本或随机选择的样本均接受了待评价诊断试验 是否所有的连续样本或随机选择的样本均进行了统计分析
偏倚风险（高/低/不确定）	患者选择是否会引进偏倚	待评价诊断试验的实施和解释是否会引入偏倚	金标准的实施和解释是否会引入偏倚	失访或退出患者是否引入偏倚
临床适用性（高/低/不确定）	是否考虑纳入患者与系统评价中提出问题中的患者相匹配	是否考虑待评价诊断试验的实施和解释与系统评价中提出问题中的待评价试验相匹配	是否考虑金标准的实施和解释与系统评价中提出问题中的金标准相匹配	

（八）诊断试验研究证据分级

对诊断试验研究证据分级能够使证据使用者了解证据的适用范围，从而正确地使用证据。1998 年，由临床流行病学和循证医学专家 Bob Phillips、Chris Ball 和 David Sackett 等人共同制定了新的分级标准，2001 年 5 月正式发表于英国牛津循证医学中心的网络上，涉及治疗、预防、病因、危害、预后、诊断、经济学分析等 7 个方面，诊断部分方面见表 8-4。

表 8-4　牛津证据分级与推荐意见诊断部分

推荐级别	证据水平	诊断部分
I 级	I a	同质性一流水平的诊断试验的系统评价或有试验基础可靠的临床指南
	I b	全部患者均同步做金标准和诊断试验检查且作独立的盲法比较
	I c	绝对的特异度高即阳性患者则可确诊；绝对的敏感度高即阴性患者则可排除
II 级	II a	同质性的但水平低于 I 级的诊断试验的系统评价
	II b	①均同步作了金标准及诊断试验，也进行了独立盲法比较但研究对象局限且不连贯 ②验证尚未确认的临床指南
III 级		研究对象并未全部作金标准检查，但作了适当指标的独立盲法比较
IV 级		没有独立利用金标准或未作盲法试验
V 级		专家意见（缺乏严格评价或仅依据经济理论）

二、选择数据库和制定检索策略

（一）选择数据库

如何在相关数据库中快速获取所需要的诊断性研究证据,掌握检索方法和技巧十分重要,包括检索词和数据库的选择、检索策略的制订等。由于不同诊断性研究在设计、实施、统计分析、结果解释和论文报告等方面存在的差异,研究的质量、结果的真实性和可靠性及适用性也不同。因此,在循证医学实践中,建议根据 Haynes 等 2009 年提出的信息资源分类的"6S"模型进行逐级检索。

1. 经过循证评估和筛选的诊断信息资源
- UpToDate
- Best Evidence
- EBM Guideliness
- Medion 数据库
- IFCC 数据库
- Cochrane Library

2. 未经过循证评估和筛选的诊断信息资源
- PubMed
- EMBASE.com
- 中国生物医学文献数据库

（二）制定检索策略并实施检索

在实施检索时,根据 PICO 原则确定检索词,建议首先经过循证评估和筛选的诊断信息资源,制定的检索策略要注意检索的敏感度和特异度。为了更为简便和快捷的在相关数据库中检索诊断性研究,针对本案例,我们确定缺铁性贫血、血清铁蛋白检测(表 8-5)。

表 8-5 检索词列表

主题概念		主题词	同义词
疾病	英文	"Anemia, Iron-Deficiency" [Mesh] 'iron deficiency anemia'/exp	ferriprive anaemia, ferriprive anemia, hypochrome anaemia, hypochrome anemia, hypochromic anaemia, hypochromic anemia, hypochromic iron deficiency anaemia, hypochromic iron deficiency anemia, hypochromic microcytic anaemia, hypochromic microcytic anemia, hypoferrous anaemia, hypoferrous anemia, iron deficiency anaemia, iron deficiency anemia, iron deficient anaemia, iron deficient anemia, iron refractory anaemia, iron refractory anemia, microcytic hypochromic anaemia, microcytic hypochromic anemia, sideropenic anaemia, sideropenic anemia 等
	中文	"贫血,缺铁性"[主题词]	缺铁性贫血, IDA 等
诊断方法	英文	'ferritin blood level' /exp	plasma ferritin, serum ferritin, ferritin blood level 等
	中文	血清铁蛋白	血清铁蛋白等

三、检索相关数据库及结果呈现

首先利用表 8-5 中的检索词制定检索策略检索相关数据库,同时结合各个数据库的自身特点,修改检索策略并实施检索,然后剔除重复文献后,再通过摘要逐一筛选,发现相关文献。数据库检索实施时间 2017 年 6 月 1 日。为了说明诊断性研究的评价,选择 "Guyatt GH,Patterson C,Ali M,etal.Diagnosis of iron-deficiency anemia in the elderly.Am J Med,1990,88(3):205-209" 进行示例。

第三节　评价证据

当参考同行的研究证据为自己的患者制订诊断决策时,必须考虑检索到的证据提供的结果是否真实、可靠,是否适合自己的患者,为此需要对诊断性研究证据的真实性、重要性和结果的适用性进行评价,具体条目见表8-6。

表8-6　诊断试验的评价标准

诊断性研究证据的真实性评价
- 是否与诊断目标疾病的参考标准或金标准独立地进行了盲法比较?
- 是否纳入适当的研究对象(这些研究对象与临床实践中的对象是否相似)?
- 研究所采用的金标准或参考标准是否与诊断试验无关?
- 测量诊断试验的方法或一组方法在另一组研究对象中是否也能得到可靠的结果?

诊断性研究证据的重要性评价
- 诊断试验准确性评价
- 诊断试验临床应用价值的评价

诊断性研究证据的适用性评价
- 自己的患者与研究中的研究对象是否存在较大的差异,导致研究结果不能直接应用?
- 自己的患者对诊断性试验的期望和选择如何?
- 诊断试验结果是否改变了对患者的处理?

一、真实性评价

评价诊断试验证据的真实性,就是要评价获得证据的来源是否科学,即研究质量是否合格,包括研究的设计、实施。诊断试验的研究原理是将被评价试验与诊断该病的金标准进行盲法比较,以评价其对疾病诊断的准确性。在循证医学临床实践时,可通过以下四个方面来评价一个诊断试验证据是否具有真实性。

(一)是否与诊断目标疾病的参考标准或金标准独立地进行了盲法比较

所谓"独立"指所有研究对象都要同时进行诊断试验和金标准的检查,不能根据诊断试验的结果有选择地进行金标准方法测定;所谓"盲法"指诊断试验和金标准方法结果的判断或解释相互不受影响。

被评价研究的金标准(骨髓铁染色)的结果由一名不知道诊断试验(血清铁蛋白检测)结果的专家(Mahmoud Ali,M.D)进行评估。由此可见,该研究选择金标准恰当,并且诊断试验与金标准进行了独立盲法比较。

(二)是否纳入适当的研究对象(这些研究对象与临床实践中的对象是否相似)

纳入诊断试验评价的患者需要有合适的疾病谱,以保证样本具有代表性,即研究中所检查患者的疾病谱与该诊断试验在临床应用时患者的疾病谱相同。理想样本是那些临床需要鉴别诊断的患者。样本越有代表性,对研究疾病的判断就越准确。当然最科学的方法是从被测人群中随机抽样,这种做法在现实中难以达到,比较可行的方法是选取在某一段时期内,那些因疑似某疾病在研究者医院中就诊的连续样本。

被评价研究的实施地点为安大略省Chedoke医院和Joseph医院;研究对象为1984年1月至1988年3月通过医院实验室检查初步确定为贫血患者(男性,血红蛋白12.0g/dl或连续两次减少;女性,11.0g/dl或以下),排除最近有输血或急性血液损失记录的患者,和主治医师诊断由于伦理问题不能参与的患者(如即将死亡或严重的痴呆儿)。由此可见,该研究的纳入对象较为合适,且都为连续病例,应该包括了贫血的各种情况。

(三)研究所采用的金标准或参考标准是否与诊断试验无关

如果将诊断试验检测结果与从参考方法得到的结果相结合,作为金标准的一部分,用于检测目标疾病可发生加合偏倚。由于测量方法和参考方法部分相同,这种偏倚导致对测量准确度的过度估计。

被评价研究的金标准采用穿刺术制备骨髓涂片作常规检查及染色,而诊断试验采用抽取静脉血进行放射免疫测定法,所有患者均进行骨髓铁染色检测,由此可见,发生加合偏倚的可能性较小。

(四) 测量诊断试验的方法或一组方法在另一组研究对象中是否也能得到可靠的结果

诊断试验对一组人群的测量结果可能受机遇和纳入人群的特性影响而得到有偏倚的结果,如在三级医院选择研究对象,可能与在二级医院或社区纳入的研究对象在疾病的严重程度、疾病特点等方面可能存在一定的差异;另外,如研究对象预先接受了"训练",致使在测量到的结果与实际情况不一致等。因此,验证该诊断试验能否在另一组受试对象获得相似的结果就很重要。这种验证也应独立且盲法进行。如果确实可以从另一组受试对象得到相似的结果,则可以肯定其准确性;若不能,则应另外寻找支持证据。

尽管被评价研究的研究对象大部分来自安大略省 Chedoke 医院,少部分来自 Joseph's 医院,但纳入排除标准一致,因此,该研究受机遇和纳入人群的特性影响较小。

综上所述,被评价研究纳入研究对象适当,包括了与临床实际相似的所有贫血的疾病谱;与金标准进行了独立的盲法比较;不存在加合偏倚。

二、重要性评价

经真实性评价后认为诊断研究证据的真实性差,则不能作为指导临床实践的证据,需要重新检索新的证据。若评价结果认为诊断研究证据的真实性可以接受,需要进一步确定证据的重要性。诊断试验的重要性包括诊断试验的准确性和临床应用性。

被评价研究的准确性指标结果主要有分层似然比(表 8-7),AUC 为 0.91,同时对似然比进行了 Logistic 回归分析,但未提供敏感度、特异度和预测值。

表8-7 分层似然比

血清铁蛋白(μg/L)	缺铁性贫血	无缺铁性贫血	似然比
>100	8	108	0.13
>45≤100	7	27	0.46
>18≤45	23	13	3.12
≤18	47	2	41.47
合计	85	150	

三、适用性评价

当确定研究证据具有真实性和临床重要性后,如何将其与患者的验前概率相结合并将其应用于患者?应从以下 3 个问题考虑:

(一) 自己的患者与研究中的研究对象是否存在较大的差异,导致研究结果不能直接应用

当评价诊断性研究证据的适用性时,首先要考虑本地能否开展此项检查,其准确性和可靠性是否与证据中相似。然后要比较自己的患者与研究证据中研究对象的特征是否相似。首先需要考虑的特征是影响疾病验前概率的因素,主要是疾病的危险因素,包括性别、年龄、合并症、家族史等方面的差异。如果疾病危险因素存在重要差异,就意味着疾病的验前概率不同,就不能直接应用该证据,或需做出相应的校正。另外需考虑疾病的严重性是否一致,如果自己的患者与研究对象中病情的严重程度不相同,或临床情况的分布不同,诊断试验的特性也会发生变化,对于病情严重的患者,诊断性试验的敏感度会增加;而对病情较轻的患者,诊断试验的敏感度会降低。

(二) 自己的患者对诊断试验的期望和选择如何? 价值观如何

医生在进行医疗决策时,要结合最佳的研究证据和患者的期望。因此,要让患者充分了解诊断试验能对患者带来的临床好处,还要告知诊断试验存在的潜在风险,根据患者的经济条件,尽可能选用适合不超出患者经济承受能力,而又能达到明确诊断目的的诊断试验,杜绝过度诊断和选择不必要的高成本诊断试验。

(三)诊断试验结果是否改变了对患者的处理

患者经过诊断性试验检查后,可估计出验后概率,从而医生可根据诊断试验决策来决定下一步诊疗计划。诊断试验决策是通过诊治对象的验后概率与检查-治疗阈值做比较而确定。而检查-治疗阈值是根据验前概率、似然比和验后概率的变化做出诊断和治疗决策的经验公式,如图8-3所示。

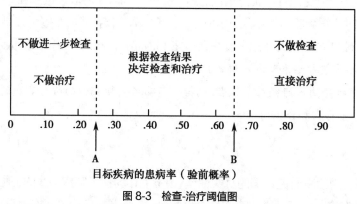

图 8-3　检查-治疗阈值图

图8-3中,A和B分别是阴性和阳性阈值点,A阈值点左侧是阴性区,A和B之间是中度阳性区,B阈值点右侧是阳性区。验后概率从原验前概率所在的区域移动到另一区域称为跨越检测-治疗阈值。验后概率能否跨越阈值取决于似然比的变化,如果诊断试验结果为阴性,验后概率可很低,低于图中A点值,则可放弃最初的诊断,不再从该病考虑进一步检查,而考虑其他诊断的可能性。相反,如果诊断试验结果为阳性,验后概率高于B阈值点,则可做出患病的诊断并考虑直接对患者进行治疗。值得注意的是图8-3中阈值点的选定不是肯定的,不同疾病、不同临床情景下A、B点的值都会不同。

被评价研究的研究对象为连续病例,均来自加拿大两家医院,但研究对象均为65岁以上的老人,而当前女性患者为32岁,尚不能认为该女性患者与文献纳入研究对象完全相似。此外,被评价研究通过参考文献阐述了血清铁蛋白检测方法,具有可重复性。与骨髓涂片铁染色相比,血清铁蛋白检测操作相对简单,创伤小,且大部分医院均可实施,具有可行性。基于文献提供的似然比,可以计算验后概率。本病例中的患者,验前概率为30%,则:

$$验前比 = 验前概率 /(1-验前概率)=0.3/(1-0.3)=0.43$$

阳性似然比 =3.12,可计算其验后比和验后的概率:

$$验后比 = 验前比 × 似然比 =0.43×3.12=1.34$$

$$验后概率 = 验后比 /(1+ 验后比)=1.34/(1+1.34)=0.57$$

通过计算可得验后概率为57%,这个结果说明,对这位患者做了血清铁蛋白测定后,她患缺铁性贫血的可能性从做试验前估计为30%,到做试验后上升到57%。

基于检查-治疗阈值图,验后概率介于A阈值点和B阈值点之间,建议进一步检查以确定是否存在缺铁性贫血;若验前概率同样为30%,血清铁蛋白检测结果为7μg/L,则似然比为41.47,验后概率95%,跨越了B阈值点进入右侧区域,可确认为缺铁性贫血并直接治疗;如果血清铁蛋白检测结果为96μg/L,则似然比为0.46,验后概率16.5%,未跨越A阈值点,排除缺铁性贫血的诊断,则勿需再考虑缺铁性贫血,而考虑其他致贫血原因。

第四节　应用证据

医生在开出医嘱做某项诊断试验前要考虑:①验前概率是多大? 对患者诊断还有多大疑问? 是否需要做这项检查? ②该项检查如果漏诊或误诊会给患者带来多大危害? ③该项检查的似然比能否改变进一步临床决策。④考虑做这项检查的危险性、费用以及该项检查的迫切性。

针对本病例患者验后概率为 57%,不能依靠该结果确诊,仍需要进一步检查以确定是否存在缺铁性贫血以便及时给予治疗。

第五节　后效评价

在诊断问题循证实践中,要根据最后的诊断结果对诊断证据进行后效评价,发现差异和问题,才能进一步完善诊断证据。

(李　伦)

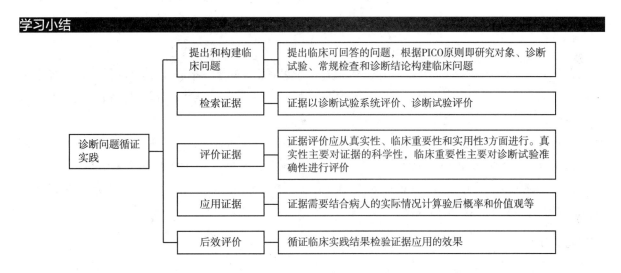

推荐阅读材料

1. GUYATT GH, RENNIE D, MEADE MO, et al. Users' Guides To The Medical Literature: A Manual for Evidence-Based Clinical Practice (Third Edition). McGraw-Hill Education: USA, 2014.

2. STRAUS SE, GLASZIOU P, RICHARDSON WS HAYNES RB. Evidence-Based Medicine: How to Practice and Teach it. Fourth Edition. Edinburgh: Churchill Livingstone, 2010.

3. 田金徽,陈杰峰. 诊断试验系统评价/Meta分析指导手册. 北京:中国医药科技出版社,2015.

复习参考题

1. 如何评价诊断试验的真实性,诊断试验设计要点是什么?

2. 如何评价诊断试验的重要性,诊断试验准确性指标的含义是什么?

3. 如何评价诊断试验的报告质量和方法学质量?

第九章　干预问题循证实践

学习目标

掌握	干预问题循证实践的构建、证据检索、证据评价和应用等基本步骤。
熟悉	干预问题的研究设计类型及其特点。
了解	循证医学中如何考虑患者的价值观。

　　临床工作中,在明确疾病的诊断后,下一步就是给予患者相应的干预措施,以达到以下目的:①治愈或根治疾病;②预防疾病的复发和治疗并发症;③缓解症状、改善脏器的功能状态、提高患者的生命质量。同时权衡治疗的安全性、可接受性和成本-效果等方面因素。

　　临床医生应采用循证医学理念获得最佳的临床证据,结合自己的经验,为具体患者提供可能的治疗方案,再结合患者的价值观,做出最终的治疗决策。简单地有 5 个基本步骤:①根据患者情况,提出具体的临床问题;②根据临床问题,找出最佳的证据;③评价证据的科学性;④将结果应用于制订临床决策;⑤评价证据应用于临床实践的效果(后效评价)。

临床病例 9-1

　　男性,44 岁,工人,右上腹痛半年,加重伴上腹部包块 1 个月,有慢性乙型肝炎 30 年,5 年前诊断为肝硬化。半年前无明显诱因出现右上腹钝痛,为持续性,超声检查结果:肝硬化,肝右叶占位性病变,2.3cm×2.5cm,疑肝癌,有少量腹水。磁共振检查结果:肝右叶 2.5cm 直径占位性病变,动态增加扫描有典型的"快进快出"血供表现,诊断为肝癌,肝硬化。患者为肝细胞性肝癌,应接受手术切除,以获得根治的可能。通过综合评价,认为患者术后复发风险较大。

　　有文献报道应用射频消融治疗和节拍化疗能降低术后复发率;但由于此患者肝硬化背景,应用射频消融治疗和节拍化疗可能会造成肝功能进一步损害。你如何做临床决策?

第一节　提出和构建临床问题

　　循证临床实践中,首先将临床实践中有关治疗的临床问题转化为可以回答的问题,即 PICO 模式。针对上述临床病例,需要回答的问题是:对合并肝硬化的肝癌术后患者,采用干扰素治疗能否有效降低肝癌术后复发率? 该措施对患者的利弊如何? 该问题的 4 个要素为:

　　P:肝癌术后患者,合并有肝硬化,Child-Pugh B 级。

I:应用射频消融治疗和节拍化疗。

C:仅应用射频消融治疗。

O:肝癌术后复发。

第二节 检索证据

一、回答干预问题最佳研究设计

临床研究的对象是人,即使患同一种病,每个患者的情况并不相同,他们有各自的疾病特点、经济和社会因素、文化水平、社会背景、家庭支持、医疗水平。除了生物学因素外,许多因素会影响研究结果。各个患者对同一干预措施的反应可能有很大的差异。在传统的临床实践中,干预措施效果通常是根据临床经验进行判断,临床医生也会对干预措施的疗效、安全性进行总结,类似于临床流行病学中的描述性研究,这在新措施开始应用于临床时非常有用。但经验医学存在局限性,常出现疗效误判。若要明确某种干预措施对该病的确切疗效和安全性,必须进行严格的科研设计,控制和减少系统误差(即偏倚)、混杂因素的影响。现将干预问题研究中常用设计方案的重要点及其优缺点进行简单介绍。

(一)描述性研究

用于临床现象的描述,是对一组研究对象接受某种干预措施后,评价其疗效。它是临床科研的初级阶段。如应用抗病毒治疗慢性乙型肝炎患者,定期随访,评价其控制乙型肝炎病毒复制和肝炎控制情况。对10例以下病例详尽的临床报告,被称为病例报告,对10例以上病例进行报道,被称为病例系列。由于缺乏对照,结论有局限性。

(二)试验性研究

临床试验采用前瞻性和试验性研究方法评价干预措施的效果和安全性。通过比较治疗组和对照组的结果而得出结论,按对照组设立形式不同,临床试验常用的有以下几种:

1. 随机对照试验 随机对照试验(randomized controlled trial,RCT)被公认为评价干预措施效果的金标准。近年来为广大的临床研究者所推崇,广泛应用于治疗或预防措施的临床研究。它有4个基本原则,即随机、对照、重复、均衡。

随机对照试验中的"随机"是指每个对象都有同样的概率进入干预组和对照组。随机分配的方法有简单随机法、区组随机法、分层随机法和动态随机法等。随机的原理是将研究对象以相同的概率分配进入不同的研究组(干预组和对照组),使其组间的基线特征基本平衡,从而达到组间的可比性。

(1)完全随机化(complete randomization):应用由计算机模拟产生的随机数字或随机数字表,按一定的规则分组。例如随机分成治疗组和对照组,可以是用奇数和偶数分组,也可以是将末位数0~4分入治疗组,5~9分入对照组。这种方法的优点是每个分配都是不可预测的,概率论原理保证在样本量较大时,各组间的例数差异不会很大。但当样本数较少时,通过随机数字得到的随机分组,有时各组间例数差异较大,影响统计效率和结论。为了保证各组的例数相同或相近,有必要采用较复杂的方法。如分为两组,将随机数字由大到小顺序排列,规定前半部分分入治疗组,后半部分分入对照组。

(2)区组随机化(block randomization):区组随机化设计的目的是为了将研究对象平均地分配到各治疗组,保证在研究各个阶段组间样本量平衡。通常的做法设定区组大小(block size),可大可小,如分为治疗组与对照组,常用区组大小为6~10。以研究中心为干扰因素,根据每个中心的设定样本量给予一定量的区组,在每个区组中有设定好的随机次序。在一个研究中,区组大小可以固定,也可以不一样。简单的例子:有一个多中心临床随机对照研究,3个研究中心参与,总体样本量为120个,每中心40个。具体做法先设区组大小固定为4,随机化分配中心到治疗组(T)和对照组(C),总共有30个区组,每个研究中心10个。

对大小为 4 区组来说,有以下六种排列,即 TTCC;CCTT;CTCT;TCTC;TCCT;CTTC。分别对应随机数 1~6,随机数 7~9 或 0 跳过不计。产生 30 个有效随机数,将它们连起来。研究中心 1:TCTC、CCTT、TTCC……;研究中心 2:CTCT、TTCC、TCTC……;研究中心 3:TCCT、CTCT、TCTC……。根据此序列给药物进行编号,即 1 号为治疗组,2 号为对照组,3 号为治疗组,4 号为对照组……。随机化方法是让研究组无法预测下一个对象属于哪一个治疗组。但对于非双盲研究中的组随机化,研究者可能猜到每一个区组的最后一个对象属于哪一组。有时通过适当增加区组大小,或设计不规则的区组来减少或弥补这种情况。

（3）分层随机化(stratified randomization):在任何试验中,总希望在对比各组中的某些会严重影响结果的因素在各组尽可能相等。在评价某新药的疗效时,研究因素是新药,但有一些干扰因素(如患者的年龄、性别、血压、研究场所等非试验因素)会影响结果。应用分层随机设计可以控制干扰因素。比如要开展一个多中心临床试验验证某新药的疗效,通常认为各研究中心(医院)是影响疗效的一个干扰因素,分中心随机化作为分层随机化。在评价不同治疗方法治疗癌症时,癌症的分期、病理类型是影响疗效的常见因素,若这些因素组间差异很大则会影响治疗效果的评价。为了减少重要的预后因素在两组分布不均匀,这时可以将这些因素作为分层随机化。

例如在比较手术切除和射频消融治疗原发性肝癌,肝硬化患者的肝脏储备功能是一个十分重要的预后因素。为了使两组中肝脏储备功能这个因素一致,就可以用 Child-Pugh 分级作为分层因素,分为 Child-Pugh A 级、B 级两层。如患者属于 Child-PughA 级,则进入第一层,然后按各层分别随机安排,通常会与区组随机化结合起来。分层的因素不能多,因为因素多了组合就多,如有 4 个因素分层,前 2 个各有 3 级,后 2 个各有 2 级,则共有 3*3*2*2=36 个层。分层过多常常会导致每一层的治疗组和对照组人数过少,特别是小规模的临床试验中尤为突出,不利于统计分析。

（4）动态随机化(dynamic randomization):在样本量足够大时,完全随机化可以保证各组的例数不会相差很大,且各种可能影响预后的因素在组间的分布均衡可比。但临床试验的例数有限,完全随机化的结果可使例数和预后因素在组间的分布差异很大。为了提高统计效率,保证各试验组的例数相近,且重要预后因素均衡,常用区组随机化和分层随机化,但到分层因素太多后,研究的可行性很差。

动态随机化的思路是随机分组的概率根据随机入组的情况而动态变化的方法,以保证各试验组间例数和某些重要的预后因素在组间的分布接近一致。它在一些样本量有限但又不得不考虑基线的预后因素对疗效的影响的临床试验中非常必要。常用于大型多中心试验的中心随机化设计中。

在随机对照研究实施中,为防止选择性偏倚,对产生的随机分配方案还要进行隐藏(allocation concealment)。若没有做好隐藏,研究人员就有可能预先知道下一个合格受试对象的入组情况,研究人员能有意无意地让具有某种特征的对象接受某种干预措施,导致选择性偏倚。未实施隐藏分配方案或实施不完善的临床试验,常常会夸大治疗效果。

随机分配方案的隐藏方法有多种,简单地说要保证产生随机分配序列和确定受试对象合格性的研究人员不是同一人。常用的方法包括:按顺序编码、密封、不透光的信封(serially numbered, opaque, sealed envelopes),中心随机系统(central randomization system)等。

随机分配方案隐藏容易与盲法相混淆,其实两者的目的、作用阶段和可行性不同。前者是为了避免选择性偏倚,作用在受试对象分配入组前,任何随机对照试验都要求实施;后者是为了避免研究实施过程中来自受试对象的偏倚,和结果测量时来自研究者的偏倚,作用在受试对象分配入组后,并不是所有随机对照试验都可行。如评价针刺疗效,随机分配方案隐藏是可行的,而盲法很难实施。但在药物临床试验中,分配方案隐藏与盲法也可能为一连续的过程。

2. 交叉试验设计　随机对照研究是采用平行设计的,即每个受试对象被分配至试验组并接受该组的治疗至试验结束。而交叉试验(crossover study)是每个受试对象在不同的研究阶段被分配至不同干预措施的设计,最后将结果进行对比分析的方法。理论上,同一受试对象接受不同的治疗,由于个体内变异小于个体间的变异,其疗效评价将会更准确。在不同干预措施交换期间,需要洗脱期(washout period),洗脱期的长短通常是药物半衰期的5~7倍时间,以消除前一阶段干预措施的延续效应(carry-over effect),但存在着伦理上的争议。交叉试验适用于症状或体征反复出现的慢性疾病,实施后起效快,停止治疗后病情又能恢复到前一阶段治疗前的情况,如高血压病、失眠等。交叉试验设计一般应用于Ⅰ期、Ⅱ期和等效性药物临床试验。对于急性重症疾病、不允许中止治疗的疾病(如急性胰腺炎、心肌梗死等)则不能采用交叉试验。交叉研究设计需要的样本量较少,但研究对象需要先后接受不同的干预措施,研究周期较长,患者的依从性不容易得到保证。

3. 自身前后对照研究　自身前后对照研究(before-after study)是指同一组受试对象在前后两阶段接受两种不同的干预措施,以其中一种治疗作为对照,以确定所考核药物的疗效和安全性。在两干预措施交换期间,同样需要洗脱期,务必使受试对象的情况在第二阶段开始时与第一阶段开始前基本相似。其适用范围、优点和缺点与交叉试验相似,实际应用时条件更难控制。由于自身前后对照研究只涉及一组患者,疗效评价的统计方法与交叉研究设计不一样。

4. 历史性对照研究　历史性对照研究(historical control study)是将现时给予某种干预措施治疗一组患者的结果与既往另一种治疗的一组同类疾病的结果相比较,以评价两种干预措施的疗效和安全性。通常以现在开始的前瞻性资料作为试验组,与回顾性资料进行对照。该研究设计的优势在于可充分利用现有的病史资料,可节约时间和费用,尤其适合于以电子化存储的病历。这种设计的缺点是由于影响两阶段患者基线的因素太难控制,如患者的病情、医疗条件、研究条件均可能存在较大的差别,使两组患者的病情和所考核的药物以外的治疗不具可比性,研究结果易受偏倚、混杂因素的影响。

5. 非随机同期对照研究　非随机同期对照研究(non-randomized concurrent control trial)中,将受试对象随意地,而非随机地分配入试验组和对照组。研究对象接受何种治疗可以由研究者决定,也可由患者或患者家属选择。优点是容易被医师和患者接受,依从性较高,可行性较好。缺点是组间基线特征和主要预后因素分布不匀,导致研究结果的偏倚,结果解释也应持谨慎态度。这种设计是由于伦理等因素不宜采用随机对照试验评价疗效时的一种选择。

干预措施的疗效评价是正确认识干预措施疾病发生和流行规律的基础,也是正确诊断、有效预防和治疗疾病的科学基础。因此,选择合适的科研设计方法进行干预措施的效果评价、探求真实的因-果关系,具有十分重要的意义。

二、选择数据库和制定检索策略

在检索治疗性问题的研究证据时,策略上可根据6S原则,首先检索经过筛选的循证医学数据库如Cochrane Library、Best Evidence、Clinical Evidence 等。如果能发现一篇高质量的系统评价或Meta分析最好,因为它综合了所有针对该问题的相关文献,可提供较单个随机对照试验更可靠的信息。如果未检索出需要的信息,再进一步检索未经筛选的信息资料,如PubMed、中国生物医学文献服务系统、中国期刊全文数据库或中文科技期刊数据库等。

针对上述临床病例,以"原发性肝癌""射频消融""手术切除"和"临床试验"等为检索词,这样就把范围局限于在比较射频和外科手术切除治疗原发性肝癌的范围内。然后通过相应的数据库,查找已有的经过评价和综合的结论或循证临床实践指南。如果查不到系统综述或"临床实践指南",则再进入PubMed,对于检索到的原始文献,必须应用下面一节中陈述的标准,评估文章的科学性。Cochrane Library(http://onlinelibrary.wiley.com/cochranelibrary/search),发现8篇相关的非Cochrane系统评价。再检索PubMed,主页点击"Clinical queries",输入检索词,在"Category"下点击"Treatment","Scope"下点击"narrow,specific search",可以获得相关的文献。

第三节 评价证据

循证医学中研究证据的评估有 3 个维度，即研究证据的真实性、临床重要性和应用价值（表 9-1）。

表 9-1 评价治疗性研究证据的基本原则

真实性评价：
1. 研究对象是否随机分配？
2. 是否隐藏了随机分配方案？
3. 组间基线是否可比？
4. 研究对象随访时间是否足够长？所有纳入的研究对象是否均进行了随访？
5. 是否根据随机分组的情况对所有研究对象进行结果分析（是否采用意向治疗分析）？
6. 是否对研究对象和研究人员采用盲法？
7. 除试验方案不同外，各组患者接受的其他治疗方法是否相同？

重要性评价：
1. 干预措施的效应值大小多少？
2. 干预措施的效应值的精确性多少？

适用性评价：
1. 你的患者是否与研究证据中的研究对象差异较大，导致结果不能应用于你的患者？
2. 该干预措施能否在你的医院实施？
3. 你的患者从治疗中获得的利弊，费用相比是否值得应用？
4. 患者对治疗结果和提供的治疗方案的价值观和期望？

一、干预性研究证据真实性评价

（一）研究对象是否随机分配

患者对治疗的反应不仅受干预措施的影响，还与其他因素诸如年龄、性别、疾病的严重程度、合并的其他临床问题以及一些未知的但可能影响结果的因素。因此为了得到真实的研究结果，治疗组和对照组中除研究的治疗因素外，其临床特征、预后和其他因素的分布应该均衡，具有可比性。

随机化可避免由于研究者主观原因使一个处理用于某些特征的患者，从而避免偏性。在临床干预研究中，研究者会有意无意地安排某些患者到一个特定的处理组，这样会影响疗效的正确评价。例如，在新药的研究初期，研究者（或患者）认为新药缺乏经验可能不良反应较大而把较轻的患者列入新药组；随着研究不断深入，疗效证据不断累积，研究者在标准疗法对病情较重的患者效果不佳时，会倾向于将病情较重的患者列入新药组。这就会影响疗效的正确判断，更严重的是由于没有遵循随机化的原则，组间差异分析不符合概率论和统计学的原理，统计分析结果无法做出正确的判断。

以 Zeng Wang-Yuan 的研究为例说明证据的真实性评价。本研究为随机对照研究，对象为原发性肝癌患者，所有患者入院后均经本院的 CT 和磁共振（MRI）等检查，确诊为原发性肝癌。患者被随机分为治疗组和对照组，所有患者入院之后全部进行射频消融治疗，治疗组除了进行射频消融治疗以外，还进行了节拍化疗。

（二）是否隐藏了随机分配方案

随机分配方案的隐藏可以避免选择性偏倚。选择和分配研究对象入组的研究人员事先不知道随机分配方案，就无法改变事先设定的分配顺序，从而保证组间基线的可比性。若无法做到随机分配方案的隐藏，则会夸大或缩小治疗作用。随机分配方案的隐藏问题近年来逐渐受到重视，特别是中心随机化很好地预防了这个问题的发生。

本研究未应用随机分配方案。

(三) 组间基线是否可比

随机化的一个重要目的是为了保证研究开始时的所有影响结果的因素在各组间可比性,即基线平衡。但当样本量较小时,可能会发生随机化后某些基线因素组间并不平衡,甚至基线指标在组间存在统计学差异,这是机遇造成,不代表随机化做得不好。但分析时要判断这个因素对结果是否有重要的影响。如果该因素与结果关系较大,应采用统计方法进行校正,以保证结果的真实性。

本研究中,两组患者在性别比例,年龄,肿瘤大小或肝功能之间比较差异无统计学意义($P>0.05$),具有可比性。两组基线具有良好的可比性。

(四) 研究对象随访时间是否够长? 所有纳入的研究对象是否均进行了随访

干预措施应有足够长的作用时间而发生效果,如果随访时间过短,疗效不能充分显现,难以获得有临床意义的结果。例如,抗高血压药物治疗高血压的疗效通常几周后才稳定,如果仅治疗和随访 2 周,降压的效果未达到最佳,也无法观察到终点指标如心脑血管并发症。

所以在临床研究设计时,会考虑足够的治疗时间和随访时间。所以要求所有纳入研究的受试者均应完成治疗和随访。但实际上任何临床研究都面临退出和失访的问题,特别是治疗时间和随访时间较长的研究。退出和失访会影响疗效评价的真实性,通常认为失访超过 20%,结果值得怀疑。但实际上产生退出和失访的原因很多,有些与结果相关联,比如疗效差的受试者容易退出和失访。在分析室,可以应用 worst-case scenario 分析方法,将两组失访的结果以最不利判断治疗组间疗效差异来假设,如将新药组的失访者都假定为无效,而对照组的失访假定为有效,再比较组间差异,这时,若新药组的疗效仍好于对照组,则仍然能认定新药的疗效。

本研究在治疗结束后,经过 12 个月的随访,主要的评价根据是 CT 和 MRI 的检查。观察比较两组患者治疗后临床效果,本研究随访时间较长,且对所有纳入的研究对象均进行了随访,可信度较高。

(五) 是否根据随机分组的情况对所有研究对象进行结果分析 (是否采用意向治疗分析)

受试者因各种原因未能按照试验方案中规定的干预措施(不依从治疗者),如因药物剂量不依从,疗程不依从,交叉采用对照组的治疗等。由于不依从治疗者可能导致不同的结局(通常较差的结局),依从者是另一种结局(通常较好的结果)。如果分析时不纳入那些不依从的研究对象,必然破坏原来的随机化原则和基线的可比性,影响结果的真实性。

为了保持随机化原则和组间基线的可比性,纳入随机分组的对象,无论其是否接受分配给他的治疗,最终应纳入所分配的组中进行疗效的统计分析,称为意向性分析(intent-to-treat,ITT)。在评价随机对照试验文献时,也要注意其是否真正遵循了意向性分析原则进行结果分析。ITT 分析可以防止预后较差的患者,在最后分析中被排除出去,可以保留随机化分配的优点,即两组可比性,使结论更可靠。相对于 ITT 分析,按方案分析(per protocal,PP)是纳入那些完全遵循方案完成研究的对象,进行疗效的统计分析,需剔除失访者的资料。临床试验中,常因疗效不佳或药物不良反应而造成不依从,PP 分析时剔除了那部分人群,不但破坏了研究前设置的组间可比性,还会过高地估计治疗结果。

本研究中采用了 ITT 法分析两组间肿瘤治疗的有效率的差异,增强了结论的可靠性。

(六) 是否对研究对象、医生和研究人员采用盲法

所谓盲法,就是不让研究对象和研究人员知道哪个研究对象接受了哪种干预措施。临床研究中的盲法针对研究对象(即通常意义上的患者)和研究人员(包括实施治疗的医生和结果评定者)。随机化试验中如果患者和负责治疗以及评定的医生知道患者用了哪种药物,可能会影响试验各组的可比性。

如果患者知道自己接受了新的治疗,可能会在心理上产生"好处"的暗示;而接受标准治疗(或安慰剂)的患者,则会产生相反的情绪而影响病情,也可能影响到对研究的依从,也会影响他对问题的回答。

如果实施治疗的医师知道患者所接受的干预措施,可能会影响到他的临床实践,如对剂量调整,检查频度,以及其他辅助治疗等。如果知道患者接受新的治疗,可能对患者更关心、观察更密切,或者会暗示患

者的反应。

如果反应评定者事先知道每个患者接受了何种治疗,则可能对接受新疗法的患者记录更好的反应,特别是结果为主观指标。因为大多数试验希望新疗法更有效。

研究对象(患者)、治疗医师和反应评定者三方面都不知道治疗安排,通常仍称为双盲,因为医师和反应评定者通常是同一人。有时双盲试验并不可行,只能用单盲或开放(非盲)试验。如在外科临床试验中,有时无法对患者和医生实施盲法,应尽可能对反应评定者实施盲法,或者采用客观指标。

在阅读文献时,要注意研究中如何实现盲法,而不只是文献中是否提及"盲法",以判断其结果判定的无偏性。

本研究是开放设计的,医生和患者都知道随机分配的结果,导致患者对治疗的依从性下降。但本研究的结局指标为肿瘤的有效率,相对比较客观。所以开放设计对评价影响不大。

(七)除试验方案不同外,各组患者接受的其他治疗方法是否可比

治疗性研究中,如果研究对象除了接受规定的治疗方案外,还应关注是否采用了其他有效干预措施。例如,评价某化疗方案治疗癌症时,通常会限制中医的应用,因为中医对癌症的作用会掩盖该化疗方案的真实疗效。常见的偏倚有两类:沾染(contamination)即对照组的患者额外地接受了试验组的干预措施,人为地夸大了对照组的疗效,降低了试验组和对照组之间的疗效差异;干扰(co-intervention)即研究对象额外地接受了有效的治疗,结果夸大了干预措施的有效性,改变了组间疗效的差异。在新药临床试验中,比较重视合并用药的记录。

本研究中,作者已限制了一些主要的影响预后的因素,如根治性切除,肿瘤数目,无肝外转移,无门静脉癌栓等。根据其他文献的提示,影响肿瘤复发的因素还有镜下癌栓,肿瘤分化相关的组织学标记等,作者也收集了这方面的资料,并在分析阶段应用生存分析对这些因素进行了平衡。

二、干预性研究证据重要性评价

如果研究证据基本满足上述原则,认为其结果是真实的,下一步就需要考虑研究结果是否有临床价值。包括干预措施的效应值大小和精确性,后者涉及了研究样本量的问题。

(一)干预措施的效应值大小如何

为了计算方便,根据 Zeng Wang-Yuan 的研究模拟一个临床试验例子(表 9-2),这里应用简单法计算 12 个月后的肿瘤治疗的有效率。评价射频消融治疗联合节拍化疗治疗原发性肝癌临床效果。50 例经根治性手术切除的肝细胞癌患者随机分配入试验组(22)和对照组(28),治疗后随访至术后 12 个月,试验组 22 例(70.0%)患者得到有效的治疗,称为试验组事件发生率(EER);对照组有 28 例(50.0%)患者得到有效的治疗,称为对照组事件发生率(CER),两组差异有统计学意义,但如何采用疗效指标表述其临床意义呢? 对于随机对照试验或根据随机对照试验进行系统评价/Meta-分析,主要可采用 3 种指标表述干预措施的疗效大小。

表 9-2 干扰素预防肝细胞癌根治术后复发的疗效和安全

	5 年术后复发率		绝对危险度降低率 (ARR)	相对危险度降低率 (RRR)	需要治疗的人数 (NNT)
	安慰剂组(CER)	干扰素组(EER)			
模拟试验结果 1	70.0%	50.0%	20.0%	28.6%	5
模拟试验结果 2	7.0%	5.0%	2.0%	28.6%	50

1. 相对危险度降低率(RRR) 为对照组与试验组事件发生率的绝对差值与对照组事件发生率的比值,即 $RRR=|CER-EER|/CER$,表示某事件发生率下降的相对水平。在上例试验中,射频消融联合节拍化疗治疗肝细胞癌根治术后患者,有效率增加了 28.6%,也称为相对效益增加率(RBI)。如果试验组增加不良事

件的发生率,可采用同样公式计算出相对危险度增加率(RRI)。

相对危险度降低率是常用的疗效指标,RRR表示的是相对水平的改变,不能反应治疗组的危险度实际值,常会引起误导。以表9-2中的模拟试验为例,当试验组和对照组的事件发生率降低10倍时,RRR仍然保持不变。但这时ARR变小,NNT变大。因此,不能单纯根据相对危险度降低率的大小判定干预措施的疗效大小。

2. 绝对危险度降低率(ARR) 绝对危险度降低率(也称危险度差值,risk difference)为对照组事件发生率与试验组事件发生率的绝对差值,即$ARR=|CER-EER|$,用%表示,值越大,疗效越大,也称为绝对效益增加率(ABI)。它克服了RRR的缺点,使结果更加直观。在上例的模拟试验1中,ARR为20.0%,在模拟试验2中,当不治疗事件发生率降低10倍时(7.0%),ARR也会随之降低(2.0%),反映了基础危险度的影响,因此,ARR较RRR更能真实反映疗效大小。如果试验组增加不良事件的发生率,可采用同样公式计算出绝对危险度增加率(ARI)。

3. 需要治疗的人数(NNT) 需要治疗人数表示与对照组相比,需要应用试验组措施治疗多少例此类患者,才能预防1例事件的发生,它解释了某种干预措施的特异性治疗效果,可作为对患者具体处理时的决策工具。NNT为绝对危险度降低率的倒数,即$NNT=1/ARR$。NNT越小,疗效越显著。在上例模拟试验1中,NNT为5,表示应用干扰素每治疗5例根治术后肝癌患者,即可比对照组多预防1例患者发生术后复发;在模拟试验2中,则需要治疗50例肝癌患者才能多预防1例患者发生术后复发。

(二)干预措施效应值的精确性

现实中,我们无法获得总体的真实值,都是通过样本统计量来估计总体参数。这样我们要求样本有代表性,即需要一个随机样本。从随机样本中获得的估计值称为点估计值(point estimate)。若从总体中抽取多个随机样本,就有多个统计量,不同样本的统计量各不相同。这些统计量都是总体参数的点估计值,但都不是总体参数的准确值。根据统计量,我们能按一定的概率或可信度$100(1-\alpha)\%$来估计总体参数所在的范围,称为可信区间(CI)。通常采用95% CI,表示真正的治疗作用95%的时间均在此范围内。

可信区间可提供比点估计值更多的信息。①与假设检验等价:95%可信区间与a为0.05的假设检验等价,99%的CI与a为0.01的假设检验等价;②精确性(precision):可信区间可提供研究结果的精确性,可信区间越窄,研究结果的精确性越好,可信区间的宽窄与样本量有关,一般来说,样本量越小,可信区间越宽,反之,越窄;③解释研究结果的疗效大小和临床意义:不管可信区间宽窄如何,根据可信区间的上下限可判断研究结果能够达到的疗效大小和是否有临床价值。对结果为阳性的研究,根据可信区间的下限判断,如果研究结果为阴性,根据上限判断。如当RRR的95%CI下限>0说明治疗组明显优于对照组,如果RRR的95%CI上限<0说明治疗组的措施实际上是有害的。

在评估研究结果即疗效大小时,应考虑到其在临床上的意义和统计学上的意义。有时虽然达到了统计学意义,但结合临床分析并无临床意义。如高血压药物的研究,当样本量足够大的情况下,治疗组比对照组多下降1mmHg,其差异有统计学意义,但是血压下降1mmHg对患者来说并无多大临床意义。

尽管NNT有效地表达了治疗效应,但也存在一定的局限性。

它本身也只是一个点估计值,在临床应用时应了解其95%可信区间。用于临床决策的敏感度分析。

NNT不能用于不同疾病之间比较。如应用阿司匹林预防深静脉栓塞治疗的NNT为30,而预防心血管事件的NNT也等于30,但两者意义明显不同。NNT只是一个频数,而不是效应指标。它表示的是疾病和干预结果,只有在疾病和结果相同时,才可直接比较不同干预措施的NNT。

NNT是由特定情境下的研究结果得出来的。不同研究情境下的NNT可有变化,特别是NNT与疾病基线危险度相关。由于不同患者的基线危险度不同,应用文献提供的NNT时,需要根据自己患者的基线危险度加以调整。

本结果可以计算RRR的95%可信区间。与对照组相比,试验1:RRR=28.6%,95%CI 0.13~0.49,不包括

0,提示 RRR 有统计学意义。从可信区间下限发现,治疗组至少增加了13%的有效率;试验2:$RRR=28.6\%$,95% CI –1.19~0.77,包括0,提示 RRR 没有统计学意义,根据上下限判断就没有了临床意义。

(三) 样本的大小

如果一项临床试验的研究结果没有达到统计学意义,此时要检查其把握度(power)。把握度与样本大小有关,我们要看此研究是否包括了足够的患者。

研究结果没有达到统计学意义,我们称之为阴性结果试验。也就是说与对照组相比,治疗组不良事件发生率的下降没有达到统计学意义。然而无论该干预措施是否有效,为了保证有足够的把握度(power)来证实 RRR 有统计学意义,需要研究一定数量的患者,以避免出现假阳性结果,即实际上干预措施是有效的,但由于样本量不够,使其与对照组之间的差异未能在统计结果中显示。因此在一个阴性结果试验时,需要理解无统计学意义是因为干预措施确实无效,还是因为样本量不足导致的假阴性。

在临床研究的科研设计阶段,要进行样本量估算。首先,要考虑以下样本量估算的5个关键因素。

试验的主要目的是什么? 这涉及设计类型,单侧与双侧检验等。在其他条件相同时,单侧所需的样本量小于双侧检验。不同设计类型时,样本量也不同,如估算差异性检验的样本量和非劣效检验的样本量方法所用的参数也不同。

Ⅰ型错误概率大小 α:α 越小所需样本量越大,α 一般取0.05,也可根据研究问题的性质和研究目的决定更大或更小的Ⅰ型错误的概率值。α 取值有单双侧之分,双侧检验比单侧检验所需的样本量更多。

Ⅱ型错误概率 β 或把握度 $(1-\beta)$:把握度也称检验效能,β 越小,把握度 $1-\beta$ 就越大,所需样本量也越大,一般要求把握度在0.8以上。β 一般只取单侧。

两疗法的预期效果及其标准差 σ。这些数据设定比较困难,可以从文献中得到,或从预试验中得到。

容许误差 δ:指研究者要求两疗法的差异达到多少时认为有统计学意义。容许误差值越小,所需样本量越大。

虽然有时有许多结果变量要测定,但是样本的确定往往是在某一种结局的基础上计算的。生存分析的样本量估计是特例,它是根据治疗组内事件发生数来估计的,这里不详述。一些统计软件,如PASS(Power Analysis and Sample Size),PS(Power and Sample Size Calculation)等提供了常用统计学检验条件下的检验效能与样本量估计。

三、干预性研究证据适用性评价

在保证研究证据的真实性和临床重要性后,还需要考虑该研究证据能否用于解决你患者的问题。

(一) 你的患者与研究中的研究对象是否存在较大的差异,导致研究结果不能应用

当考虑研究证据的适用性时,首先要比较你的患者与研究证据中的研究对象是否相似,比较因素应该根据临床上与结果相关的因素,包括性别、年龄、病因、病程、疾病严重程度、合并症、具体干预措施、依从性等。通常可以从研究的入选和排除标准中去看。如果那些影响结局的因素存在差异,研究证据就不能直接用于解决你患者的问题,医生需要寻找有无该研究结果不能用于自己患者的证据,如果找不出,则仍可以将此结果用于自己的患者。如欧美、日本等国家主要是丙型肝炎病毒相关的肝细胞癌,而在我国和其他东南亚国家主要是乙型肝炎病毒相关的肝细胞癌。这两种类型疾病在对某些干预措施的疗效方面存在一定的差异,所以欧美国家治疗肝细胞癌的证据不一定符合我国的国情,应用时需要谨慎。

当具体应用到某个患者的问题,需要根据研究证据提供的信息,估计你的患者对此治疗的效果。可以在文献中寻找与你的患者特征比较一致的亚组,参照该亚组的 NNT,但在这种情况下,一定要慎重,因为亚组的样本量通常较少,受机遇的影响较大,特别是研究设计时并没有考虑亚组分析的情境下,因为这时亚组结果所提供的证据可能会引起误导。另一种方法是,首先,估计你的患者与研究证据中对照组相比可能的疗效,用分值 f 表示。然后,用研究证据的 NNT 值除以 f 值,获得该患者的疗效 NNT。比如说,在预防肝

癌术后复发的研究中,NNT=5,若我的患者存在着高危因素,估计复发率高于平均水平 3 倍(即 f=3),这个干预措施对我的患者的 NNT=5/3=1.7。

(二)该治疗措施能否在你的医院实施

确定该干预措施有效后,还得确认这个措施能否在自己的医院实施。有些干预措施涉及到医疗技术问题,就要看医院有无设备,有无开展该项治疗资质。若出现并发症,有无相应的措施保证患者安全,有无能力进行监察和随访。这点对操作性措施尤为明显,如对小于 3cm 肝癌进行射频消融治疗,对某些表浅的位置,术中容易发生肿瘤破裂出血,需要外科或介入科的协助来保证患者的安全。若有些医院没有这个条件,就不能对这些患者进行射频消融治疗。

(三)你的患者从治疗中获得的利弊,费用相比是否值得应用

在临床决策时,医师和患者都会关心干预措施的利和弊。比如上面的例子中应用干扰素预防肝癌术后复发,其利是为了降低肝癌患者的术后复发率,复发是肝癌导致患者死亡的最重要原因;但同时存在着潜在的弊端,由于 90% 以上的肝癌合并肝硬化,干扰素对肝硬化患者有潜在的风险,当然干扰素本身也有不良反应,如发热,肝功能损害,白细胞减少等。

在考虑干预措施利和弊时,NNT 和 NNH 是较好的衡量指标。NNH 是一个类似于 HHT 的概念,它表示需要应用试验组措施治疗多少例此类患者,就可能比对照组多发生 1 例不良反应的人数。在后面的章节中有进一步介绍。在临床决策时,应全面考虑 NNT、NNH 和经济文化等各方面因素。如果干预措施费用较低,安全性大,使用方便,容易被患者接受,而不用该项措施又会造成严重的后果,这种情况下,较大的 NNT 也可以接受。例如应用接种乙型肝炎疫苗预防乙型肝炎病毒感染,由于接种疫苗方便、不良作用小、价格不高,可接受性高,而感染乙型肝炎病毒则后果严重,这时虽然接种乙型肝炎疫苗预防乙型肝炎的 NNT 十分大,接种疫苗仍是值得的。

(四)患者对治疗结果和提供的治疗方案的价值观和期望

循证医学定义中规定任何医疗决策,要考虑患者的价值观。患者在了解干预措施可能带来的利弊后,应充分表达他们的期望、价值观和选择,双方共同制订医疗决策。不同的患者因其不同文化、经济、社会背景,对自身疾病的关心程度、对疗效的重视程度,对不良反应的耐受性和恐惧心理等的不同,最终的临床决策会有差别。在临床实践中,很多晚期肿瘤的患者对化疗非常抵触,有时化疗能带来非常有限的生存期延长,同时也带来了非常明显的不良反应,再加上化疗药物的费用昂贵,使很多患者拒绝化疗。

在开展临床决策时,常用干预措施受益与危险似然比(likelihood of being helped vs.harmed,LHH)反映干预措施给受试者带来的受益与危害的比例。其计算公式为:

$$LHH = \frac{1/NNT}{1/NNH} = \frac{NNH}{NNT}$$

当 LHH>1 时,利大于弊。反之,当 LHH<1 时,弊大于利。

如某干预措施的 NNT 为 5,NNH 为 10,则 LHH=10/5=2

即此干预措施给受试者带来的危害是其受益的 2 倍。

若从患者的角度出发,估计某个具体患者的 LHH 时,应用下式进行计算:

$$LHH = \frac{(1/NNT) \times f_t}{(1/NNH) \times f_h} = \frac{NNH \times f_t}{NNT \times f_h}$$

式中的 f_t 为对患者不采取干预措施时,将会有多大的风险发展成为像对照组患者一样的不良结局。f_h 为对患者采取干预措施所出现的副作用的危险性是对照组的多少倍。例如,当对患者不予采取处理时,他将有 2 倍的危险出现对照组患者发生的主要不良结局,即 f_t=2。

如某干预措施的 NNT 为 5,其 NNH 为 10。患者若不采取干预措施,将会有 3 倍的危险发生与对照组患者一样的不良结局(f_t=3),而采取干预措施所出现的副作用的危险性与不采取干预措施的患者相同

$(f_h=1)$，则

$$LHH = \frac{NNH \times ft}{NNT \times f_h} = \frac{10 \times 3}{5 \times 1} = 6$$

此患者接受此干预措施时，其受益是受危害的 6 倍。*LHH* 的计算校正应特别注意，患者无法自己估计其受益及受害的值，也无法确定两者的严重性，因而无法对 *LHH* 进行校正。若对个体病例进行 *LHH* 校正，先要对干预措施危险进行临床评价，再进行校正。

上面只是计算了干预措施受益与危险似然比，假定了利的价值与弊的价值等同，没有结合患者对利和弊的价值观，是不符合实际的。所以在循证医学实践中，还要进一步加入患者的价值观。若上面的例子干扰素带来的利是预防肝癌复发，而带来的弊是肝功能损害，权重上肯定有所不同。

第四节　应用证据

综上所述，在肝细胞癌根治性切除术后，应用射频消融治疗和节拍化疗可增加手术的有效率，特别是对复发高风险的患者，*RRR* 值为 28.6%（95%*CI*：0.13~0.49），*NNT*=5，发生不良反应的 *NNH*=10。

第五节　后效评价

循证临床实践中不但要重视临床证据，在应用证据时要结合医生的临床经验，充分考虑患者的特点，医院设施和医生技能等，同时结合患者的价值观。然而，这些因素很多是不断变化之中，医生需要动态地看待问题。另外在证据应用中，由于概率的问题，也会出现结果与期望不一致。所以在循证医学实践中，随访治疗后患者情况和治疗效果，发现差异和问题，不断完善和调整，对提高证据的认识和提高疗效具有重要意义。

（李晓枫）

学习小结

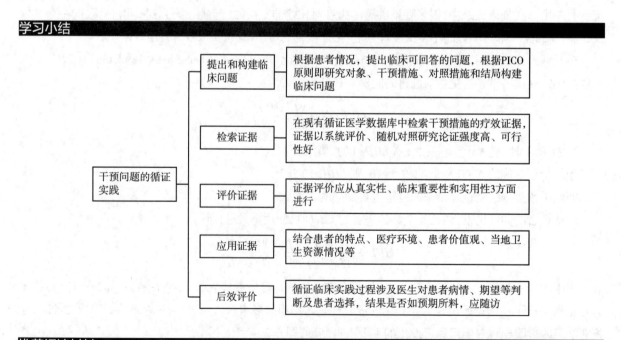

推荐阅读材料

1. 王家良．循证医学．北京：人民卫生出版社． 2010.

2. 杨克虎. 循证医学. 北京：人民卫生出版社. 2013.

3. 李幼平. 循证医学. 北京：高等教育出版社. 2013.

复习参考题

1. 评价干预措施效果研究的设计方案有哪些？论证强度高而可行性也好的有哪些？

2. 如何评价干预措施研究的真实性、重要性和实用性？

3. 应用干预措施证据时应考虑哪些因素？

第十章　不良反应问题循证实践

学习目标	
掌握	不良反应问题证据的获取、评价和应用。
熟悉	不良反应证据的选择。
了解	不良反应问题研究常用的试验设计方案及其优缺点、常用统计学指标含义及其临床应用、常见偏倚及控制。

　　临床实践中,我们选择的任何医疗干预措施在给患者带来获益的同时也可能带来一定危害。例如,服用他汀类药物是否会导致肿瘤发生? 磺脲类降糖药物是否增加心血管事件风险? β受体阻滞剂是否增加患者哮喘的风险? 妇女乳房的硅胶植入物是否引起风湿性疾病如硬皮病、狼疮和类风湿性关节炎……这些都是医务人员和患者非常关心的问题。故为了向患者提供有效且安全的治疗措施,临床医生需要严格评价医疗干预措施可能导致的不良反应,并常常借助已有的医学研究文献,结合自己的临床技能,评判医疗干预措施用于患者是否安全。因此临床医生必须清楚了解:

　　1. 不良反应的研究证据有哪些?

　　2. 如何寻找不良反应证据?

　　3. 如何选择不良反应证据?

　　4. 如何评价不良反应证据?

　　5. 如何应用不良反应证据?

　　本章将针对以上问题,从一个临床案例出发,详细介绍不良反应问题循证实践的方法和步骤。

临床病例 10-1

　　患者男性,66 岁。以"跌倒 1h"为主诉入院。患者有良性前列腺增生症(BPH)病史 1 年,服用哈乐(选择性 α_1-受体阻断剂)治疗 1 月余。入院当天在服药后去卫生间过程中跌倒。入院后经 X 线检查,发现"左侧股骨颈嵌插性骨折",在骨科进行内固定手术。家属询问:患者跌倒发生骨折是否和服用哈乐有关吗?

第一节　提出和构建临床问题

　　不良反应(adverse reaction)是指医疗干预措施(如药物、手术等)导致的有害或不希望发生的反应。医生在给患者采用某种干预措施时,该干预措施引起的不良反应造成的伤害是否小于治疗带来的益处,即利大于弊,或者这些伤害是否在患者可接受的程度内? 为回答这些问题,我们可以自己开展相关研究,但临床工作中更多是带着我们不能解决的问题,通过查寻他人的研究成果(相关证据)来回答自己或患者的问题。针对该临床病例,作为医生,需要回答的问题是:良性前列腺增生患者服用高选择性 α_1-受体阻断剂是否会引起跌倒和骨折呢?

为了便于快捷检索到与临床问题密切相关的证据,需要根据 PICO 原则分解上述临床问题:

P:老年良性前列腺增生患者。

I:使用高选择性 α_1-受体阻滞剂。

C:未使用高选择性 α_1-受体阻滞剂。

O:跌倒、骨折和低血压。

第二节　检索证据

一、不良反应的证据类型和选择

任何一种干预措施,包括手术和药物,都可能引起严重程度不等的不良反应,其中以药物不良反应(adverse drug reaction,ADR)最为人熟知。世界卫生组织(WHO)对药品不良反应的定义是:为了预防、诊断、治疗疾病或调节生理功能,人在正常用法用量情况下服用药品所出现的有害和不期望发生的反应。这样的不良反应与药品质量和医疗事故有本质的区别。研究不良反应,实质上也是确定因-果关系,只是此处的"因"是指临床医师在疾病预防、诊断和治疗过程中采用的各种措施和方法,如诊断技术、手术和药物等。我们可以参考病因类问题的研究证据分类,将不良反应的研究证据分为试验性研究、观察性研究及对所有相关证据进行系统全面合成的系统评价。

(一) 试验性研究

1. 随机对照试验(randomized controlled trial,RCT)　RCT 是一种前瞻性研究,指采用随机分配的方法,将合格研究对象分配到试验组和对照组,接受相应的试验措施,在一致的条件下或环境中,同步地进行研究和观测效应,并用客观的效应指标对试验结果进行科学的测量和评价。采用随机方法分配研究对象,可使若干已知和未知的混杂因素在组间分布中维持相对均衡,从而更可能得到真实的结果。随机对照试验最常用于确定某干预措施的疗效,也可以用于研究干预措施的潜在不良反应,在研究因-果关系时论证强度最高。

但有三方面的原因限制了采用 RCT 研究某些干预措施的不良反应。一方面是,当我们认为某种干预措施可能有害(或有益)时,将受试对象随机分配入试验组和对照组,接受可能有害的因素(或不接受有益因素),来研究其他不良反应,存在伦理问题限制。例如,研究使用降落伞的其他不良事件,将受试飞行员随机分配入带降落伞组和不带降落伞组,显然不可行。另一方面,在研究干预措施的少见、严重和潜伏期长的不良反应时,需要非常大的样本量和很长的观察期,可行性较差。一般来说,如果不良反应的发生率低于 1%,采用 RCT 研究的难度非常大,而且需要巨额经费。例如,RCT 就未能证实氯吡格雷与血栓性血小板减少性紫癜的关系,而是通过观察性研究证实的。第三,RCT 中研究对象的挑选通常比较严格,药物不良反应的暴露和实际人群可能有差异。因此,RCT 多数情况下常作为不良反应评价的辅助证据。

2. 非随机对照试验(non-randomized controlled trial,non-RCT)　non-RCT 是另一种较常见的试验性研究,可以在一定程度上弥补 RCT 可行性的不足,达到同样的研究目的。例如:对于早期发现适宜做手术根治的恶性肿瘤患者,就不宜做手术或非手术治疗的 RCT,可选择 non-RCT 的设计方案。它与 RCT 的区别主要在于:①未对受试者进行随机化分组;②在一定程度上避免了伦理学的限制,提高了实验的可行性;③最终研究结果可能在一定程度上受混杂因素影响。用 non-RCT 评价不良反应时不仅具有 RCT 的部分局限性,还会因为未实施随机,进一步增加混杂因素的影响。通过分析(如标准化分析)有可能减少混杂因素的影响,但无法调整未知混杂因素。

(二)观察性研究

观察性研究多数情况下是评价药物和其他医疗干预措施不良反应最主要和最可行的研究方法,尤其对发生率较低的不良反应;还可为评价实际情况下药物和医疗干预的不良反应提供证据。

1. 队列研究(cohort study) 队列研究为观察性研究的重要方法之一,是在"自然状态"下,根据某暴露因素的有无将选定的研究对象分为暴露组和非暴露组,经过一段时间的随访后,比较和分析各组中研究结果与暴露因素之间的关系。依据队列研究对象进入队列时间是过去还是即时或兼而有之,分为前瞻性队列,回顾性队列和双向队列研究。

前瞻性队列研究是评价药物和医疗干预长期不良反应较好的研究证据。因其可完整、准确、全面地收集患者基线、干预措施使用和随访信息,为评价医疗干预的长期不良反应提供了可能。尤其是大样本前瞻性队列研究可为评价发生率较低的长期不良反应提供重要证据。如前瞻性队列研究可能是评价非甾体抗炎药(NSAID)是否引起上消化道出血较好的研究证据。但因其分组是由研究对象或医务人员决定,也没有对医疗服务提供者和患者实施盲法,导致混杂产生,影响结果的真实性。如何控制和调整混杂因素的影响是前瞻性队列研究评价不良反应的重要考虑。

利用已有临床实践的患者数据库建立回顾性的患者队列,形成回顾性队列研究(retrospective cohort study)评价不良反应是另一种常用的研究方法。例如:某公司2006年回顾比较了应用两种冠状动脉支架1年期靶血管血运重建(TVR)临床结果。暴露组为1年前使用紫杉醇药物释放冠状动脉支架,非暴露组为1年前使用雷帕霉素药物释放冠状动脉支架,观察至今。优点是节省人力物力,能快速、高效获取患者数据,分析不良反应,使快速得出结果成为可能;也可为分析低发生率的长期不良反应提供重要证据。但缺点是通常数据不完整、暴露与结局跨度时间长、偏倚大,影响研究结果的真实性。

双向队列研究(ambispective cohort study)也称混合性队列研究,是将前瞻性队列研究和回顾性队列研究结合起来,即在回顾性队列之后,继续进行一段时间的前瞻性队列研究。这种研究方法兼有上述两法的优点,在一定程度上弥补了二者的不足,在实际工作中的适用范围亦较广。

总而言之,队列研究是RCT不可行时的主要替代方案之一,在确定因-果关系时论证强度较佳且可行性较好,但其确定因-果关系的论证强度弱于RCT。

2. 病例-对照研究(case-control study) 病例-对照研究是一种回顾性研究,常用于病因、危险因素和不良反应的研究。它研究时间短,节省研究资源,较易同时探索多种暴露因素(包括医疗干预措施)和不良反应结局间可能的关系,是评价不良反应的重要证据,尤其对评价罕见或潜伏期长的不良反应优势明显。病例-对照研究通过比较患有某病的病例组和不患有该病的对照组,或具有某项特征与不具有某项特征的病例,发现过去或最近某种因素(干预措施)和疾病(不良反应)是否存在关系及强度。例如,探讨不同α_1-受体阻滞剂治疗良性前列腺增生(BPH)的不良反应,选择2004~2006年住院接受特拉唑嗪治疗的161名BPH患者为病例组,同期住院接受盐酸坦索罗辛治疗的BPH患者165名为对照组,以年龄配对,回顾分析和比较两组受试对象使用α_1-受体阻滞剂治疗的不良反应发生情况。

但病例-对照研究评价不良反应时也有局限性。由于病例-对照研究需要回忆过去的暴露因素,加之病例组的来源和对照的选择受诸多偏倚因素影响,其研究结论的真实性较前瞻性研究证据为差,但设计良好的病例-对照研究证据,在循证医学实践中仍有重要价值。

3. 其他观察性研究 其他可用于不良反应评价的研究包括横断面研究(cross-sectional study)、病例系列(case series)和病例报告(case report)。这类研究本身也存在局限性,但可为发现不良反应、建立研究假设提供线索,尤其对极严重、罕见的不良反应,病例系列和病例报告也可提供有价值的证据。如1960年Kosenar首先报道了2例形状如海豹肢的新生儿短肢畸形,随后,英国和德国相继发表了类似畸形的病例系列报道。据以往经验,这种畸形罕见。从病例分析发现,这些孕妇在妊娠早期因妊娠反应服用过药物沙利度胺(反应停),因而推测这种畸形与服用反应停有关,这一推测此后被进一步的病例——对照研究和队列研究证实。可见个案报道或系列病例分析往往可以为不明病因疾病或不良反应的研究提供重要线索。

(三) 系统评价/Meta 分析

系统评价/Meta 分析是一种二次研究方法,它的出现,为全面获取、严格评价不良反应提供了新的手段。检索不良反应研究证据时,若能找到合乎标准的专门针对不良反应问题的系统评价/Meta 分析无疑是最好的选择,特别是对发生率较低的不良反应有用。因其可纳入尽可能多的研究数量,形成足够大的样本量。但真正满足此条件的系统评价很少。多数情况下,纳入的主要研究证据是单独报告不良反应的队列研究和病例-对照研究。此外,必须对队列研究和病例-对照研究有清楚了解,才能正确理解不良反应的系统评价。

综上所述,医疗干预措施的不良反应通常存在多种类型研究证据。如何选择最合适的证据用于临床实践是我们接下来要探讨的问题。影响不良反应证据选择的主要因素包括不良反应发生率、干预措施的成熟度、证据的真实性、证据的适用性、结果精确程度等。不良反应发生率的高低会影响不同研究设计证据的适用性,通常情况下:①若不良反应发生率较高,则 RCT、non-RCT、队列研究均可观察到该不良反应;②若不良反应发生率较低(<5%),RCT 因样本量小、观察时间短,很难有效观察到该不良反应,宜选择队列研究证据;③若该不良反应为罕见事件(如发生率 <0.1%),则应选择病例-对照研究证据。若 1 项干预措施在临床中使用比较广泛,相关临床研究也较成熟,则其不良反应的高质量证据很可能也较多,如高质量系统评价、大样本 RCT、non-RCT、队列研究等。反之,临床成熟度不高的干预措施其不良反应证据很可能较少、质量也不高。

二、选择数据库和制定检索策略

在浩如烟海的医学信息中,要快速获得所需要的资料,掌握文献检索的方法和技巧十分重要,包括检索词和数据库的选择、检索策略的制订等。由于不同医学文献资料在设计、实施、统计分析、结果解释和论文报告等方面存在的差异,研究的质量、结果的真实性和可靠性及适用性也不同。因此,在循证医学实践中,建议首先检索经他人评估和筛选过的循证知识库,如 UpToDate(www.uptodate.com)、Clinical Evidence(http://www.clinical evidence.com)和 Cochrane 图书馆(http://www.cochrane.org/index0.htm)等,如果未检索出需要的信息,再进一步检索未经筛选的非 Summaries 类数据库,如 PubMed(http://www.pubmed.gov)、中国知网数据库(CNKI)和万方数据知识服务平台等。

在回答临床问题时,建议采用 Haynes 等 2009 年提出的信息资源分类的"6S"模型,即证据系统(system)、证据总结(summaries)、系统评价摘要(synopses of syntheses)、系统评价(syntheses)、原始研究摘要(synopses of studies)和原始研究(studies)逐级检索。根据 PICO 要素转化后的问题确定关键词包括:良性前列腺增生(benign prostatic hyperplasia)、α1-受体阻断剂(adrenergic alpha-1 receptor antagonists)、低血压(hypotension)、跌倒(fall)、骨折(fracture)等。

针对上述临床病例,以"benign prostatic hyperplasia""adrenergic alpha-1 aeceptor antagonists""fracture"为检索词,首先检索循证知识库,找出相关的专题,筛选和记录。再检索非 Summaries 类数据库,以 PubMed 为例,可使用主题词检索,在检索框中输入"("Adrenergic alpha-1 Receptor Antagonists/adverse effects"[Mesh])AND "Prostatic Hyperplasia/drug therapy"[Mesh]",获得 54 篇文献(检索日期:2017 年 6 月 13 日);亦可以使用自由词检索,在检索框中输入"Adrenergic alpha-1 Receptor Antagonists AND fracture",获得 8 篇文献(检索日期:2017 年 6 月 13 日),具体情况由数据库决定。经过阅读摘要和全文筛选,发现 1 篇发表在 BMJ 杂志的大型队列研究十分符合本临床病例提出的问题。最后综合判断两库的检索和筛选结果,我们选择了 Blayne Welk 等的队列研究"The risk of fall and fracture with the initiation of a prostate-selective α antagonist:a population based cohort study"来解答该临床问题。

第三节 评价证据

当参考他人的不良反应研究证据解决你的患者问题时,我们必须考虑检索到的不良反应研究结果是否真实、可靠,是否适合你的患者,为此需要对研究证据的真实性、临床重要性和结果的适用性进行评价(表 10-1)。

表 10-1 评价不良反应研究证据的原则

真实性评价
- 除暴露的危险因素 / 干预措施外,其他重要特征在组间是否可比?
- 各组测量暴露因素 / 干预措施或临床结局的方法是否一致(是否客观或采用盲法)?
- 是否随访了所有纳入的研究对象,随访时间是否足够长?

重要性评价
- 暴露因素与结果之间的关联强度如何?
- 风险估计 / 效应量的精确度如何?

适用性评价
- 患者与研究中的研究对象是否相似?
- 患者可能接触到的暴露因素和研究中的暴露因素是否相似?
- 患者发生不良反应或事件的风险大小?
- 患者对治疗措施的期望和选择如何?价值观如何?
- 是否有任何获益可抵消暴露相关的风险,或备选的治疗措施?

一、不良反应研究证据真实性评价

(一)除暴露的危险因素 / 干预措施外,其他重要特征在组间是否可比

研究病因 / 不良反应时,除暴露的危险因素 / 干预措施外,如果各组间其他影响结局的因素不一致时,会影响结果的真实性。例如,研究两种降糖药物的心血管事件和死亡风险,哪个更低?该研究收集了可能影响 2 型糖尿病患者预后的年龄、性别、种族、BMI、合并症等基线信息,发现暴露组和非暴露组以上基线相似。但忽略了人群来源(一组患者来源于医院人群,另一组患者来源于社区人群),此使暴露因素 / 干预措施(降糖药物)与结局(心血管事件和死亡风险)之间的关系偏离真实情况。因此,如果阅读文献资料时未充分考虑这些因素的影响,就会被研究结果所误导。

随机分配研究对象进入不同暴露组是保证组间基线可比性的最好方法,但在不良反应研究中,特别是不良事件发生率低、潜伏期长时,采用随机对照试验存在可行性或者伦理的问题,因此观察性研究设计方法更常用,如队列研究、病例-对照研究、横断面调查等。为此,在阅读文献资料时,需要分析研究证据是否在设计阶段采用限制(restriction,即通过严格纳入和排除标准,在具有一定特征的对象中进行观察,以排除其他因素干扰)、配对(matching,为暴露组的每一对象匹配一个或几个具有同样特征的非暴露组研究对象,以消除潜在混杂因素的影响),在结果分析阶段采用相应的统计方法如分层分析(stratification)、标准化法(standardization)和多因素分析等,以校正混杂因素的影响。

针对本章的临床案例。该队列研究收集并评估了可能影响 BPH 患者预后的 98 种不同的有代表性的协变量,涉及医疗条件、用药和医疗护理保健等多方面,并采用了倾向性评分匹配法(propensity score matching)来确保暴露组和非暴露组人群相似和基线可比。

(二)各组测量暴露因素 / 干预措施或临床结局的方法是否一致(是否客观或采用盲法)

在应用不良反应研究证据指导临床实践时,首先应清楚各组测量暴露因素 / 干预措施或临床结局的方法是否一致。即,若是队列研究,应注意暴露组和非暴露组对结局的测量方法是否一致;若是病例-对照研究,应注意病例组和对照组对暴露因素的测量方法是否一致。如果可行,是否对测量结果的人员和研究对

象采用盲法，即在队列研究中不让测量者知道谁是暴露组、谁是非暴露组；而在病例-对照研究中，不让他知道谁是病例组、谁是对照组以及研究的假设，这样更能保证结果的真实性。例如，采用队列研究了解妇女饮用咖啡与尿失禁的关系时，如果结果测量者知道研究对象的暴露情况，对饮用咖啡者就会更详尽地进行检查，发现一些容易被忽视的早期尿失禁患者（surveillance bias）。因此，临床医生阅读文献时，应注意研究人员是否采用减少偏倚的措施，如盲法、使用可靠的数据库资料（administrative database）。

上述回顾性队列研究数据来源于准确的数据库信息，采用编码定义结局指标（如：跌倒采用 ICD 10 W00-W19；低血压采用 ICD 10 I95），可以认为暴露组和非暴露组的结局测量方法一致。

（三）是否随访了所有纳入的研究对象，随访时间是否足够长

失访会直接影响研究结果的真实性。理想的研究状态是所有研究对象都完成随访。但实际情况是，有的失访对象在某些重要研究特征上与随访到的对象有较大差别，并可能发生不良反应的情况不一定相似，这种情况将影响研究结果的真实性。另外，研究对象暴露于危险因素 / 干预措施，需要一定的观察期才可能发生疾病 / 不良反应。观察期要足够长，以避免假阴性结果。例如，研究铝制品是否引起早老性痴呆，如果只观察数周，结果两者没有关系。事实上，这种情况下我们不能确定是铝制品不会引起早老性痴呆，还是观察时间太短，铝制品的致病作用尚未表现出来。观察期的长短应根据疾病 / 不良反应发生的自然史确定。

上述回顾性队列研究暴露组和非暴露组的随访时间均为 90 天，未报道有改变药物或缺失数据。该研究随访时间虽然不算长，但这个时间周期的选择是根据文献报道：该类不良事件（跌倒、骨折和低血压）发生的最高峰在最初的几周时间内。长期服用 α_1-受体阻滞剂治疗的患者依从性会下降。因此，我们认为该随访结论是较为可靠的。

二、不良反应研究证据重要性评价

不良反应证据的重要性是指暴露 / 干预措施与不良反应之间的关联强度（magnitude of association）和精确度（precision of estimates）。

（一）暴露因素 / 干预措施与结局之间的关联强度如何

研究暴露因素 / 干预措施与不良反应的关系可采用不同的设计方案，因而衡量因-果相关强度的统计学指标和方法也不同。

1. 相对危险度　对于随机对照试验和队列研究，通常采用相对危险度（relative risk，RR）表示因-果相关强度，即暴露组疾病 / 不良反应的发生率与非暴露组疾病 / 不良反应的发生率的比值。以 1963 年 Mc Bridge 采用队列研究观察"孕妇服用反应停与胎儿海豹肢畸形关系"为例，将结果总结于四格表（表 10-2），以便计算相对危险度。

表 10-2　孕妇服用反应停与胎儿海豹肢畸形关系

	胎儿海豹肢畸形		合计
	+	-	
服用反应停组	10（a）	14（b）	24（a+b）
未服用反应停组	51（c）	21 434（d）	21 485（c+d）
合计	61（a+c）	21 448（b+d）	21 509（N）

暴露组疾病 / 不良反应的发生率为 a/（a+b）=10/24

非暴露组疾病 / 不良反应的发生率为 c/（c+d）=51/21 485

相对危险度为：$RR=[a/(a+b)]/[c/(c+d)]=176$

此结果表示，服用反应停的孕妇，其胎儿发生海豹肢畸形的风险是未服用反应停孕妇的 176 倍。

2. 比值比　对于回顾性病例-对照研究，由于研究的时相顺序不同于前瞻性研究，选择的是发生疾病 /

不良反应者与未发生者作为研究对象,不能计算疾病/不良反应的发生率。因此,通常采用比值比(odds ratio,OR)间接衡量因-果相关强度,即病例组暴露史比值与对照组暴露史比值的比。以"饮用咖啡与尿失禁的关系"为例模拟一病例对照研究(表10-3),结果总结如下:

表 10-3　饮用咖啡与尿失禁关系模拟病例——对照研究

	尿失禁患者	无尿失禁者	总计
有饮用咖啡史	90(a)	45(b)	135
无饮用咖啡史	10(c)	55(d)	65
合计	100	100	200

病例组暴露史的比值 =a/c=90/10

对照组暴露史的比值 =b/d=45/55

比值比 $OR=(a/c)/(b/d)=ad/bc=(90×55)/(45×10)=11$

此结果表示,饮用咖啡尿失禁的机会是不饮用咖啡组的11倍。

总体而言,RR 或 OR 值越大,不良反应与暴露/干预措施的相关性越强。当不良反应在研究人群中发生率较低时($<1\%$),OR 与 RR 比较接近,病例-对照研究的 OR 也可以代表整个抽样人群的 RR。各指标究竟多少才有意义和重要价值应结合专业和疾病的具体情况而定。

3. 需要暴露的人数　需要暴露的人数(number needed to harm,NNH)是指多少人暴露于危险因素/干预措施,就可能比非暴露组多发生1例疾病/不良反应。NNH 是一种更直观、更易被临床医生理解的表示因-果相关强度的指标。要了解 NNH 的计算方法,需要先介绍绝对危险度增加率(absolute risk increase,ARI)和相对危险度增加率(relative risk increase,RRI)。

ARI 是指暴露组与未暴露组疾病/不良反应发生率的差值,表示暴露因素导致疾病/不良反应增加的绝对水平,此值越大,说明暴露因素的作用越强。

ARI= 暴露组发生率–未暴露组发生率

RRI 是指暴露组与未暴露组疾病/不良反应发生率的差值与暴露组疾病/不良反应发生率的比值,表示暴露因素导致疾病/不良反应增加的相对水平,此值越大,说明暴露因素的作用越强。

RRI=(暴露组发生率–未暴露组发生率)/ 暴露组发生率

NNH 为绝对危险度增加率的倒数,即 $NNH=1/ARI$。

以"孕妇服用反应停与胎儿海豹肢畸形关系"的队列研究为例:

$NNH=1/(10/24–51/21485)≈2.4$,即每3位孕妇服用反应停,就比未服用反应停组孕妇多1名胎儿出现海豹肢畸形。

随机对照试验和队列研究可直接根据上述公式计算 NNH,但病例——对照研究的计算较复杂,方法如下:

如果 $OR<1$,$NNH=[1–PEER(1–OR)]/PEER(1–PEER)(1–OR)$

如果 $OR>1$,$NNH=[1+PEER(OR–1)]/PEER(1–PEER)(OR–1)$

公式中的 $PEER$(patient expected event rate,患者预期事件发生率)或称 CER(control event rate)是指非暴露组疾病/不良反应的发生率,在相同 OR 的情况下,不同的 $PEER$ 可使 NNH 产生很大的波动,$PEER$ 越小,NNH 值越大。例如,如果 $OR=0.9$,当 $PEER=0.005$ 时,$NNH=2000$,而 $PEER=0.40$ 时,$NNH=40$。

上述回顾性队列研究计算了比值比(odds ratio,OR)和绝对危险度增加率(absolute risk increase,ARI)。相对于非暴露组,使用高选择性α1-受体阻滞剂(暴露组)发生跌倒、骨折和低血压的 OR 值分别为1.14、1.16和1.80,ARI 值分别为0.17%、0.06% 和0.21%(表10-4)。以不良反应低血压为例,该 OR 值表明服用高选择性α1-受体阻滞剂发生低血压事件的风险是不用该类药物者的1.80倍。

表 10-4　高选择性 α1-受体阻滞剂与跌倒、骨折和低血压的关系

不良反应 / 事件	事件数（%）		OR（95%CI）	ARI（95%CI）（%）
	暴露组（n=147 084）	非暴露组（n=147 084）		
跌倒	2129（1.45）	1881（1.28）	1.14（1.07~1.21）	0.17（0.08~0.25）
骨折	699（0.48）	605（0.41）	1.16（1.04~1.29）	0.06（0.02~0.11）
低血压	706（0.48）	394（0.27）	1.80（1.59~2.03）	0.21（0.17~0.26）

（二）风险估计 / 效应量的精确度如何

除采用 RR 和 OR 值判断暴露 / 干预措施与不良反应之间的关联强度外，还需要采用可信区间（confidence interval，CI）来评价相关强度的精确度，通常方法是计算 RR 或 OR 的 95%CI，95%CI 范围越窄，则精确度高，CI 不包含 1.0 时，有统计学意义。如果研究发现暴露 / 干预措施与不良反应存在相关性，则可信区间下限表示相关强度的最低值，如果研究未发现两者的关系（没有统计学意义），则可信区间的上限表示相关强度可能达到的最高水平。

本研究给出了 OR 的 95% 可信区间，均不包括 1，因此与非暴露组相比，OR 值均有统计学意义（跌倒：OR=1.14，95%CI1.07~1.21；骨折：OR=1.16，95%CI 1.04~1.29；低血压：OR=1.80，95%CI 1.59~2.03）。从可信区间看，三个结局指标的风险估计精确度都相对较高，但效应量均相对较小。考虑到该不良反应事件发生率较低，且三个结局指标结果统一和相互印证，可以初步判断，在治疗 BPH 中，高选择性 α1-受体阻滞剂较非选择性 α-受体阻滞剂的安全性高很多，但同样会引起该类不良反应事件，如：低血压、跌倒和骨折。此外，低血压很可能是跌倒和骨折的诱因。

三、不良反应研究证据适用性评价

一旦确定研究证据具有真实性和临床重要性，下一步需要考虑的是该研究证据的结果是否能够用于解决你患者的问题。

（一）患者与研究中的研究对象是否相似

当考虑研究证据的适用性时，首先要比较你的患者与研究证据中的研究对象在人口学特征（如种族、性别、年龄等）、疾病特征（如疾病严重程度、病程、并发症等）等方面的差异。一般情况下，个体患者的临床特征极少与研究人群完全相同，总会存在或多或少的差异，需要重点考虑某些重要临床特征二者是否相似。如果存在影响结局的重要差异，可能研究证据就不能用于解决你患者的问题。例如，上述队列研究的结果就不能用于中青年 BPH 患者（如：36 岁），因为中青年相比老年人，不易出现低血压、跌倒和骨折。另外，绝经期后雌激素替代治疗增加子宫癌发生率的结论就不适合于绝经期后同时服用黄体酮的妇女。

（二）患者可能接触到的暴露因素和研究中的暴露因素是否相似

如果证据中的暴露因素在暴露剂量和持续时间等重要方面与现有患者不同，则证据可能不能使用。通常情况下需要视差异的大小而定。例如 19 世纪 70 年代，研究资料显示：口服避孕药可增加血栓性静脉炎的发生。该证据就不能用于 21 世纪的患者，因为目前口服避孕药中的雌激素含量较以前更低。

（三）患者发生不良反应或事件的风险大小

针对单个患者的问题，需要根据研究证据提供的信息，估计你的患者发生该不良反应或事件的危险性，即风险大小。一种方法是在文献中寻找与你的患者各方面特征比较一致的亚组，参照该亚组的 NNH，但在这种情况下，一定要慎重，因为亚组的样本量常常较少，受机遇的影响较大。另一种方法是，首先，需要判断你的患者与研究证据中研究对象相比发生不良反应或事件的危险性，用分值 f（decimal fraction）表示。然后，用研究证据的 NNH 值除以 f 值，获得你的患者发生不良反应或事件的危险性大小。例如，某研究结果显示，150 例患者使用他汀类药物就有 1 例患者发生肿瘤。如果你认为你的患者发生肿瘤的危险性

为研究证据中研究对象的 2 倍,则 $f=2$, $NNH=150/2=75$。当然,要确定你的患者是中止还是继续使用他汀类药物,一方面,需要了解患者从他汀类药物治疗中获益的情况,如果受益的可能性大于发生肿瘤的风险,则可能继续治疗,反之中止治疗。另一方面,需要了解患者的期望和选择。

(四)患者对治疗措施的期望和选择如何?价值观如何

医务人员在进行医疗决策时,除了参考研究证据提供的信息,还需要让患者知道干预措施可能带来的利弊,充分考虑他们的期望、价值观和选择,双方共同制订医疗决策。患者参与医疗决策是为了尊重患者的权利,不同的患者因其对自身疾病的关心程度、对医生所给予的诊治措施的期望值及对不良反应的耐受性等的不同,最终的选择会有差别。例如,对于房室结折返导致的室上性心动过速,可采用传统的药物治疗,也可进行射频消融术,但是后者可能出现多种不同的结局:手术成功,手术成功但破坏了房室结、患者需要安置起搏器,手术失败,甚至死亡。有的患者因发作频繁或药物疗效差,即使可能出现严重的不良反应,但因发作时非常痛苦,宁愿选择手术治疗;有的患者因发作较少,不愿承受可能的严重不良反应,宁愿选择继续药物治疗。

因此,对于有潜在不良反应的干预措施,我们可询问患者,让他们对干预措施的防治作用(如他汀类药物可预防冠心病、卒中等)和可能引起的不良反应(如肌无力,严重时出现肌肉疼痛、横纹肌溶解症,可造成肾衰和死亡)做出定量判断。如果不清楚患者的基础危险度,而患者对干预措施的防治作用也不能肯定,可进行敏感性分析,即提供一系列代表危险度和预防作用的价值尺度,了解患者在哪一点时会改变他们的决定,即接受或拒绝治疗措施。

(五)是否有任何获益可抵消暴露相关的风险,或备选的治疗措施

干预措施有哪些获益?不良反应发生率有多高?是否严重?有无替代的干预方法?若干预有可能产生严重不良反应,且发生率较高,应尽量少用或不用,而采用其他替代疗法。例如,β-受体阻滞剂用于有哮喘或慢性呼吸道疾病的患者可加重呼吸道阻塞症状,因此可选择其他无此不良反应的降压药如噻嗪类利尿剂。此外,即使研究证据显示干预措施与不良反应间的因-果相关性不是太强,但有其他药物可选,也容易做出决策。例如,病例-对照研究发现阿司匹林与瑞夷综合征(Reye syndrome)有较弱的因-果相关性,但因有另外一种安全、价廉且耐受性好的药物对乙酰氨基酚(acetaminophen)可供选择,对于可能发生 Reye syndrome 的高危儿童就不必使用阿司匹林。最后,如果别无选择,医生应权衡利弊并让患者知情同意后使用。

本章临床案例的老年男性患者,人口学特征和临床疾病特征与研究中的对象情况相似。因此,该老年患者日后发生跌倒、骨折和低血压的风险可参考研究中的暴露组,分别为非暴露组发生风险的 1.14 倍 (95%CI 1.07~1.21)、1.16 倍(95% CI 1.04~1.29)和 1.80 倍(95% CI 1.59~2.03)。

第四节　应用证据与后效评价

遵循证据是循证医学的核心思想,临床决策中证据是必须的,但不是唯一的。真实、有临床重要价值和适用性的证据还必须结合医生自身的临床经验与技能、患者的意愿和价值观、医疗设施与环境等进行决策和应用。当然,将证据应用到个体患者的结果是否如预期所料,还应随访和后效评价患者应用证据后的效果,并持续改进,止于至善。

针对本章临床案例,医生需告知患者虽然相比非选择性 α-受体阻滞剂,高选择性 α1-受体阻滞剂(哈乐)治疗 BPH 的药物不良反应 / 事件发生率已经低很多,但也有低血压、跌倒和骨折等不良反应 / 事件发生的风险。

因此,我们给患者几点建议:

1. 这些作用是暂时的,在减少服用量后,通常不影响继续治疗。

2. 用法用量严遵医嘱，切记不要随意过量使用。

3. 因 BPH 患者多为老年人，故服药后仍应稍事休息为宜，且注意看护；若出现一些先兆症状（眩晕、乏力、发汗），病人应该躺下，直至这些症状完全消失为止。

4. 最好在就寝时使用高选择性 α1-受体阻滞剂，可尽量避免引起体位性低血压，甚至跌倒和骨折；如要起身，尽量在亲友的看护下。

5. 联合用药，特别是与其他抗高血压药联合使用时，应密切注意血压变化，避免引起明显的低血压并应减少本品的用量。

6. 若服药治疗效果不佳，或经常出现以上先兆症状，应及时停药并改用其他治疗方法。

（李　胜）

学习小结

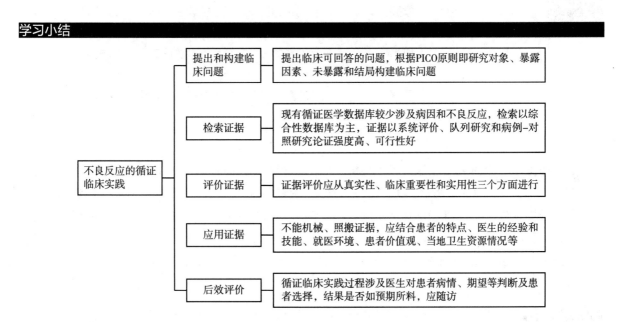

推荐阅读材料

1. GUYATT GH, RENNIE D, MEADE MO, et al. Users' Guides To The Medical Literature: A Manual for Evidence-Based Clinical Practice. AMA Press: Chicago, 2008.

2. STRAUS SE, GLASZIOU P, RICH-ARDSON WS, et al. Evidence-based Medicine: How to Practice and Teach EBM. Fourth Edition. Edinburgh: Churchill Livingstone, 2011.

3. WELK B, MCARTHUR E, FRASER L A, et al. The risk of fall and fracture with the initiation of a prostate-selective α antagonist: a population based cohort study. Bmj British Medical Journal, 2015, 351: h5398.

复习参考题

1. 不良反应研究的设计方案有哪些？按其论证强度高低排序，顺序是什么？论证强度高而可行性也好的有哪些？

2. 如何评价不良反应研究的真实性、重要性和实用性？

3. 应用不良反应证据时应考虑哪些因素？

第十一章

预后问题循证实践

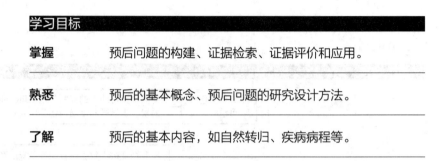

学习目标	
掌握	预后问题的构建、证据检索、证据评价和应用。
熟悉	预后的基本概念、预后问题的研究设计方法。
了解	预后的基本内容，如自然转归、疾病病程等。

在临床工作中,医生经常会遇到患者或家属关于疾病预后的询问,如"治疗以后多久可以康复? 还会复发吗?"临床医生经常也会考虑,诊断为同一种疾病的患者为什么会有不同预后? 在整个疾病的预后过程中除干预因素外,其他因素扮演什么角色? 要回答这些问题,临床医生必须基于真实可靠的科学依据,而不能仅仅凭借个人的临床经验妄下结论。因此,当对某种疾病的预后不确定或存在争议时,有必要遵循循证实践的基本步骤:提出问题,检索证据,评价证据,决策实践,后效评价,止于至善,通过参考当前最佳的研究证据来解决。

临床病例 11-1

患者男性,64岁。上腹部不适,食欲缺乏2年,体重减轻,乏力半年,查体:贫血貌,上腹部轻压痛,幽门螺杆菌检测呈阳性,胃镜检查提示慢性萎缩性胃炎,黏膜病理检查提示肠上皮化生,临床诊断为慢性萎缩性胃炎。

临床预后问题:幽门螺杆菌感染的慢性萎缩性胃炎能癌变吗? 大概什么时候发生? 发生癌变的信号是什么? 如果癌变,还可以生存多长时间?

第一节　提出和构建临床预后问题

一、疾病预后的基本概念与要素

1. 预后(prognosis)　是指疾病在某个时点(如症状初发或确定诊断)后的发展过程与转归,即疾病发生后对将来发展为不同后果(如痊愈、复发、恶化、伤残、死亡)的预测或者估计。它既包括疾病的自然转归,也包括治疗影响下的疾病预后。疾病的自然转归(natural progress of disease)即没有任何医疗干预情况下的疾病的自然发展过程,又被简称为自然史(natural history of disease)。医疗干预的目的在于使疾病的转归向好的方向发展,即加快痊愈的过程,或预防或推迟不良事件的发生。因此,如果干预有效,疾病的自然史会发生改变,从而产生好的转归。

对于疾病预后的描述通常包括4个方面的内容：①定性问题（该疾病会有什么结局发生？）；②定量问题（这些结局发生的可能性有多大？）；③定时问题（这些结局在什么时候会发生？）；④定因问题（影响结局发生的因素有哪些？）。

了解疾病的预后，是疾病确诊后帮助临床医生和患者决策的重要信息；有利于找出疾病预后的影响因素，改变疾病结局；同时，通过循证实践还能够比较出不同干预措施的效果。以上述病历为例，通过对慢性萎缩性胃炎患者的临床干预和患者生活习惯的改变，有可能避免或降低其胃癌的发生概率。

2. 预后因素　是指影响疾病结局的一切因素。对于同一疾病，预后因素与疾病发生的危险因素（病因）可能不完全相同。例如，幽门螺杆菌感染引起的慢性萎缩性胃炎与其他病因（如长期酗酒）引起的慢性萎缩性胃炎的转归可能并无差别，所以幽门螺杆菌感染只是慢性萎缩性胃炎的病因；但对于长期酗酒引起的慢性萎缩性胃炎患者而言，如果继续酗酒不加以治疗则将增加癌变的风险，那么长期酗酒不仅仅是病因，也是预后因素。

常见的预后因素可以分为4类：①患者的基本特征（demographic factors）：包括年龄、性别、营养状况、体重、体质、精神心理状态等，是影响预后的内在因素（重要因素）；②疾病本身的特征（disease-specific factors）：包括病情、严重程度、分期、病程、临床类型，并发症等；③合并症（co-morbidities）：如慢性萎缩性胃炎的患者是否同时患有其他慢性疾病（如冠心病、糖尿病等）；④临床治疗：包括干预措施的有效性、患者的依从性、可及的医疗条件、社会家庭因素等，是影响疾病预后的外在因素（重要因素）。

3. 预后指标　疾病预后结局是临床医生和患者（及家属）共同关注的重要问题。在循证实践中，需要根据病程和疾病的预后特征尽可能选择客观指标。

描述疾病预后结局的常用指标可分为3种：①预后事件的发生率，即在某观察时间段内发生某预后事件的百分比，包括治愈率、病死率、缓解率、致残率、复发率等；②中位生存时间（median survival），指一半随访对象发生预后事件的时间，如某疾病的中位生存时间是6个月，即有半数患者在6个月内发生预后事件；③生存曲线，是描述不同时间段内患者生存概率的曲线，常用的有 Kaplan-Meier 生存曲线。

二、提出和构建预后问题的方法

首先临床医生需要对患者提出的问题抽丝剥茧，根据 PICO 原则将其转化成可以进行检索且易于回答的问题。

针对上述病例，需要回答的问题是：这位64岁的慢性萎缩性胃炎患者（男性）发生胃癌的可能性有多少（定量问题）？病情进展快还是慢（定性问题）？如果癌变，生存期有多长（定时问题）？

为了准确、快捷地获得最佳参考证据，将上述临床问题按照 PICO 原则进行转化与分解，构建成易于检索相关证据的预后问题。

P：慢性萎缩性胃炎患者（老年，病程两年，肠上皮化生）。

I：幽门螺杆菌感染。

C：无幽门螺杆菌感染或其他。

O：癌变的可能性、病情进展、生存期长短。

第二节　检索证据

一、回答预后问题的最佳研究设计

在临床上，经常应用不同的设计方案对预后问题进行研究。常用的预后问题的研究设计方案见表11-1。所采用的研究设计方案不同，其获得的研究结果的可靠性和研究的质量也将受到不同程度的影响。

一般而言,可能提供最佳参考证据的预后问题的研究设计方案依次为:生存率分析的队列研究、病例对照研究、横断面研究、特定人群的描述性研究和个案报道。

表 11-1　预后问题研究设计的论证强度

设计方案	性质	可行性	论证强度
随机对照试验	前瞻性	视具体情况而定	++++
队列研究	前瞻性	好	+++
病例-对照研究	回顾性	好	++
横断面研究	断面性	好	+
描述性研究	前瞻/回顾	好	+

前瞻性研究中,队列研究或定群研究(cohort study)是最为理想的研究疾病预后的流行病学设计。其研究对象是患某种疾病但还没有发生相应预后事件的一组患者,研究者从某一时间点开始对这些患者进行随访观察,收集预后相关信息,尤其是研究所关注的预后事件(如治愈、复发、癌变、死亡等),确定预后事件发生的数量、时间及影响因素,阐明疾病发展和转归的特点。与临床试验(如随机对照试验)不同,队列研究属于观察性研究,它可以研究接受某干预措施的所有患者的预后,且这些患者的治疗是医生在实际临床环境下,根据患者的具体需求,按照临床实践常规实施的。因此,在提供预后证据方面,队列研究的结果可能更接近于临床实际,更能代表多种特征患者的整体预后。

另外,随机对照试验也可以提供关于预后的参考证据,主要用来评价治疗措施能否使患者获得更好的预后,而不是预测疾病的预后。由于随机对照试验往往需要严格控制患者的入选条件和治疗环境,以及高度标准化治疗方案,使其研究结果与临床实际情况之间可能存在一定差别,其显示的预后结果很难反映一般患者的真实情况,预后结果的外推性并不理想。

对于一些罕见疾病,由于前瞻性研究很难观察到足够数量的预后事件,病例对照研究则更适用于分析此类疾病的预后。但病例对照研究设计容易产生偏倚,其结果的真实性不如前瞻性研究。

因此,在获得预后问题的研究证据时,应考虑疾病情况和预后问题的需要,从最佳证据开始检索,如队列研究,如果高级别的研究证据缺乏,再检索下级研究证据,依此类推。

二、选择数据库和制定检索策略

1. 选择数据库　根据 Haynes 等 2009 年提出的信息资源分类的"6S"模型,同时结合自己单位的数据库订阅情况,逐级选择数据库,一旦在某一级可以解决问题,理论上则不需要继续搜索下一级别的数据库。在此过程中特别需要注意数据库之间的包含关系。首先选择经过循证评估和筛选的预后信息资源,如 UpToDate、Best Evidence、EBM Guideliness、Medion 数据库、IFCC 数据库和 Cochrane Library,其次选择未经循证评估和筛选的预后信息资源,如 PubMed、EMBASE.com 和中国生物医学文献数据库。

2. 制定检索策略与检索　拟定一个敏感性和特异性高的检索策略,并不断地对检索步骤进行评价和修订,以尽可能减少漏检。对慢性萎缩性胃炎患者预后问题的检索,应根据 PICO 原则的分析结果制定检索策略,先对队列研究进行检索。

以 PubMed 数据库为例,本例中确定的关键词有 "atrophicgastritis" "cancer/tumour" "prognosis" "cohort study",进入 https://www.ncbi.nlm.nih.gov/pubmed/ 进行简单检索:限定检索范围"研究对象为人,语言为英语",输入关键词"atrophicgastritis"查出 3115 篇文献;输入检索式"cancer OR tumour OR tumor"显示 2 534 268 篇文献;输入关键词"cohort study"显示出 98 439 篇文献;输入"prognosis"显示 1 202 669 篇文献,用"AND"联接四个关键词,查出 3 篇文献。此时逐条阅读文献题目和摘要,发现与本例有关的文献是由 Yoshida T 等人报告的"Cancer development based on chronic active gastritis and resulting gastric atrophy as assessed by serum levels of pepsinogen and Helicobacter pylori antibody titer",该研究设计属队列研究,是关于幽门螺杆菌感染所致慢性萎缩性胃炎进展为胃癌的观察性研究,较为符合本例患者。

第三节 评价证据

只有参考可靠的预后研究证据,临床医生才能给予患者及家属恰当的建议和治疗,因此需要对获得的预后研究证据进行科学评价。与其他文献的评价方法相似,预后研究的评估也包括 3 个方面:证据的真实性(研究质量如何)、重要性(研究的结果是什么)和适用性(在实际医疗条件下的适用性怎么样)。表 11-2 总结了评价预后研究证据的基本原则和主要内容。

表 11-2　评价预后研究证据的原则和主要内容

真实性评价
- 研究中样本(研究对象)的代表性如何?
- 随访时间是否足够长?是否对所有样本(研究对象)进行了完整的随访?
- 是否采用客观的标准对结果进行评定(预后指标的定义是否明确?),其测量有无偏倚?
- 是否对影响结果的其他预后因素进行了调整?结果的可重复性如何?

重要性评价
- 证据结果发生的可能性估计(在一定时间段内某预后事件发生的机会有多大?)
- 证据结果的精确性估计(预后事件发生率的估算是否精确?)

适用性评价
- 证据中的患者与实际患者的可比性(研究对象与我的患者相似吗?)
- 将预后证据运用于临床实践(研究环境与我的临床条件接近吗?)

一、预后研究证据真实性评价

(一)证据中样本的代表性如何

和其他研究的要求一样,样本的代表性是预后证据真实性评价必须考证的要点。一般而言,研究对象的代表性主要指纳入研究的患者在预后因素,如人口学特点、病情轻重、疾病类型、病程早晚等方面是否与该病的整体患者人群相似。理想情况下,预后研究所纳入的样本应该是所有患同一疾病的患者,而且都是从其发病开始进行研究,即研究的始点是一致的。实际上这样理想的预后研究很难得到,因此,研究样本的代表性是相对的,需要根据具体的临床环境对患者进行具体分析。首先要求研究者对纳入的研究对象有公认的疾病诊断标准,明确的纳入标准和排除标准,在其病程的相同起始点开始随访,这样才能使研究样本具有一定的代表性,才能代表所研究的疾病患者群,具有可比性,以减少混杂因素的影响。

对预后的研究最好从疾病的早期开始,但如果是研究进展期疾病的预后,就不一定需要将初次确诊的患者纳入研究,可以选择进展期的患者为研究对象。此外,对于不同的病例来源和疾病病情,也应该加以说明,必要时采用分层的方法进行描述,以减少偏倚的影响。

Yoshida T 等进行了一个长达 16 年(1994~2011 年)的队列研究,观察了日本歌山地区(胃癌高发)4655 名健康无症状参与者的慢性萎缩性胃炎及胃癌的发病情况。在入组前,这些受试者均接受了相应的检查。根据胃蛋白酶原(PG)血清水平和血清幽门螺杆菌抗体滴度水平将受试者分为 4 个观察组:A 组,无慢性萎缩性胃炎和无幽门螺杆菌感染;B 组,仅有幽门螺杆菌感染;C 组,慢性萎缩性胃炎伴有幽门螺杆菌感染;D 组,仅有慢性萎缩性胃炎。文中指出,慢性萎缩性胃炎的诊断标准为 PG Ⅰ ≤70ng/ml 及 PG Ⅰ/Ⅱ ≤3.0;幽门螺杆菌感染的诊断标准为 ELISA 测定抗体滴度 >50U/ml 为有感染(<30U/ml 为无感染;30~50U/ml 为不确定)。综上,研究以未发病时(健康状态)作为观察起点,叙述了诊断标准和受试者的入组标准,具有一定的参考价值,但研究对受试者的剔除、脱落标准交代较少,且对人群的一般特征(如种族、年龄)描述不足,

从而容易影响样本的代表性，为医生和患者参考研究结果带来困惑。

（二）是否对所有样本进行了完整的随访

在预后研究中，最好是对每一位研究对象进行全程随访，直到他们都产生疾病的某一结局为止。对于每一种疾病，从其发生到结局，所经历的时间都不一样，因此，随访时间可以根据疾病的自然史、病程和专业知识来确定。由于预后因素常常存在于不良结果事件发生之前一段较长的时间，故随访时间必须足够长，以发现所研究的结果。如果随访时间太短，仅有部分患者产生有关结局，在回答有关这类患者的预后问题时就缺乏足够的证据。如果随访时间太长，如数年或数十年，失访又是一个问题，因为随访时间越长，失访也会越多，结果真实性同样会受到影响。如果是迁居、工作调动等与疾病预后关系不大的原因，并且失访数量少，则对研究结果的真实性影响不大。但是如果失访是因为死亡、疾病加重、丧失自理或行动能力等原因，文献中又没有加以陈述和证实，则失访将严重影响预后研究结果的真实性。失访者越多，对不良结果事件估计就越不准确。

究竟失访多少病例会影响研究的真实性，很难有一个确切的答案，通常认为失访率应 <20%。目前可以根据 Sackett 在《循证医学》一书中所提出的两条建议作为参考：

（1）"5% 和 20%" 的原则：失访率 <5% 时，其结果是可以接受的，也就是说因失访导致的偏倚较小；在失访率 >20% 时，则严重影响结果的真实性；失访率介于 5%~20% 之间，真实性的影响并不好确定，可根据实际临床问题具体分析结果的偏倚及真实性。

（2）简单的敏感性分析：即 "如果……则……" 原则。假如一项心肌梗死的预后研究，共纳入 1000 例患者，死亡 40 例，失访 60 例，死亡率是 40/940=4.25%。60 例失访者情况如何呢？也许部分或全部已经死亡，这就需要计算一个 "最差病例" 和 "最好病例"。"最差病例" 计算时，假设失访病例全部都死亡（40 例死亡 +60 例失访）/（940 例追踪 +60 例失访）=10%。其结果与研究报道的病死率相差 2.35 倍。"最好病例" 计算时，假设失访病例全部存活（40 例死亡）/（940 例追踪 +60 例失访）=4%。4% 的结果与实际报道的 4.25% 的结果相差不大，而 10% 的 "最差病例" 其意义截然不同，如果失访的病例大多数都死亡，这种随访的不足，对预后结果的真实性将会产生影响。

如果失访的人数可能使研究的可信度受到影响，读者应当寻找失访的原因，并对失访者和未失访者的重要的人口学特征和临床特征进行比较。如果失访的原因在很大程度上与不良结果事件无关，失访者与未失访者可比，则可提高结果的可信度。如果不能得到这些信息，则结果的可信度下降。

在 Yoshida T 等的队列研究中，观察时间从 1994 年 4 月至 2011 年 3 月，期间受试者胃癌确诊即可离开队列，整个随访过程无一例受试者失访，虽然观察时间长达 16 年，但随访的完整性很好，对结果真实性的影响不大。

（三）是否采用客观的标准对结果进行评定，其测量有无偏倚

预后研究需要清楚地描述所使用的预后指标的定义及其测量方法。通常疾病结局的两个极端（痊愈、死亡）很容易确定，测量的准确性和可重复性较好，不易发生偏倚。其中，死亡虽然客观，但对死亡原因的判断却可能存在主观性，尤其是患者在家中死亡，直接死因可能是因为研究疾病以外的原因或其他病因，故要对家属进行详细询问，以正确判断死因。而两个极端结局之外的其他中间结局的判断，如部分缓解、好转、致残等方面，都容易发生测量偏倚，则需要建立统一、公认的客观评定指标。同时，为了减少主观因素的影响，在判断疾病结局时，需要对主观结局的测量者采用盲法，如不稳定性心绞痛、暂时性脑缺血发作、生存质量等，最好由不知情的医生进行，以避免疑诊偏倚和期望偏倚。否则，预后指标测量的可靠性就令人怀疑。若预后结局使用 "死亡" 或 "病残" 等客观指标，则可不用盲法。

此外，应该注意的是，临床上的某些生化指标（如血象改善等）不是疾病的终点，而仅仅是疾病发展阶段的中间指标，那么它们就不能作为判断疾病结局的客观指标，除非这些指标被确定与临床结局密切相关，这时它们才能代替临床结果。

Yoshida T 等采用的结局指标是胃癌的发病率,胃癌确诊方法为胃镜＋病理检查,方法标准客观而不易造成意见分歧,可以不用盲法,本例很好地避免了疑诊偏倚和期望偏倚。

(四)是否对影响结果的其他预后因素进行了调整

一种疾病的结局可受到多种预后因素的影响。比较两组患者的预后时,除研究因素以外,其他临床特征在两组患者中应相似。若发现有差异,则说明有重要的预后因素未作调整,这时应该对这些因素进行调整,这样才能排除影响疾病预后的其他因素,确定所要研究的因素是否为真正的预后因素及其作用的大小。如 Framingham 的"风心病合并房颤与非风心病合并房颤发生脑卒中的预后研究",初步结果显示,风心病合并房颤的脑栓塞率为 41/1000 人年,与非风心病房颤患者的脑栓塞率相似;进一步比较结果发现,有风心病的患者偏年轻,且两组患者在性别、血压等方面均不平衡。经多因素分析,调整年龄、性别和血压后,发现风心病房颤者合并脑栓塞的危险性是非风心病房颤者的 6 倍,可见风心病合并房颤的患者较非风心病合并房颤的患者预后较差。

Yoshida T 等的研究对胃癌在歌山地区正常人群、慢性萎缩性胃炎人群、幽门螺杆菌感染人群、慢性萎缩性胃炎伴幽门螺杆菌感染人群中的发病率进行比较,对各组患者的年龄、饮酒、吸烟情况进行了因素分析,未发现组间差异,可见这些预后因素不会对本例研究结果进行调整。

根据以上真实性评价标准,Yoshida T 等报道的关于慢性萎缩性胃炎及幽门螺杆菌感染的预后研究采用了前瞻性队列研究设计,选择了日本歌山地区(胃癌高发)的健康人群,诊断可靠,有明确纳入标准,研究始点明确,疾病终点指标客观,随访时间足够长,无失访,对混杂因素进行了适当分析,因此,该研究结果的真实性尚可,但仍需要读者根据当地情况分析应用证据。

二、预后研究证据重要性评价

对证据的重要性评价既需要临床资料,又需要统计学的方法。

1. 证据结果发生的可能性估计 一旦获得满意而真实的研究结果,则需要了解在一段时间内该研究结果发生的可能性有多少。一般常用的统计指标是生存率(survival rate)。有以下三种方法描述生存率:①在某一特定时间点的生存百分数,如 1 年生存率或 5 年生存率,即用简单的率来表示结果发生的平均概率,描述各种预后因素对预后的作用,可用相对危险度、绝对危险度等来表示;②中位生存时间(median survival time),即研究中 50% 的患者死亡所需的时间;③生存率曲线(survival curve),患者在不同时间点发生结果事件的概率图。在生存率曲线中,所发生的结果事件必须是离散变量(如死亡、脑卒中、肿瘤复发),并且必须精确地知道事件的发生时间。图 11-1 中,A 表示至研究终点几乎没有患者死亡,有两种可能:①说明预后良好(这也许是我们所期望找到的有意义的证据);②可能是研究时间太短(这种情况不适合寻找到最好的证据)。图 11-1 中 B、C、D 都说明某种疾病的 1 年生存率只有 20%,也就是说可以告知患者或者家属,一旦诊断为该疾病,其生存时间超过 1 年的可能性是 20%,但是请注意这 3 条曲线的形状不同,即

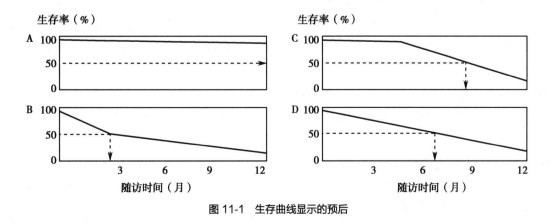

图 11-1　生存曲线显示的预后

中位生存时间不同(即达半数死亡的时间不同),B 表示到 3 个月时有 50% 的患者死亡,即中位生存时间为 3 个月,C 表示到 9 个月时 50% 的患者死亡,即中位生存时间为 9 个月,而 D 表示生存率随着时间推移呈稳定下降的趋势。因为 1 年生存率、中位生存时间和生存曲线反应预后的信息是不同的,因此作为一项完整的预后研究,应该同时有这三方面的结果。

在 Yoshida T 等的研究中,胃癌的发病率的描述分析采用了 Kaplan-Meier 生存曲线,风险比率(hazard ratio,HR)使用 Cox 比例风险建模计算。HR 是两个风险率(hazard rate,单位时间内发生的事件数占被试总体的百分比)的比值,反映了单位时间内的相对风险。同时,研究还对不同幽门螺杆菌抗体滴度水平、PG 水平等对胃癌发病率的影响进行了亚组分析,对预后结果发生可能性的评估较为全面。

2. 证据结果的精确性估计 预后研究中的样本也是抽样的,只是包括了该类疾病的一部分患者,这样就会不可避免地存在抽样误差。因此,在判断预后研究结果时,需要知道由于"机遇"造成的结果变化范围,也就是可信区间(confidence interval,CI),这样才能表示报告结果的精确度。人们常用的是 95%CI,即代表该区间有 95% 的可能性包含了真实发生率,或者真实发生率有 95% 可能存在于该区间。该区间越宽,说明真实发生率存在的范围越大,发生率的点估计精确度就越低。需要注意的是,在大多数生存曲线中,随访期的较早阶段包括的提供结果的患者数比后期多(由于失访和有些患者进入研究较晚)。这意味着,生存曲线的前一部分精确度较高,表现为曲线左侧部分点上估计值的可信区间较窄。一般预后的研究结果都应提供结果的可信区间,区间越窄,精确度越高。如果文章中未提供可信区间,必要时应根据需要将文章中的数据按照相关公式计算可信区间。

Yoshida T 等在研究中提供了每个亚组因素情况下胃癌发生的 HR 值和 95% 的可信区间,P 值均显示有统计学意义。可见本例研究对结果进行了精确性估计。

三、预后研究证据适用性评价

在证明预后证据的真实性和有效性后,就要结合自己的患者,认真评价该项证据是否适合应用。

1. 证据中的患者与实际患者的可比性 要仔细阅读文献中有关患者的人口学特征、社会经济状况、临床基本资料和病例来源的描述,以及诊断、病情和治疗方法等,如果证据和实际研究的临床患者相似,那么该证据就可借鉴。当然,完全相同的证据是不存在的,患者的特征与作者研究中所描述的研究人群的临床特征越接近,就越有把握将作者的研究结果用于自己的患者。

2. 将预后证据运用于临床实践 在临床实际工作中,医生做出决策时还需要考虑具体环境的影响,如医院的设备条件、技术实力、患者意愿等。如果文献的结果提示患者不治疗也会有很好的预后,那么就应慎重考虑是否给患者采取治疗。如果可能出现"不接受治疗患者预后将会很差"的现象,就应该马上对患者进行相应的处理措施。即使预后研究的结果并不能帮助做出一项有效的治疗决策,但它仍能对临床患者的处理给予帮助,对患者及家属的问题进行回答。上述情况都应向患者或者家属进行说明。

病例中伴幽门螺杆菌感染的慢性萎缩性胃炎患者为男性,与 Yoshida T 等的研究的 C 组受试者相符,但 Yoshida T 等研究的 C 组患者的平均年龄为 50.4 岁,标准差为 4.3,而病例中患者年龄为 64 岁,这就可能给医生的参考带来一定的困惑。Yoshida T 等的研究指出伴幽门螺杆菌感染的慢性萎缩性胃炎患者 10 年后进展为胃癌的发生情况为 295/100 000 人年,而且提供了饮酒、吸烟情况的参考,尽管没有提供受试者工作、生活环境等其他预后因素的参考,医生却可以根据该项研究的结果解答患者及家属提出的问题,并根据研究中其他组的情况给患者及家属提供合理建议,甚至采取必要的治疗措施。

第四节 应用证据

通过分析预后问题,查找预后研究证据,评价研究证据的真实性、重要性和适用性,临床医生就有足够的信心向患者及亲属提供证据信息,使亲属对患者的目前状况和未来结局都有了清楚的了解。同时,经过循证实践,医生也得到了临床经验的积累,如果今后遇到这样的病历时,就能够做到从容不迫、应对自如了。

在临床医生面临一个预后问题时,首先需要将问题转变成根据研究可以回答的临床问题,然后确定需要的证据级别和选择证据的信息资源,制定检索策略,进而进行全面检索,最后遵循证据评价原则,判断研究结果的真实性,再结合患者的实际情况,确定是否使用证据。

第五节 后效评价

当然,仅仅局限于将证据用于指导实践还是不够的。由于临床证据的时效性、患者及临床环境的复杂性等,还要求临床医生等证据使用者对其临床应用效果进行评价。本着"止于至善"的实践理念,不断发现临床预后问题,完善、更新循证实践。

对于预后问题,循证实践后效评价的目的和意义在于:①"证据"具有时效性,过去证明对患者预后有益的因素,随着时间的推移,其结论有可能被推翻,后效评价将指引新的研究方向;②循证临床实践重在解决临床实际问题,而随着临床实践的进行,肯定会出现新的问题以及新的解决方法,这时候旧的证据也有可能不适用临床实践了,后效评价将发现新的研究问题;③循证医学实践的后效评价的主要评价方式有自我评价和同行评价,方法可以是评估一个患者或一系列患者应用证据的结果,也可以通过再评价实施循证临床实践过程的各步骤,这将有利于推动临床研究的发展;④循证医学实践后效评价的内容,实则贯穿于整个实践过程,能够为医患行为保驾护航。

(李秀霞)

学习小结

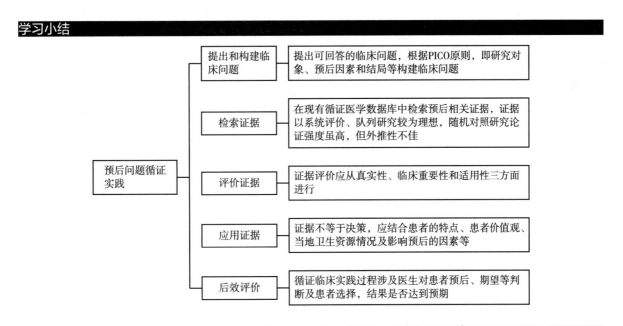

推荐阅读材料

1. GUYATT GH, RENNIE D, MEADE MO, et al. Users' Guides To The Medical Literature: A Manual for Evidence-Based Clinical Practice. AMA Press: Chicago, 2008.

2. STRAUS SE, GLASZIOU P, RICH-ARDSON WS HAYNES RB. Evidence-based Medicine: How to Practice and Teach EBM. Fourth Edition. Edinburgh: Churchill Living-stone, 2011.

3. YOSHIDA T, KATO J, INOUE I, et al.

Cancer development based on chronic active gastritis and resulting gastric atrophy as assessed by serum levels of pepsinogen and Helicobacter pylori antibody titer. International Journal of Cancer, 2014, 134 (6): 1445-1457.

复习参考题

1. 预后的设计方案有哪些？论证强度高而可行性也好的有哪些？

2. 如何评价预后研究的真实性、重要性和实用性？

3. 应用预后证据时应考虑哪些因素？

临床医生在为患者做出决策时,在考虑到患者接受的诊断方法、干预措施和护理措施的有效性和安全性基础上,还需考虑患者的生命质量以及所花费的成本等问题。对于医院机构来说,同样也面临医疗保险、社会舆论的压力,客观上也自觉地遵循各项医疗服务的收费标准来控制医疗费用。在医疗实践中,经济学逐渐深入到临床中来,被广泛地应用在临床实践的各个方面,于是便形成了临床经济学。临床经济学(clinical economics)是临床医生及相关人员用经济学原理评价临床诊断方法、治疗技术和干预措施的经济学效果,提出影响合理利用有限医疗卫生资源的因素,指导临床医师做出决策。因此,通过临床经济学评价,能够从经济学角度对当前临床干预活动进行比较和评价,为临床医生提供决策依据,选择最能够充分利用医疗卫生资源的方案,以避免不必要的浪费和损失。

　　随着循证医学的发展,遵循证据的医疗服务涉及的经济学问题,客观上促进了临床经济学的发展,使临床经济学日益成为临床实践和评价中的重要证据。实施临床经济学的循证实践时,要遵循循证医学临床实践的5个步骤:①根据患者情况,提出具体的临床问题;②基于提出的临床问题,找出当前最佳的证据;③评价获得证据的科学性、重要性和临床适用性;④将证据应用于临床决策;⑤评价证据应用于临床实践的效果(后效评价)。

临床病例 12-1

　　一名60岁男性患者,患2型糖尿病多年,住院期间,在医护人员的治疗和护理下,患者血糖控制很好,但出院回家后,子女不在身边,患者的情绪不是很稳定,治疗依从性差,血糖控制的不是很好,采用何种措施针对出院后患者进行有效的护理,不但可使医院的护理不再局限于患者住院期间,还延伸到患者出院后,如果有,其效果和费用如何?

第一节　提出和构建临床问题

　　众所周知,糖尿病足是一种累及全身并需要终身治疗的慢性病,且大多数患者文化程度较低,往往对糖尿病相关知识及并发症了解甚少,甚至有的产生了一种不以为然的麻痹心理,对治疗无所谓,不及时用药,住院期间血糖控制尚好,但回家后血糖控制得很不好,而基于现代通信技术的电话随访护理系统可以帮助护士通过定期电话随访,使患者感受到医务人员的热心帮助,增强了患者治疗的信心,能保持乐观情绪,积极配合治疗。

为了快捷地获得最佳证据,将上述临床问题按照PICO原则分解,构建成易于检索相关证据的临床问题。

P:2型糖尿病患者。

I:基于电话护理系统。

C:常规护理。

O:成本效果。

第二节　检索证据

一、临床经济学评价的基础知识

(一)成本的类型和测算

1. 直接成本(direct costs)　直接成本指直接提供一项卫生服务时所花费的直接费用,一般将其分为直接医疗成本和直接非医疗成本。

直接成本包括:①直接医疗成本(direct medical costs):指患者用于诊断、治疗、预防、保健的成本。通常包括挂号费、诊查费、化验费、手术费、住院费、X线检查费、家庭病房费、麻醉费、输血费、监护费、药品费、治疗费、床位费、放疗费、营养支持费等。②直接非医疗成本(direct non-medical costs):患者因病就诊或住院所花费的非医疗服务的个人成本,包括患者的伙食、交通、住宿、看护等非医疗费用,也包括患者亲属在陪伴和照顾患者中因缺勤、交通、食宿等费用。

医疗收费的多少实际上并不等于成本,医疗服务收费中,可能存在收费大于成本的情况,也有收费低于成本的现象;但从患者出发,用收费来替代成本,能说明患者的经济负担,故在多数情况下仍使用收费的多少代替成本。

2. 间接成本(indirect costs)　间接成本也称社会成本,是指因疾病而丧失的社会资源。患者的间接成本包括以下方面:①与病残率(morbidity)有关的成本:即患者因患病造成的缺勤病假、因疾病引起的工作能力减退、疾病致残后造成劳动能力减退、因病长期失去劳动力所造成的损失等,也包括因病损失的工资及丧失的劳动生产力所造成的误工产值;②与死亡率(mortality)有关的成本:由于死亡所造成的家庭、社会的损失。

间接成本的计算方法主要有:①人均国民收入法(human capital approach):是用工资率、失业率、期望寿命、退休年龄等因素计算由于病残或死亡引起的收入下降;②意愿支付法(willingness to pay method):假定任何疾病带来的某些预期结果,如损失某一脏器或肢体如果用钱能将这一预期结果挽回的话,用某人愿意支付的费用来估计;③绝对(implicit)估计法:用支出费用和行动的类型推测与病残和死亡有关的成本,如购买保险等。

3. 隐性成本(intangible costs)　是一类由于疾病所致的疼痛和死亡给家属带来的悲痛、抑郁等精神创伤所致的非经济结果。隐性成本常无法包括到直接或间接成本中,故一般未计算。

(二)效果的类型及测量

1. 效果(effectiveness)　是指采用干预措施所产生的全部或部分(即最终性或阶段性)医疗结果,据此可分为全部效果和部分效果。全部效果通常用减少疾病的发病率、致残率、病死率、死亡率等指标来表示。部分效果主要指标有:疾病自觉症状的缓解程度、因病致残经过干预后功能恢复水平等。

测量效果指标可使用中间测量指标和(或)健康测量指标。①中间测量指标:如乳癌根治术后5年复发率、乙型肝炎病毒e抗原的阴转率等来表示临床干预的阶段性效果,但不是最终效果;②健康测量指标(health measures):包括寿命年的延长、死亡数等。目前国际上常用的指标有:质量调整寿命年(quality adjusted life years,QALYs)、潜在减寿天数(potential days of life lost,PDLL)、潜在减寿年数(potential years of life lost,PYLL)以及病残调整寿命年(disability adjusted life years,DALY)等。

2. 效用(utility) 临床干预从某种意义上来说是延长了患者的生命,但挽救一个患者生命后,还要看其健康恢复的程度,对其生活能力及生存质量进行评价。从社会效果的角度看患者劳动能力恢复的状态,即效果产生的社会效益,在临床经济评价中称为效用。

判断效用的指标是效用值,是反映生存质量、生命价值和失能程度的指标。效用值可根据生理或心理功能对每一种疾病或不同的健康水平进行量化得到,范围从0~1不等,如已有研究表明,健康人的效用值为1.0,其间因病残而不同程度地丧失生活和工作能力者可在1.0至0之间决策各自的效用值。

3. 效益(benefit) 效益通常指有益的效果,包括社会效益与经济效益。临床经济学评价中效益多指经济效益,包括直接效益与间接效益两个部分。

医疗实践中,不同干预措施所产生的效果是不同的,难以相互比较,一般把不同干预措施所得的效果,如减少死亡、发病而节约的资源均折算为货币量,就容易比较各种干预措施的效果。值得说明的是一项干预措施既产生正效果又产生副作用,所以在计算效益时,应把正效果的效益减去副作用效益作为净效益。

(三)临床经济学评价的类型

1. 成本确定分析(cost-identification analysis,CIA) 成本确定分析也可称为最小成本分析,在测算不同医疗措施的成本,假定多个干预措施的效果基本相同,则选用成本最小的干预措施,这是评价和寻求最经济的方法。如假定治疗某种感染,青霉素、氧氟沙星、头孢霉素三种抗生素治疗同样有效且疗效和副作用相当,则应首选成本最低的青霉素。

成本最小化分析的优点是简单,实用,而且结论可靠。其缺点是只能比较同一种疾病结果相同时的成本,以效果一致作为先决条件,故使用范围较窄。

2. 成本-效果分析(cost-effectiveness analysis,CEA)

(1)概念:成本-效果分析是评价临床干预方案经济效果的一种方法,是分析成本消耗后得到的效果。成本以货币单位表示,效果是以某种干预措施产生的具体结果。临床效果可选择终点指标(如死亡、存活),也可选择中间指标(如血脂下降的平均值)

(2)方式:成本-效果分析的基本思想是以最低的成本实现效果的最大化,其具体表示方法采用成本效果比和增量比两种方式。

1)成本效果比(cost/effectiveness,C/E):成本效果比是成本-效果分析的一种方法。每一医疗效果单位所耗费的成本,如每延长癌症患者一个生命年、挽回1例死亡、诊断出1例新病例或提高一个结果单位所耗费的治疗成本。平均比C/E越小,就越有效率。

2)成本-效果分析的增量分析(incremental analysis):对两种或两种以上干预措施进行比较,成本-效果的平均比例还不能充分显示两者的相互关系,在医疗实践中,常将不同水平的医疗干预措施综合在一起,以观察其产生更大的效果,这种效果称增量效果,所增加的成本,称为增量成本。

增量分析是计算某一干预措施比另一干预措施多花费的成本与某一干预措施比另一干预措施多得到的效果之比,即为增量比,通过增量分析可确定每增加一个效果单位所需增加的成本,能充分说明由于附加干预措施导致成本增加时,其相应增加的效果是多少,是否值得。

增量比的计算式为:(某一干预措施成本–另一干预措施成本)/(某一干预措施效果–另一干预措施效果)= 增加的成本 / 增加的效果,即$\triangle C/\triangle E=(C_1-C_2)/(E_1-E_2)$。$\triangle C$表示两个干预措施成本之差,$\triangle E$为两个干预措施效果之差,$\triangle C/\triangle E$为增量比,$C_1$为某一干预措施成本,$C_2$为另一干预措施成本,$E_1$为某一干预措施效果,$E_2$为另一干预措施效果。

（3）敏感性分析(sensitivity analysis)：在进行临床经济评价得出结果后,还需考虑哪些因素会对结果产生影响,因为很多重要的因素会随时间、地点、条件不同而不断地变化,如成本、发病率、治愈率等指标,一项干预措施的效果或成本可能因某种因素变动而发生很大的变化。最初被评为有效果的干预措施,可能因某种因素的改变,导致出现不同的结果甚至相反的结果。因此,在经济评价中,研究哪些因素对评价结果有影响及影响程度,称为敏感性分析。进行敏感性分析,首先要确定有无可变因素,哪些是不稳定因素,了解全部的可变因素,这些因素可能的的变动范围,预期对结果能产生多大影响。

敏感性分析是检验临床经济评价的结果是否可靠、有无临床实用价值的重要步骤,也是卫生经济评价中最核心的问题之一。

（4）优缺点：成本-效果分析主要用于两个或两个以上有相同结果单位的干预措施的比较,使两种以上不同的干预措施之间进行比较和决策时,有相对共同的比较单位进行评价。

其缺点在于只能运用在对同一种疾病或相同条件下对不同的干预措施的比较,不能用以比较两种不同措施对不同疾病的病残或病死率的评价;另外单纯的成本-效果分析仅注重数量效果,一般很少考虑患者生存质量的改善,因而还不够全面。

3. 成本-效用分析(cost-utility analysis,CUA)

（1）概念：评价某种干预措施挽救患者的生命,还要从社会的角度来评价医疗效果,要考虑生存质量,如有无后遗症,健康恢复的程度,能否过正常生活或完全恢复工作等。如成功地挽救了 1 例重型森林脑炎患者的生命,但患者留有严重的脑损害后遗症,在评价效果时就不能单纯看挽救的患者生命。

如果为了既能注重生存的数量又能兼顾生存的质量,就要进一步地做成本效用分析。成本效用分析是成本效果分析的进一步深化,也可看作是成本-效果分析的一种特殊形式,其结果偏重于社会效益。测定以病残和病死为结果的综合指标,最常用的指标是质量调整寿命年(QALY)及定量反映疾病负担的伤残调整生命年(DALY)。

（2）应用：使用 CUA 能比较两个或两个以上完全不同干预措施的经济效果,以 QALY 为单位比较各项措施的成本,即每延长一个 QALY 所用的成本。

确定一个国家或本地区防治的重点疾病,要从两方面考虑,首先要选择造成疾病负担大的疾病,另一方面要考虑防治该病是否具有行之有效的干预措施,且成本低,效果好。CUA 可使有限的卫生资源发挥更大的作用,对卫生政策的宏观决策很有意义。

4. 成本-效益分析(cost-benefit analysis,CBA)　当将某种传染病的预防计划产生降低发病率的效果与肿瘤防治计划产生挽救患者生命的效果进行比较时,单纯的成本-效果分析法显然就不适用了。这时必须用一个共同的单位,一定方法,将不同干预措施所有的成本和效果均换算为以货币量为单位来表示,这就是成本-效益分析。

成本-效益分析有两个基本指标：①净效益：即差值为效益货币值-成本货币值;②效益成本比：即比值为效益/成本。前者可看出某种干预措施的净效益为正值或负值,很容易与另一备选干预措施进行比较和选择。后者实际是比较效益与成本的倍数,如某一干预措施的比值小于 1,表示效益小于成本,如产生的比值愈大,表示效益愈高。如果一项医疗保健措施其效益成本比 >1,净效益 >0,则该措施是可取的,即效益成本比值愈大愈好。

CBA 评价方式简单易行,结果亦很清楚。主要为相关部门分配资源做决策时提供经济学依据。但在临床实践中,较少使用成本-效益分析,原因是如何将不同干预措施的结果准确地换算为货币单位较困难。

（四）临床经济学研究的步骤

不同临床经济学评价方法有不同的适用条件和计算指标,但无论成本-效果分析和成本-效用分析,还

是成本-效益分析,临床经济学研究均遵循以下步骤:

1. 明确解决的问题　包括研究目的、报告对象和目标人群,有明确评价的用途、干预措施适用人群、研究对象纳入排除标准。

2. 选择恰当的研究角度　研究角度可以从全社会、医疗服务提供者、保险机构和患者等不同的角度来进行。从全社会角度出发的临床经济学评价的目的是实现全社会卫生资源的最优配置和最佳利用,进而实现社会群体健康状况的最大限度改善;从医疗服务提供者、保险机构及患者角度出发的临床经济学评价的目的是如何以最小的成本获得最大的收益,实现自身利益的最大化,由此可见,不同的研究角度纳入的成本不同,研究者应根据研究目标确定研究角度,评价报告中必须清楚阐明研究的角度。

3. 确定对照方案　确定的对照方案能共同满足多方面需要,如社会、部门或个人对预防、诊断或治疗的需要。解决同一问题,可供选择的方案有多种形式,对照方案的确定及其经济评价要分别进行,对每一种形式下的各种不同方案进行经济评价与比较后,选出最经济合理的干预方案。

4. 选择正确的研究方法　一般说来,前瞻性研究、大样本研究、有对照研究、同期对照、随机研究和盲法研究分别比回顾性研究、小样本研究、无对照研究、历史对照、非随机研究和非盲法研究可靠。在研究设计上要充分考虑研究的内部及外部有效性。

5. 选择分析方法　首先应根据研究疾病的特点以及临床干预措施对患者健康影响的主要结果,确定用哪种类型的评价方法进行分析。如对病人的生命质量有较大影响的疾病或治疗,除进行成本-效果分析外,还应考虑成本-效用分析,是否要进行增量分析也应事先明确。其次应确定分析的时间段。结合所研究疾病的特点和干预措施主要疗效出现的时间,确定分析的时间段。最后要进行人群研究和模型分析。临床经济学评价的分析方法分为人群研究和模型分析,或结合两种方法进行评价。

6. 测算成本　首先应确定成本的内容,在费用的计算中应包括副作用的治疗费用、治疗无效者改用其他方法治疗所增加的费用、延长住院天数带来的住院床位费用等,不能单纯计算所评价药物的费用以及相关的操作费用,或仅按拟定的疗程计算各种药物治疗的费用而不考虑实际治疗结果相关的费用。

7. 结果测量　临床效果首选终点指标,如发病率、死亡率、生活质量等;效益测量方法有人力资本法和意愿支付法估计疾病治疗的各种效益;效用多采用质量调整寿命年、伤残调整寿命年等指标进行测量。

8. 应用决策分析方法　临床经济学决策分析常用的方法是决策树模型分析法,它是对某一干预措施治疗某一特种疾病可能发生的各种结果作决策树模型,从而比较出各种预期的结果以进行决策,包括表示分支概率,计算决策点的总成本,然后应用评价指标进行比较。为了简化决策分析的过程,决策标准也可只考虑经济成本,这时可采用最小成本分析方法评价。

9. 实施敏感性分析或成本贴现　敏感性分析的目的:①找出影响选择方案经济效益变动的敏感性因素,分析敏感性因素变动的原因,并为进一步进行不确定性分析提供依据;②研究不确定性因素变动如引起临床干预措施经济效益值变动的范围或极限值,分析判断选择临床干预方案承担风险的能力;③比较多方案的敏感性大小,以便在经济效益值相似的情况下,从中选出不敏感的临床干预措施。贴现率是将相当于今后各年的成本、效益打个折扣,计算到相当于今年的货币值,一般常用银行利率和物价指数的变动率作折扣率,成本和结果应分别保持 3% 和 5% 的贴现率。

10. 报告研究结果　临床经济学的研究应报告研究的目的和角度、研究的具体方法和理由、决策分析过程和结论,还要说明材料的来源和收集的方法以及本研究的特点和局限性以及结论。

（五）临床经济学研究的质量评价

目前,评价临床经济学研究质量量表很多,这里简要介绍 QHES 量表(Quality of Health Economic Studies),该量表共 16 个条目,总分为 100 分,根据分值将质量划分为 4 个等级:高质量(75~100 分)、一般质量(50~74 分)、低质量(25~49 分)、极低质量(0~24 分),具体条目详见表 12-1。

表 12-1 QHES 量表

条目名称		分值
条目 1	研究目的是否清晰和明确	0~7 分
条目 2	是否明确了分析角度（社会，付费方等）及选择依据？	0~4 分
条目 3	研究中所应用的数据是否来自当前可得最好来源（如随机对照试验"最好"或专家意见"最差"）？	0~8 分
条目 4	如果数据来自某一亚组人群，是否在分析前对该亚组人群进行了明确的界定与阐述？	0~1 分
条目 5	是否针对不确定性进行了合适的处理，包括：应用统计分析方法处理随机效应和应用敏感性分析方法对研究假设进行分析？	0~9 分
条目 6	是否采用增量分析方法对研究组和对照组的资源消耗和成本进行了分析？	0~6 分
条目 7	是否对数据采集方法（包括健康状况评估和其他效益）进行了明确的阐述？	0~5 分
条目 8	是否对研究时限进行了合理的设定，以囊括所有重要的相关事件？一年以上的成本和产出是否进行了贴现处理（3%~5%）？是否说明了贴现率取值的理由？	0~7 分
条目 9	成本测算方法是否合理？资源消耗的数量和单位成本是否进行了合理的核算，并给予了清晰的说明？	0~8 分
条目 10	是否对主要测量指标进行了明确的界定和阐述，包括计算中所用到的短期疗效指标及其计算方法？	0~6 分
条目 11	健康结果相关测量指标的测量方法是否有效和可靠？如果以前没有有效和可靠测量方法，则是否清晰表述了本研究中的技术方法？	0~7 分
条目 12	是否明确、清晰的表述了研究的经济模型（包括模型结构）和计划，分析方法及分子分母组成的界定？	0~8 分
条目 13	是否明确阐述了本研究中经济模型的选择理由、研究中的主要假设以及本研究的局限性？	0~7 分
条目 14	是否明确讨论了研究中潜在偏倚的大小和方向？	0~6 分
条目 15	研究的结论和相关建议是否明确基于数据和结果？	0~8 分
条目 16	是否明确表述了资金资助的来源	0~3 分

（六）临床经济学研究报告质量评价

卫生经济学评价报告标准共识（Consolidated Health Economic Evaluation Reporting Standards，CHEERS）是国际药物经济学与结果研究协会（International Society for Pharmacoeconomics and Outcome Research，ISPOR）于 2009 开始，历时 4 年，经过系统评价和两轮德尔菲专家咨询后，最终确立了 CHEERS 清单。CHEERS 清单内容共包括 6 个部分，涵盖了标题和摘要、前言、方法、结果、讨论和其他，共计 24 条，适合原始研究和经济模型的报告，具体条目见表 12-2。

表 12-2 CHEERS 清单

条目	编号	内容描述
标题和摘要		
标题	1	确定研究是经济学评价，或使用相关的术语，如"成本效果分析"，并描述比较的干预措施
摘要	2	提供结构化摘要，包括目的、角度、情景、方法（包括研究设计和输入参数）、结果（包括基本情况和不确定性分析）和结论
前言		
背景和目的	3	明确阐述更广泛的研究背景 描述研究的问题及其与卫生政策或决策的相关性
研究方法		
目标人群和亚组	4	描述目标人群和亚组分析的特征，以及选择目标人群和亚组分析的原因
研究情景和地点	5	陈述需要在什么系统内做决策
研究角度	6	描述研究的角度及其相关成本的评估
对照	7	描述拟比较的干预措施（策略）并说明选择的原因
研究时间跨度	8	说明评估成本和结果的时间跨度，并说明选择时间跨度的原因
贴现率	9	报告选用何种贴现率来评价成本和结局，并说明选择的原因
健康结局的选择	10	描述在评价过程中用什么结局测量收益及相关的分析类型
效果测量	11a	基于单个研究估计：详细描述单个有效性研究的研究特征，并说明为什么单个研究能够充分提供临床有效性数据
	11b	基于多个研究估计：详细描述研究的纳入标准及临床有效数据的研究方法
基于偏好的结果测量和评价	12	如果适用，描述用于估计结局偏好测量的目标人群和方法

条目	编号	内容描述
资源和成本评估	13a	基于单个研究的经济学评价：描述与不同干预措施相关的资源所使用的评估方法。描述评价每个资源项目的单位成本时所采用的主要和次要研究方法。描述任何用于近似估计机会成本所做出的任何调整
	13b	基于模型的经济学评价：描述与模型健康状态有关的资源使用的评估方法和数据来源。描述评价每个资源项目的单位成本时所采用的主要和次要研究方法。描述任何用于近似估计机会成本所做出的任何调整
货币价格日期和转换	14	报告估计的资源数量和单位成本的日期。如有必要，描述将估计的单位成本调整为年度成本的方法。描述将成本转换为通用货币的方法及其汇率
模型的选择	15	描述使用的决策分析模型的类型并给出理由。强烈建议利用图呈现模型结构
假设	16	描述支持决策分析模型的所有结构或其他假设
分析方法	17	描述评价中所采用的所有分析方法。应该包括：处理偏态、缺失值或截尾数据的方法；外推法；合并数据的方法；验证或调整数据（如半周期的修正）的方法；处理人群异质性和不确定性的方法
研究结果		
研究参数	18	报告所有参数值、范围、参考值，以及（如果使用的话）所有参数的概率分布。在合适的情况下，报告不确定性分析中参数分布的依据和来源。强烈建议使用表格来表示输入的参数值
增量成本和产出	19	对于每个干预措施，应该报告各种主要的成本和结果的均值，以及比较组之间的均数差值。如果可以，报告增量成本效果比
不确定性	20a	基于单个研究的经济学评价：描述增量成本和增量效果时抽样的不确定性，以及对方法学假设（如贴现率、研究角度）的影响
	20b	基于模型的经济学评价：描述所有输入参数的不确定性，以及和模型结构与假设有关的不确定性对结果的影响
异质性	21	如果适用，应报告成本、结果或成本效果方面的差异，可以用不同基线特征的患者亚组之间的变异来进行解释，或者解释通过额外的信息也不可能降低所观察到的效应变异来进行解释
讨论		
研究结果、局限性、适用性和现有知识	22	总结重要的研究结果，并描述研究结果如何支持研究结论。讨论研究结果的局限性、适用性，以及这些结果是否符合现有的知识
其他		
资助来源	23	描述研究受到的资助以及资助在选题、设计、实施和报告中的作用。描述其他非货币支持的来源
利益冲突	24	根据期刊的规定，描述研究参与者之间任何潜在的利益冲突。若没有相关期刊规定，建议作者应根据国际医学期刊编辑委员会的推荐意见进行报告

（七）临床经济学研究证据分级

对临床经济学研究证据分级能够使证据使用者了解证据的适用范围，从而正确地使用证据。1998 年，由临床流行病学和循证医学专家 Bob Phillips、Chris Ball 和 David Sackett 等人共同循证制定了新的分级标准，2001 年 5 月正式发表于英国牛津循证医学中心的网络上，涉及治疗、预防、病因、危害、预后、诊断、经济学分析等 7 个方面，经济学分析部分方面见表 12-3。

表 12-3 牛津证据分级与推荐意见经济学分析部分

推荐级别	证据水平	经济学分析
Ⅰ级	Ⅰa	同质性一级水平的经济研究的系统评价
	Ⅰb	全部可靠的备选结果对适当费用测量的比较分析，包括将临床科观察到的变异结合到重要变量中的敏感性分析
	Ⅰc	对干预措施进行分析后能鉴别：①成本低其结果佳的程度；②成本高其结果差的程度；③成本相同其结果好坏的程度
Ⅱ级	Ⅱa	同质性的但水平低于Ⅰ级的经济学研究的系统评价
	Ⅱb	若干备选结果对适当费用测量的比较分析，包括将临床可观察到的变异结合到重要变量中的敏感性分析
Ⅲ级		没有准确的成本测量但对重要临床变量作了敏感性分析
Ⅳ级		无敏感性分析
Ⅴ级		专家意见（缺乏严格评价或仅依据经济理论）

二、选择数据库和制定检索策略

（一）选择数据库

在浩如烟海的医学信息中，要快速获得所需要的临床经济学研究，掌握检索方法和技巧十分重要，包括检索词和数据库的选择、检索策略的制定等。由于不同临床经济学研究在设计、实施、统计分析、结果解释和论文报告等方面存在的差异，研究的质量、结果的真实性和可靠性及适用性也不同。因此，在循证医学实践中，建议根据 Haynes 等 2009 年提出的信息资源分类的"6S"模型进行逐级检索。

1. 专业性数据库
- NHS Economic Evaluation Database（NHS EED）
- Cost-effectiveness Analysis（CEA）Registry
- Health Economic Evaluations Database（HEED）
- Paediatric Economic Database Evaluation（PEDE）
- International Network of Agencies for Health Technology Assessment（INAHTA）

2. 综合性数据库
- Cochrane Library
- PubMed
- EMBASE
- 中国生物医学文献数据库等

（二）制定检索策略并实施检索

在实施检索时，根据 PICO 原则确定检索词，建议首先选择专业性数据库，如 NHS EED 数据库，制定的检索策略要注意检索的敏感度和特异度。为了更为简便和快捷的在综合性数据库中检索临床经济学研究，针对本案例，我们首先利用（"Diabetes Mellitus, Type 2"[Mesh]OR"Diabetes Mellitus, Lipoatrophic"[Mesh]OR Type 2 Diabetes Mellitus[Title/Abstract]OR Type Ⅱ Diabetes Mellitus[Title/Abstract]OR Lipoatrophic Diabetes Mellitus[Title/Abstract]）AND（"Telephone"[Mesh]OR"Cell Phones"[Mesh]OR"Answering Services"[Mesh]OR"Smartphone"[Mesh]OR"Text Messaging"[Mesh]OR"Modems"[Mesh]OR Cell Phone*[Title/Abstract]OR Cellular Phone*[Title/Abstract]OR Mobile Phone*[Title/Abstract]OR Mobile Telephone*[Title/Abstract]OR Text Messaging[Title/Abstract]）AND（"Costs and Cost Analysis"[Mesh]OR"Economics, Medical"[Mesh]OR"economics"[Subheading]OR"Cost-Benefit Analysis"[Mesh]OR"Decision Trees"[Mesh]OR cost-benefit analysis[Title/Abstract]OR cost-utility analysis[Title/Abstract]OR cost-effectiveness analysis[Title/Abstract]OR Decision Trees[Title/Abstract]）检索 PubMed，其他数据库参考上述策略修改，同时结合各个数据库的自身特点，修改检索策略并实施检索，然后剔除重复文献后，再通过摘要逐一筛选，发现相关文献（检索实施时间为 2017 年 6 月 1 日）。为了说明临床经济学研究的评价，选择 Gordon LG et al. 的临床经济学研究"a cost-effectiveness analysis of a telephone-linked care intervention for individuals with type 2 diabetes"来回答提出的临床问题。

第三节　评价证据

对临床经济学研究评价包括三方面内容，即临床经济分析的真实性（结果是否正确）、重要性（结果是什么）、适用性（结果是否适用于该患者）。

一、结果是否正确

这一问题强调临床经济分析是否真实地反映了其中某一项临床干预措施可能提供更好的成本效果。

与其他类型的研究一样,临床经济评价的真实性取决于使用的方法是否合法。

1. 该分析是否提供了完整的经济评价　完整的经济分析是比较两种或两种以上治疗、诊断或其他医疗措施,并且同时从临床结果和成本两方面评价。

2. 目的是否明确　经济评价是站在何人的立场上。经济分析可从不同的角度进行,如患者、医院、医疗费用提供者(如保险公司)或者全社会。从不同的角度或立场进行的经济分析其成本和结果的评价常常是不同的。因此经济分析的目的是否明确,立场是否得到广泛认同,对评价结果的真实性起很大作用,也决定了你能否将这一经济评价结果应用于你的临床实践。

3. 是否比较了所有相关的临床干预措施。

4. 成本和临床效果是否都得到正确的测量和评价　在临床经济分析中,临床结果可以来自随机对照试验,也可以来自随机对照试验的系统评价/Meta 分析等,重要的是要保证临床试验的结果与实际临床工作尽可能相似。

5. 成本和效果资料是否进行增量分析　在两种措施进行比较时,由于新措施在增加了临床疗效的同时也增加了成本,尽管单位效果的成本新措施比旧措施少,但决定是否采用新措施还需要进行增量分析。

6. 是否进行了敏感性分析　这是因为经济分析的结果常常受很多因素的影响。

7. 是否估计了干预人群的基线成本效果。

研究文献:①比较了电话护理系统与常规护理在控制 2 型糖尿病患者糖化血红蛋白水平的成本与效果;②目的明确,从患者角度进行分析;③临床研究结果来自随机对照试验,临床试验的结果与实际临床工作相似;④进行了成本和效果的增量分析,并基于澳大利亚 TLC 糖尿病项目和其他已经发表数据利用 TreeAge Pro 2011 软件进行了马尔可夫模型分析;⑤进行了单变量和敏感性分析;⑥研究文献中表 1 估计了干预人群的基线成本效果。由此可见,本研究的真实性尚可,可以开展重要性评估。

二、结果是什么

如果第一个问题的回答是肯定,就需要考虑从采取的最有效措施中获得期望的好处和成本的大小,以及在结果中不确定部分的水平。在临床经济分析中,我们所关注的并不是某种药物的费用或者疗效,通常关注一项措施的实施与另一项措施成本-效果的比较。我们也不仅仅关注一项措施比另一项措施更有成本-效果这一结果,我们更关注一项措施在多大程度上优于另一项措施。首先,每种措施的增量成本和效果是多少。其次,在不同亚组人群中增量成本和效果是多少。第三,不确定因素对结果的影响有多大。

研究文献:采用成本-效果和成本-效用分析方法进行临床经济学分析,由文中表 2 可知,电话护理系统的平均成本(£17152)低于常规护理(£17835),而电话连接护理系统的质量调整生命年(QALYs)(3.381)高于常规护理(3.377),△C 为 £683,△E 为 0.004,由此可知,与常规护理相比,电话连接护理系统低成本,QALYs 高。同时,进行了敏感性分析(模型持续时间、2 型糖尿病患者最初患病年龄)和成本与效果(0% 和 3.5%)的贴现分析。由此可见,该研究报告了 2 种措施的增量成本和效果具体值,并对不确定因素影响结果进行分析。

三、结果是否能用于临床实践

在得到了两种干预措施的临床经济分析结果以及经济分析的精确性评价之后,我们需要回答的是,我们的患者是否适用这一结果,我们给患者选择何种治疗更合理。可以通过成本效果分析的增量比以及你的患者在多大程度上与临床经济分析中的病例人群相似。

研究文献:该研究的相关临床经济学分析结果显示:如果综合考虑随着通信技术的发展。随之而来使其成本下降,而常规护理可能会随着人力成本会增加而成本增加,由此可见,电话连接护理系统随时间推移成本效果更好。

第四节　应用证据

通过以上的临床经济学研究的评价,医护人员有足够的证据向患者提供该信息,使患者对自己目前状况和未来结局都有清楚的了解,同时医护人员在临床上也得到了经验的积累,如果今后遇到这样的病例时,就能够做到从容不迫、应对自如了。

研究文献:尽管电话连接护理系统和常规护理在 QALYs 相似,如果投资建立电话连接护理系统会导致药物成本降低。因此,对该患者来说,在相关条件可及的情况,应考虑使用电话连接护理系统。

第五节　后效评价

最佳证据经过临床实践应用后,如果疗效确切,效果好,成本低,应该认真地总结经验,进一步推广应用,达到提高认识,促进学术水平的提升和医疗质量提高的效果。如果效果不佳,则应对证据的应用进行具体的分析和评价,分析问题,查找原因,总结教训,为进一步的探讨研究提供方向,重新查找证据、评价证据、临床决策应用,直到取得理想的效果,止于至善。

研究文献:提供了基于马尔可夫模型分析的 10 年成本效果增量分析结果,电话连接护理系统优于常规护理(△C 为 £1275,△E 为 0.003),针对使用电话连接护理系统的 2 型糖尿病患者要继续进行随访,并积极监测该系统更远期的性价比。

临床经济分析能帮助临床医生在临床诊疗过程中做出更合理的选择。应用循证医学的方法首先确定我们需要解决的问题,然后进行文献检索,而更重要的是评价这些医学文献,从结果是否真实可信,到列出具体结果,再确定是否适用于自己的患者。

(田金徽)

学习小结

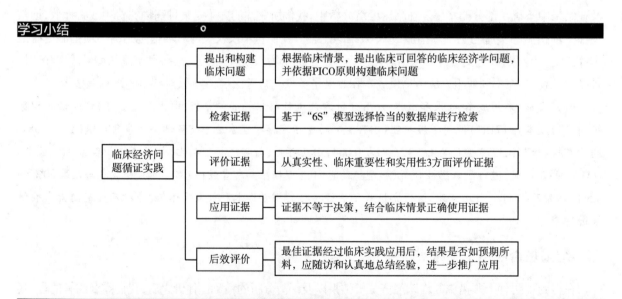

推荐阅读材料

1. 李幼平. 循证医学. 北京: 人民卫生出版社, 2014.

2. 康德英, 许能锋. 循证医学. 第 3 版. 北京: 人民卫生出版社, 2015.

3. 唐金陵, Paul Glasziou. 循证医学基础. 第 2 版. 北京: 北京大学医学出版社, 2016.

1. 如何评价临床经济学研究的真实性，临床经济学研究设计要点是什么？

2. 如何评价临床经济学研究的重要性？

3. 如何评价临床经济学研究的报告质量和方法学质量？

第十三章　卫生技术评估与应用

学习目标	
掌握	卫生技术评估的概念和基本步骤。
熟悉	卫生技术评估的方法、研究设计和报告规范。
了解	卫生技术的概念；卫生技术评估的发展现状。

　　卫生技术是卫生健康保健和临床医疗服务系统的特定知识体系的统称,包括药物、医疗器械、卫生材料、诊疗方案、医学信息系统、医疗技术程序、后勤支持系统和行政管理体系等,常泛指用于人群疾病预防、筛查、诊断、治疗、康复及促进健康、延长生命期和提高生活质量的一切技术手段。然而,卫生技术在改善卫生服务质量和人民健康水平的同时,也存在着一些消极现象,如无效、低效、甚至有害的技术使用;效果相近的诊治技术的重复使用;大型设备的盲目购置及昂贵技术的应用;落后技术不能及时淘汰等问题,不仅威胁着卫生技术资源的合理配置,而且加重了患者的经济负担。因此,有必要及时、正确、有效地开展卫生技术评估,使卫生技术更好地为人类健康服务。

第一节　卫生技术评估概述

一、卫生技术评估的基本概念

(一)卫生技术评估的定义

　　卫生技术评估(health technology assessment,HTA)的定义尚难以统一。传统的卫生技术评估是指对卫生技术的安全性、有效性、经济性和社会性进行全面系统的评价。目前,卫生技术评估被定义为对医疗卫生技术应用的短期和长期社会效应进行系统研究的一种综合政策研究形式,以帮助决策者遴选出适宜卫生技术的信息,其评估内容包括医疗卫生技术的功效(有效性)、安全性、成本与效益(经济性)和伦理、道德等社会影响。有效性和安全性是技术评估的重要内容,一旦卫生技术存在安全性问题,便无需评估其他方面的问题。如果安全性和有效性很好,则可进一步评估经济性和社会适应性。根据评估的阶段和目的,卫生技术评估包括对未来技术的前瞻性评价、对已采用新技术的技术寿命早期及晚期的安全性和有效性评价以及广泛使用后的评价、对已过时的卫生技术进行淘汰性的评价等。

1. 安全性　安全性是对卫生技术给人体健康带来损害的可接受程度的判断,可以理解为特定使用条件下,特定患病个体接受某种医疗卫生技术后出现不良反应或健康损害的概率和严重程度。如果一项卫生技术的风险被医生、病人、社会及相关决策者所接受,那么这项技术就可以认为是"安全"的。安全性评价主要包括医疗卫生技术的副作用、致残、致死情况等,其评估数据主要来源是临床试验及各种观察性研究(尤其适合发现副作用大的卫生技术)。测量危害程度的常用指标有 RR、ARI、NNH 等。需要注意的是,安全性评价需要评估者区分卫生技术产生不良影响的时限(长期还是短期)及其缘由(是否由使用不当引起)。

对现行卫生技术及新技术进行有效性与安全性的评价,有助于遴选出功效好而风险相对较小的医疗卫生技术,淘汰危害大而功效低的技术,同时促进卫生技术资源的合理配置。

2. 有效性　世界卫生组织将有效性定义为医疗卫生干预措施的效益和效用。美国卫生技术评估中心认为,功效是在理想的使用条件下,患有特定疾病的个体接受医疗服务后可能获得的收益。有效性评价的数据同样可来源于临床试验及各种观察性研究。系统评价则是评价效果和功效的重要方法,因为高质量的系统评价包括了有关卫生技术效果评估的所有信息。根据 Cochrane 协作网的原则,功效的评价方法是对已完成的随机对照试验(RCT)实行系统评价。

3. 经济性　主要是从卫生技术投入与产出的角度回答这样的问题,即同样的卫生资源用于何种卫生服务更有价值;现有卫生服务资源中,何种卫生技术的使用更为经济。卫生技术的经济性评价方法主要有成本分析、最小成本分析、成本-效果分析、成本-效益分析和成本-效用分析等。成本-效益分析(cost-benefit analysis,CBA)是通过比较卫生技术的全部成本和效益来评估技术价值的一种方法,目的在于选择成本低而效益好的卫生技术。

4. 社会适应性及社会影响　主要评价卫生技术在社会的政治、经济、文化、伦理和道德等方面的作用和影响。医疗卫生技术的发展符合了上述各方面的发展即具备社会适应性。一项卫生技术对社会发展及进步引起的系列变化,如对社会、传统观念、伦理学及法律法规所造成的影响,则称之为社会影响。卫生技术评估的执行和分析过程中需要考虑伦理、公平性等问题。

(二) 卫生技术评估的目的及意义

当新技术、新设备进入医疗卫生市场时,我们需要建立准入机制和配置标准;当卫生技术过度使用、卫生费用过度增长时,我们需要建立使用标准,及时淘汰高成本、高风险技术;在淘汰旧技术时,我们需要选择适宜技术来替代,建立替代标准。通过卫生技术评估,可从多方面提供决策信息,有助于决策者科学决策。卫生技术评估的目的在于:①提供药物、治疗方案或其他技术是否进入市场的决策依据;②作为纳入福利政策和制定报销制度的依据;③有利于政府卫生部门制定公共卫生服务计划;④协助医患合理选择、使用卫生技术;⑤为政府制定卫生技术创新、研究、开发、调控、支付和推广等方面的政策提供依据;⑥帮助卫生人员管理卫生技术;⑦帮助制定卫生技术的生产、应用、维护和再利用等方面的标准;⑧支持卫生保健产品生产者进行产品的开发、市场营销及预测。

二、卫生技术评估与循证卫生决策

循证医学是一门通过正确利用及合理分析临床资料来制定医疗卫生决策,规范医疗服务行为,从而能够提供经济、高效医疗服务的科学。循证医疗卫生决策则需要在处理和解决卫生问题时,慎重、准确和明智地运用当前最佳的研究证据,考虑当地实际情况和民众需求,制定出切实可行的卫生政策,减少无效的、不恰当的、昂贵的、甚至有害的卫生实践活动。卫生技术评估需要以循证医学的理念为指引,以最佳证据为参考依据,结合环境和民众的需求,对卫生技术的技术特性、有效性、安全性、经济性和社会影响等进行全面评价。循证医学与卫生技术评估的关系见图 13-1。系统评价和 Meta 分析是循证医学的重要研究方法，也是卫生技术评估所依赖的重要手段。目前，Cochrane 协作网提供有卫生技术评估的注册平台。

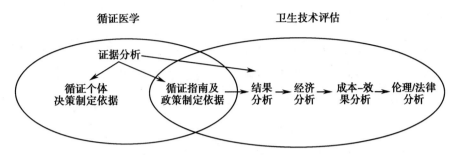

图 13-1 循证医学与卫生技术评估的关系（图片引自李幼平主编《循证医学》，人民卫生出版社，2014 年，第一版：232 页）

三、卫生技术评估的发展

卫生技术评估首先兴起于美国。1972 年美国国会颁布了技术评估法案并建立了技术评估办公室（office of technology assessment，OTA）；1973 年首次进行了卫生技术评估；1976 年提交了第一份卫生技术评估报告。1980 年以后，丹麦、荷兰、瑞典等国家也陆续开展了卫生技术评估工作。1990 年，法国、英国、加拿大、澳大利亚先后成立了国家卫生技术评估组织与机构，为卫生技术的开发、应用、推广与淘汰提供科学、可靠的依据。我国于 20 世纪 80 年代引入卫生技术评估的概念；1994 年，原卫生部第一家医学技术评估中心在原上海医科大学成立；随后又在浙江（浙江大学生物医学工程技术评估研究中心）和北京（原北京医科大学的医学伦理研究中心）成立了两个卫生技术中心；1997 年，原卫生部在原华西医科大学成立了我国首家循证医学中心。目前，我国从事卫生技术评估工作的主要机构有国家卫生健康委员会卫生技术评估重点实验室、上海市卫生技术评估研究中心、国家卫生健康委员会卫生发展研究中心、卫生政策与技术评估中心、四川大学华西医院中国循证医学中心等。

经历近 40 年的发展，卫生技术评估逐渐被世界所接受，越来越多的国家开展卫生技术评估工作。卫生技术评估的程序和方法也趋于科学、标准和透明。开展广泛性国际合作的卫生技术评估项目受到鼓励和支持。国际卫生技术评估协会（International Society of Technology Assessment in Health Care，ISTAHC）成立于 1984 年，是一个以推广卫生技术评估为目的的全球范围的非营利性学术机构，到 1998 年底，已有 40 多个国家的 1100 多家研究机构和个人加入 ISTAHC，出版了《国际卫生技术评估杂志》（*International of Journal of Technology Assessment in Health Care*）作为会刊，ISTAHC 已在一些国家采用不同文字举办学习班或通过远程教育帮助其建立卫生技术评估网络。国际卫生技术评估机构网络（International Network of Agencies for HTA，INAHTA）建立于 1994 年，拥有 34 个成员机构，旨在帮助成员机构确定共同的评估课题，统一评估报告的结构、定义、分析及推广结论的方法，建立包括各成员、机构、评估报告的数据库，发展和保持与其他机构的合作关系。此外，加泰隆卫生技术评估和研究机构（Catalan Agency for Health Technology Assessment and research，CAHTA）也是国际上较为活跃地卫生技术评估合作中心之一。

从宏观角度来看，卫生技术评估的发展需要建立广泛合作的卫生技术评估机构和工作机制，满足多层次决策的需求；需要建立规范的卫生技术评估工作的程序，加强评估过程及评估结果的公开和透明性；需要将技术的社会价值与科学价值相结合；需要根据技术特点不断创新评估方法；同时注重卫生技术评估结果的传播与应用。

第二节　卫生技术评估的程序和报告

一、卫生技术评估的方法与设计

卫生技术评估是对某项技术的安全性、有效性、经济性和社会性进行评价。它所使用的方法和设计往往受到评估目的和内容、数据来源和可得性的影响。结合循证医学和临床流行病学的方法与设计,常用于卫生技术评估的研究设计可归纳如图 13-2。

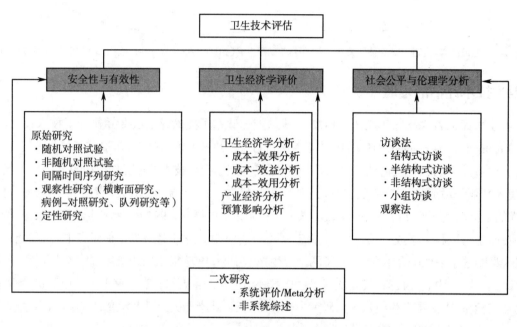

图 13-2　卫生技术评估的方法与设计

采用的研究设计不同,所产生的证据的可靠性即不相同。一般认为,前瞻性的研究设计优于回顾性研究;试验性设计优于观察性研究;设置对照组的研究设计优于无对照组的设计;同期对照组设计优于历史对照组设计;内部对照组设计优于外部对照组设计;随机设计优于非随机设计;大规模的研究优于小规模研究;盲法设计优于非盲法;PICO 清楚的设计更为可靠等。

二、卫生技术评估的基本步骤

不同评估机构在评估不同卫生技术时,选择的评估范畴、评估方法和标准存在着一定差别,但基本评估流程相似,多数遵循以下 9 个基本步骤。

(一) 确定评估主题

一项评估项目的选题主要取决于提出评估申请的机构的目的、医疗实践及用户和决策者的需要。由于资源有限,我们只能根据需求进行优选。遴选评估题目时可以参考以下标准:①评估项目涉及的疾病应是疾病负担较重的疾病,如高患病率、发病率、死亡率,即影响人群面广的疾病;②昂贵或医疗总费用高的卫生技术;③临床医疗实践中效能差别较大的技术;④改善疾病结局或降低危险度尚不能确定的卫生技术;⑤技术应用中可能存在伦理、法律、社会问题;⑥具备足够的资料可以用于评估;⑦公众、卫生决策等迫切需求,如用于制定卫生技术调控、费用支付政策。

(二) 明确评估问题

需要明确卫生技术评估所要解决的具体问题。可以根据循证医学的 PICO 原则提出评估问题,一般应包括:①具体疾病问题;②涉及的患者人群范围;③评估的技术类型;④技术的使用者;⑤技术应用环境;⑥评估内容等。另外,评估机构应明确评估的目的和评价结果的用户,如医务人员、政府官员、科研人员、管理者和公司执行者等,因其对待问题的角度不同,可能影响评估内容、报告形式和结果传播等。

(三)确定评估方法

不同的研究设计方案,所获得证据的论证强度不同。进行卫生技术评估方案设计时,需要根据评估目的、评估问题及内容,考虑现有资料的可得情况,选择恰当的评估方法和研究设计,例如,对于安全性与有效性评估,若一手资料较为充分,则可考虑优先选择系统评价研究方法;对于经济性评估,在统一货币单位的情况下,可考虑成本-效益分析等。

(四)收集资料

进行卫生技术评估,需要尽可能全面地收集与评估题目相关的数据信息。公开发表的研究文献、灰色文献(如企业和政府报告、专业协会报告和指南、市场调查报告、政策研究报告、会议论文集等)是卫生技术评估的主要数据来源。目前,常用的检索资源有:美国国立图书馆数据库(Medline/PubMed、HSTAT)、Cochrane Library、EMBASE、各国卫生技术评估网站和相关文献的引文信息等。另外,由于发表偏倚的存在,查找资料时需要多种数据来源同时检索。

(五)评价证据

评估者需要对已有的资料按照评价标准进行系统、严格的评价。一般而言,不同的研究设计,所采用的质量评价方法及标准各有不同,如对于随机对照试验,可采用 Cochrane 偏倚风险评估工具。GRADE 是目前备受关注的证据质量和推荐分级系统,在证据的转化领域有较为广泛地应用。

(六)分析和综合证据

单一研究的结果很难回答卫生技术评估所提出的问题。这就需要评估者对收集到的数据资料进行科学合理的分析与综合。目前,常用的综合研究结果的方法有:定性的文献综述、系统评价/Meta分析、决策分析、小组讨论决策、专家共识等。除系统评价/Meta分析外,其他数据综合方法多容易受到偏倚因素和主观因素的影响,在使用时需要慎重考虑。

(七)得出结论及提出建议

结论是经卫生技术评估后的结果或发现,建议是根据评估结果所做出的推荐意见。结论和建议必须基于已有的证据以及科学地分析,不能根据主观感觉进行推断。证据的价值和权重不同,结论的可靠性则不相同;建议比结论的操作性更强,但国内外尚无统一方法。通常,提出建议的方法是将推荐意见的级别与证据的级别或研究证据的质量关联。

(八)传播结果和建议

评估结果和建议的传播关系到卫生技术评估的成功与否。在其传播过程中,需要着重考虑 3 个方面:①目标人群,如临床医生、病人、政府决策者等;②媒体,如印刷品、广电信息产品等;③传播技术或策略,对不同的目标人群需要采用不同的传播策略。总而言之,对象不同,使用的传播方式也不同,常用方式有小册子、参考指南和手册、政策报告、技术报告、会议、期刊等。

(九)监测评价结果的影响

评估结果能否产生效力,容易受传播方法、目标人群、实施环境等因素的影响,主要表现为:①提供技术服务的机构层次,如医院(是综合医院还是专科医院、是营利医院还是非营利医院);②医师类型,如内科医师、口腔科医师、护士等;③实施环境,如城市、农村、经济状况、是否保险等;④评估结果或建议的特点,如结果强度、类型和表达形式、政府的干预、费用、对提供技术者利益的影响等。在应用评估结果与建议时,不仅要尽可能地考虑上述因素,而且要对评估结果的应用效力进行后效评价,以助评估结果的进一步应用和推广。

需要注意的是:①并非所有的评估报告均要完成每一个具体步骤;②许多评价报告利用的是现有的研

究资料,而不进行原始研究;③一些卫生技术评估不涉及结果的传播和监测评估结果的影响。

三、卫生技术评估的报告规范

目前,国内外对于卫生技术评估的报告暂无统一要求,但规范的报告有助于清晰地阐明评估原因、过程、结果、结论、影响等信息,便于用户理解评估过程和评估结果,促进评估结果的合理转化。国际卫生技术评估机构协作网(The International Network of Agencies for Health Technology Assessment,INAHTA)是全球首个将各国的卫生技术评估机构在网络上联系到一起的资源共享平台,于2001年发布了首版卫生技术评估报告清单,并在2007年对清单进行了更新。新版的HTA报告清单包括4部分内容、14个条目(表13-1),不仅有助于改善卫生技术评估的报告质量,还可为卫生技术评估的实施提供参考。

表13-1 INAHTA的卫生技术评估报告清单(2007版)

结构	具体条目
基本信息	1. 是否注明了研究者的具体联系方式,以便获取更多信息?
	2. 是否报告、明确了所有参与人员的特定职责?
	3. 是否提供了相关利益冲突的声明?
	4. 是否提供了本报告接受外部同行评审的声明?
	5. 是否提供了非专业人员能理解的摘要说明?
为什么要实施卫生技术评估	6. 提供的信息能否解决卫生政策问题?
	7. 提供的信息能否解决所涉及的研究问题?
	8. 是否明确了评估范围?
	9. 是否对被评估的卫生技术问题进行了简要的描述?
如何实施卫生技术评估	10. 是否详细描述了所使用的资料和数据资源?
背景(并非所有卫生技术评估都呈现)	11. 是否提供了基于选择的数据和信息进行评估和分析的信息?
	是否考虑了法医学的影响?
	是否提供了经济学分析?
	是否考虑了伦理学影响?
	是否考虑了社会影响?
	是否考虑到利益相关者、患者、消费者等人群?
评估结果的意义	12. 是否对卫生技术评估的结果进行讨论?
	13. 是否有明确的评估结论?
	14. 是否给未来决策提出建议?

第三节 卫生技术评估的应用

卫生技术评估的应用对象较为宽泛,可以是药物、医疗设备、手术操作方式及程序的安全性、有效性、成本-效益等,也可以是以病人或人群为基础的公共卫生干预项目,如医院的传染病控制项目、远程医疗项目等。下面我们以磁共振成像技术为例,对卫生技术评估实践做一介绍。

相关链接

磁共振成像是一种新型医学影像诊断技术,具有分辨率高、无损伤、无痛苦、无放射危害的特点。自磁共振成像技术面世以来,疾病早期诊断率大幅度提高,但因价格昂贵,在一定程度上也诱导了卫生服务费用上涨,增加了社会和患者的负担。

（一）背景

磁共振成像技术通过记录细胞核氢元素与其共振的现象成像,揭示细胞的活动,通过发现组织结构的变化来发现病变。磁共振成像清晰,提高了疾病早期诊断率,曾两次获得诺贝尔奖,但由于费用较为昂贵,也使医疗服务费用相应上涨。如何合理配置该项技术,在保证卫生服务价值的同时控制其费用的过度上涨,是备受关注的问题。目前,多数研究对磁共振成像技术诊断的有效性有较多关注,而对其经济性、社会适应性的关注较少。

（二）评估目的

结合当前可获得的临床资料,对磁共振成像技术的技术特性、安全性、有效性、经济性及社会适应性进行全面系统的评估,寻求技术使用价值与费用增长的平衡点,促进磁共振成像技术的合理配置。

（三）评估角度

从卫生管理部门角度收集、分析磁共振成像技术的临床应用效果与成本效果的证据,评估该技术本土化应用的适宜性和应用前景。

（四）评估问题

磁共振成像技术临床诊断的有效性、安全性、医疗费用及社会需求评估。可以根据 PICOS 原则对评估问题进行分析和转化:

P:需要进行磁共振成像技术诊断的人群。

I:磁共振成像技术。

C:用于同类患者的其他诊断技术或金标准诊断技术。

O:诊断结果的有效性、安全性、经济性、本土适应性和伦理适应性。

S:系统评价 /Meta 分析、原始研究、经济学分析等。

（五）收集、分析相关证据

需要根据评估目的、内容等按照证据质量的等级收集合适的研究证据。对于磁共振技术的评估,我们可以考虑的研究类型有系统评价 /Meta 分析、诊断性试验、经济学分析等。受数据资源可及性的影响,可以使用的数据库资源有 PubMed、Cochrane Library、EMBASE、各国卫生技术评估网站和相关文献的引文信息等。关于磁共振技术的检索词有:Magnetic Resonance Imaging、MR imag*、magnetic resonance imag*、MRI、磁共振等。根据预先制定的纳入与排除标准,对获得的文献资料进行遴选,并采用恰当的方法进行数据综合。

若所得资料有限或不能回答评估问题,需要重新设计研究方案进行一手资料的采集。刘越泽等就采用了横断面调查、描述性分析、成本-效益分析等方法对山西省磁共振技术的有效性、安全性和经济性进行了评估。

（六）评估结果

现有系统评价的研究结果显示磁共振成像技术对不同系统疾病的临床诊断有效性、安全性等并不一致。刘越泽等对山西省磁共振成像技术的评估结果显示:①除部分工作人员出现轻微食欲缺乏、头痛、乏力、失眠、眩晕等症状外,磁共振成像技术是一种比较安全的大型医用设备;②与 CT 技术比较,显示磁共振成像技术与 CT 对住院和门诊病人均有较高的诊断价值,磁共振成像技术更适用于脑部疾病的诊断;③磁共振成像技术在三级甲等医院经济收益远高于三级乙等和二级甲等医院,但是在二级甲等医院磁共振成像技术的经济收益比重却大于三级甲等医院;④磁共振成像技术在运行中的成本-效益差异较大,部分医院的磁共振成像技术经济效益大于成本,尤其是三级甲等医院,效益最好的可在三年内收回投资成本,但大多数医院的成本-效益是负向运行;⑤磁共振成像技术的成本-效益受多种因素影响,与医院规模、综合实力、整体效益和技术运行状况的各项指标呈正比,医院的规模越大、级别越高、服务病人量越多,其技术成本-效益越好;在诸多影响因素中,检查人次数和设备使用年限对其成本-效益影响最大,达到73%,检查人次数的增加直接增加成本-效益,新购置设备产生的成本-效益好于陈旧设备;⑥磁共振成像技术的初始投资(购置费)和贷款利率是最大的投资风险。但该项研究没有对磁共振成像技术的社会性进行评估,仅是提出了山西省每百万人口设备拥有量低于发达国家和部分发展中国家,高于 2000 年国家关于大型医用设备的配置标准,但设备配置的档次较低,以低场强为主流机型。

(七)结论与建议

通过对山西省磁共振成像技术进行评估,刘越泽等认为磁共振成像技术是把"双刃剑",加强管理是配置的关键,从而建议:①新技术引入促进医学科学发展,政策干预遏止医疗费用上涨;②技术合理配置,体现区域卫生规划;③强化管理,提高磁共振成像技术的有效利用率;④加强成本管理,提高其技术的经济性。

(八)监测评估结果

在刘越泽等的报告中,并没有对评估结果进行监测和后效评价,但其指出,在后续的进一步研究中将开展成本-效果和成本-效用的研究,进一步完善经济学评价;将对相关科室工作人员进行长期、连续调研,对使用过该项诊断技术的患者进行随访调研,进一步评价技术的远期安全性;并从政治、经济、文化、伦理和道德等方面评估技术的社会性。

(李秀霞)

学习小结

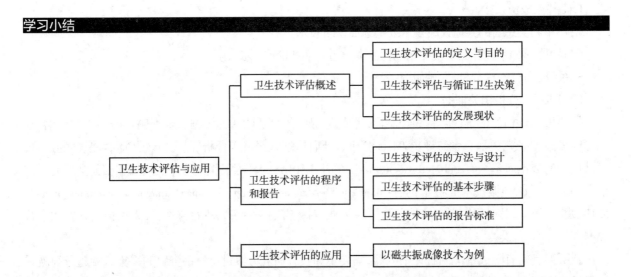

推荐阅读材料

1. 陈洁,于德志. 卫生技术评估. 北京:人民卫生出版社. 2013.

2. 李幼平. 循证医学. 北京:人民卫生出版社. 2014.

3. INAHTA. A checklist for health technology assessment reports. Available at: http://www.inahta.org/hta-tools-resources/briefs/#checklist.

复习参考题

1. 什么是卫生技术评估? 循证护理的基本步骤是什么?

2. 卫生技术评估的研究设计有哪些?

3. 如何报告卫生技术评估结果?

第十四章　循证中医药

中医证据获得的基本方式是经验总结,大多是在师承基础上结合个人实践进行,往往通过经验验证方式和小样本病例前后自身对照得出。这类"证据"的价值不可否认,但从循证医学的基本原理,从为临床提供科学证据的角度审视中医药学,中医临床实践的基础性工作尚薄弱。

中医学的精髓"整体观念"和"辨证论治"在诊断治疗中得以完美体现,但在治疗过程的重要环节——疗效评价时却被忽略,导致中医药临床疗效评价方法的科学性和规范性不足,甚至缺乏相关评价技术,结果是中医药的有效性、安全性缺乏足够的科学证据,缺少符合中医药防治疾病特点、国内外学术界公认的评价指标体系与评价方法,影响了中医药临床疗效的准确表达和客观评价,阻碍了中医药事业的发展。

中医药的生命力在于临床疗效,而疗效的真实性和可靠性是疗效评价的关键,应用循证医学方法客观评价中医药的疗效具有重要意义。

第一节　循证中医药的概念和目标

随着临床医学、医学统计学、临床流行病学、计算机及互联网等学科和技术的进步,循证医学迅速崛起,并被医学界广泛接受,引导研究向寻求证据的方向发展。在处理医疗卫生决策的实际问题中,显示了循证医学思想的强大作用。

一、循证中医药的概念

宋代苏颂编撰的《本草图经》中记载了我国最早的临床对照试验方法:"欲试上党人参者,当使二人同走,一与人参含之,一不与,度走三、五里许,其不含人参者,必大喘,含者气息自如者,其人参乃真也。"可惜这种平行对照试验的方法犹如"昙花一现",没有得到发展和运用。

作为一门方法学,循证医学得到了国内外中医药界的高度重视。中医药界已普遍认识到循证医学对中医临床研究的重要性和必要性,提倡循证中医药的思路,将循证医学的理念和方法逐步运用到中医药临床研究与评价的实践之中。

循证中医药具体是指用循证医学方法评价中医药的临床疗效,避免无效或有害干预措施的滥用,有效或有利干预措施的使用不足或误用，从而指导临床科学决策。广义上讲，是借鉴循证医学的理念和方法，对中医药行业的发展方向和道路进行科学决策。

二、循证中医药的目标

基于循证医学的基本原理，从为临床提供科学证据的角度审视中医药学，发现有以下急需解决的问题：缺少大样本的随机对照临床研究证据，中医药的有效性、安全性缺乏足够的科学证据；缺少符合中医药防治疾病特点、学术界认可的评价指标体系和方法；缺乏循证中医药学的专门队伍和人才，临床评价的研究和工作基础薄弱。

"促进中医药临床决策科学化"，是开展中医药循证研究的终极目标。为了实现循证中医药的目标，建立中医药临床评价体系，需认真做好以下工作：

1. 建立循证的中医药临床评价指标体系，规范中医药临床试验设计、实施和报告，客观、科学地评价中医药疗法的有效性和安全性，促进中医药临床研究水平整体提高。

2. 系统评价中医药的临床研究和上市品种，促进中医药临床证据在临床实践中的应用，提高临床诊疗的效率，建立中医师自我学习、不断提高的终身继续教育模式。

3. 开展循证中医药教学活动，科学设置课程，采用以问题为导向的学习方法以及学生参与实践、"第二课堂"的方式，培养既掌握现代医学科学方法，又具有中医特色创新思维的新一代中医师。

4. 重视国际合作，借助 Cochrane 协作网等国际学术组织，开展中医药国际合作临床研究，探索与国际接轨的中医药研究方法和组织管理机制，建立中医药临床评价过程质量控制的有效方法和技术。

5. 有机整合现有资源，进行组织机构、网站和数据库等各方面的建设，促进中医药临床证据的优化整合和管理。

6. 加强中医药行业循证医学知识的传播，对临床评价人员、报刊编辑等相关人员进行长期的系统培训。

发挥中医药优势与特色，加快循证中医药发展步伐，不但可以加速中医药现代化和国际化进程，而且可以提高中医药临床研究学术水平，使其"简、便、验、廉"的特点得到科学证据的支持，方便临床选择应用。

第二节　中医药循证研究思路与方法

中医药理论和疗法源于长期临床经验的积累，有深刻的科学内涵，但由于研究方法的不足，导致中医药疗效缺乏高质量证据的支撑，临床优势缺乏科学表达，阻碍了中医药的现代发展和国际化。多年的实践经验提示：中医药领域可以借鉴循证医学的理念和方法，引进消化吸收再创新，建立具有中医药特点的研究思路和方法。主要包括以下三个方面。

一、基于中医药文献的二次研究

近年来，关于中医药系统评价 /Meta 分析的数量快速增长，一方面表明中医药界对证据理念和循证医学的认可、接受，认识到二次研究的重要性，另一方面，数量增长后面质量的参差不齐，也使得一些学者开始反思：不从源头上提高中医药临床研究质量，方法学再完善的系统评价也会成为"无源之水、无本之木"，甚至对一些不真实的文献资料进行综合还会造成误导乃至危害。因此，对此有必要进行阶段性总结。

（一）中医药系统评价 /Meta 分析发展现状

检索 Cochrane Database of Systematic Reviews，PubMed，Web of knowledge，中国知网，中国生物医学文献数据库，万方数据库，维普数据库及 Cochrane register 和 PROSPERO 注册平台（建库—2016 年 12 月），收集发表的所有中英文中医药系统评价 /Meta 分析，筛选后纳入 3235 篇文献，其中中文文献 2502 篇，英文文献 733 篇（图 14-1）。

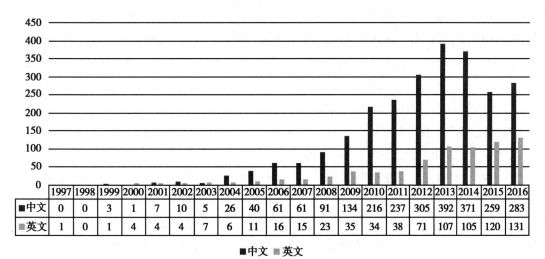

	1997	1998	1999	2000	2001	2002	2003	2004	2005	2006	2007	2008	2009	2010	2011	2012	2013	2014	2015	2016
■中文	0	0	3	1	7	10	5	26	40	61	61	91	134	216	237	305	392	371	259	283
▨英文	1	0	1	4	4	4	7	6	11	16	15	23	35	34	38	71	107	105	120	131

■中文 ▨英文

图 14-1　中医药系统评价 /Meta 分析发表情况

（二）中医药系统评价 /Meta 分析存在的问题

对 2017 年第 7 期 Cochrane Library 发表的中医药系统评价 /Meta 分析进行搜集、整理,发现存在以下共性问题。

1. 立题尺度不恰当　中医药系统评价 /Meta 分析题目尺度宽泛问题非常突出。中医药是一个庞大的系统,有着众多的药物及组方,不同制剂和独特的中医药理论。宽泛的立题势必带来一系列问题,如无法制定全面的文献检索策略,大量漏检带来选择性偏倚;后期数据的提取和分析也存在较多困难,且易将不同质的数据进行合并;干预措施太宽泛,缺少针对性,导致结论缺乏实用性;繁多的数据导致更新难度加大。

2. 检索策略有缺陷　中文数据库收录的中医药文献是进行中医药二次研究的主要资料。但在 Cochrane Library 上发表的中医药系统评价中,发现 133 篇中有 19 篇（14.29%）并未对中文数据库进行检索,这势必会造成选择性偏倚。

3. 异质性难以克服　胡丹等研究发现,国内发表的中医药相关系统评价中存在明显临床异质性和方法学异质性,应对该问题引起足够重视。

4. 方法学和报告质量存在问题　田金徽等对中国和美国作者发表的系统评价进行分析比较,发现国内外发表的随机对照试验相关的系统评价均存在方法学和报告质量问题,有待于进一步的加强与完善。

5. 研究人员分配不合理　Cochrane 系统评价需要处理分析大量数据,而在 133 篇中医药 Cochrane 系统评价中,作者人数低于等于 4 人的有 55 篇（41.35%）,4 篇文章作者人数为 1~2 人,研究人员分配不合理可能导致数据录入偏倚,影响循证评价结果。

（三）中医药系统评价 /Meta 分析结果引证不足

检索中国知网、重庆维普、万方数据库、中国生物医学文献数据、PubMed、Web of Science、Cochrane Library 数据库及 PROSPERO 注册平台,纳入迄今为止已发表的中医药系统评价 /Meta 分析全文,使用中国科学引文数据库和 Web of Science 数据库查询每篇文献的引证情况,利用 Endnote 和 NoteExpress 统计发表年代与期刊情况（建库—2015 年 3 月）。结果共纳入 2460 篇文献,其中文系统评价 /Meta 分析 1971 篇,英文 489 篇。中文被引 1406 篇,占比 71.33%,共引用 8465 次,单篇平均被引 4.29 次,全被国内学者引用。单篇最高被引 150 次,高引文献前 10 位中 2 篇文献刊于中国针灸。英文系统评价 /Meta 分析被引 322 篇,占比 65.85%,共引用 4825 次,平均引用率 10.10 次。英文系统评价 /Meta 分析 86.96% 被国内引用,80.75% 被国外引用,国内外引用次数却不均衡,平均单篇被国内引用 2.86 次,被国外引用 7.01 次。英文高被引文献数量多于中文。国内作者撰写的 166 篇英文文献,被国内引用 770 次,被国外引用 494 次;156 篇由国外研究者撰写的英文文献被国内引用仅 628 次,但被国外引用 2933 次。国内作者撰写的 Cochrane 系统评价被国内引用82次,被国外引用134次,无明显国籍偏向。综上,中医药系统评价/Meta分析中文证据数量多,但引证利用不多,高被引文献匮乏,造成证据的浪费。研究者引用证据时有明显语言、国籍、期刊倾向,不利于证据的传播。而Cochrane数据库文献在一定程度上打破了这种倾向,提示注册制可能为中医药系统评价证据的转化、传播提供有益帮助。

(四)正确开展基于中医药文献的二次研究

1. 立题宜适度　没有系统评价会以"西药"立题,当然以"中药"立题也不合理,应从实际临床问题出发,而不是主观需求。应避免泛泛使用"中药、中草药、中成药、中医药和中西医结合"。

2. 结局指标选择要适宜　在同类临床研究中,不同研究者报告的结局指标有很大差异,导致很多临床研究不能纳入到系统评价中或不能在系统评价中进行合并,无法给临床实践提供更高级别的证据。此外,Cochrane系统评价发现,许多原始文献没有报告或者没有完整报告其主要结局指标(如:死亡率、不良反应等),提示可能存在选择性报告偏倚。因此,在临床试验中选择规范、统一的结局指标至关重要。核心指标集是指特定疾病/健康领域的临床研究中应当报告的最小指标集合,在2013年被我国研究者引入到中医临床研究领域,其推广应用可有效解决临床结局报告指标不统一等问题。

3. 中医理论为指导　在进行中医药相关选题的系统评价过程中,应以中医药理论为指导,研究团队中应有中医药专业人员参加,同时对中文数据库中的中医药文献进行全面检索,评价质量,避免选择性偏倚。

4. 异质性影响最小化　为减少中医药相关系统评价/Meta分析中的临床异质性,中医药系统评价的选题应具体化,即限制PICO,具体到"某药(某复方或制剂)""某病某证"。由于传统中医辨证分型易受多种因素的影响,因此在各原始研究的设计阶段就应针对各个环节进行质量控制,如培训操作者并进行一致性检验;同时,系统评价过程中联系作者获取相关资料进行二次辨证也极为重要。

方法学异质性的减少,可通过加强中医药临床试验设计、推广中医药临床试验注册制度,加强严格准入标准来实现。

二、基于临床试验设计的中医药原始研究

(一)中医药临床研究发展现状

中医药的有效性历经数千年的临床验证,但由于缺乏科学客观的证据,其结果不能被广泛认同。近10年中医临床研究水平已有较大进步,但建立一套符合现代科学研究一般原则和国际通行标准,又能够充分反映中医药临床疗效且为国内外同行认可和接受的中医药临床疗效评价体系,仍为中医药学术发展迫切需要解决的问题。

(二)中医药临床研究存在问题

尽管中医临床研究已取得较大进步,仍存在如下亟待解决的问题:

1. 设计质量不高,随机对照试验比例不大,样本量较少,测量指标不明确。

2. 证候或疗效判断指标难以规范化和量化。

3. 报告的疗效可重复性低,且疗效指标多为临床症状等主观中间指标,缺乏长期随访的客观终点指标,如病死率、致残率等。

4. 缺少训练有素的中医临床研究型人才。

(三)正确开展中医药原始研究

在开展中医药临床研究的过程中,探索并积累了一些行之有效的促进中医药临床研究整体水平提高的策略和措施。

1. 国家主导　从"六五"开始,国家对中医药的支持力度逐年增加。从"攀登计划""攻关计划""973""863""支撑计划"到投以巨资的"重大新药创制"专项,无不体现出国家对中医药现代化和国际化的支持态度和殷切希望。特别是"重大新药创制"专项,投巨资建设包括中药在内的新药临床评价技术

规范和平台,从国家层面保障临床研究所获数据及数据管理实现与发达国家双边互认,建立获得国际认可、符合国际新药研究规范的新药临床评价技术平台,为中药新药的研发提供技术保障。

2. 企业投入　国际上大规模临床试验通常也得到一些企业或财团的资助。近年国内部分大型制药企业逐步认识到科技是企业发展的源动力,药品上市后的再研究是提升产品科技含量和技术附加值的主要途径,因此愿意加大研发投入。如山东步长集团的品种"稳心颗粒干预潜在恶性心律失常的临床再评价",天津天士力集团的品种"芪参益气滴丸对心肌梗死二级预防的临床试验"研究,江苏康缘药业的品种"热毒宁注射液临床安全性再评价",天津红日药业的品种"血必净注射液治疗重症肺炎的临床研究"及中药注射剂产学研合作组织与众多中药企业合作开展的上市后"中药注射剂安全性再评价"研究等。企业的积极态度和大力投入为中医药现代化/国际化计划,提供了重要的组织保障和经费补充。

3. 规范研究　随着临床试验透明化、药物临床试验管理规范、临床流行病学、循证医学理念和方法陆续深入中医药临床研究领域,中医药临床研究者的规范意识加强。从方案设计、伦理审核、试验注册到质量控制、过程评价,再到结局评价、规范报告,均十分重视。尽管在中医诊断标准和疗效评价指标体系上还有很多不尽完善的地方,研究者的科学素养和依从性还有待提高,但我们已能从中医药的临床研究实践中看到了希望。

4. 国际合作　"临床试验透明化"是国际临床试验全程质量管理最前沿的方法和标准要求,CONSORT for TCM、CONSORT-STRICTA、SPIRIT、PRISMA 等为中医界提供了与国际一流方法学家和杂志主编对话交流的途径。多学科的国际合作越来越成为中医药临床研究水平整体提高的关键环节。深入互赢的国际合作,既有助于国际同行逐步了解中医、认识中医,进一步理解中医、接受中医;又可使我们在与国际同行的交流、学习中,不断提升,加快与国际接轨的步伐。

三、基于中医药特色的方法学研究

(一) 适合中医药临床实践特点的设计

1. 单病例随机对照设计的概念及临床应用　单病例随机对照(N-of-1)设计是以单个病例自身作为对照,评价某种药物与安慰剂或另一种药物比较的疗效,对单个病例进行双盲、随机、多次交叉的试验。观察患者对治疗以及干预措施的反应,从而优选对于单个患者来说两种治疗方法中最好的治疗措施。该方法使得患者能够积极参与其中。N-of-1 是对传统 RCT 方法的革新,专门针对单个患者进行设计,体现了以患者为中心的理念。这与中医的个体化诊疗方案不谋而合。

20 世纪,单病例研究首先应用于心理学领域,观察药物和行为干预措施的效果。近些年单病例随机对照设计在其他领域逐渐得到应用,国外陆续有学者运用单病例随机对照试验设计方法进行研究。Guyatt 总结了其三年间进行的 70 个单病例随机对照试验,认为此试验设计在临床实践中是有用的和可行的。Guyatt 及其合作者已将该试验应用于下列疾患:纤维织炎(肌风湿病)、慢性阻塞性肺病、重症肌无力、运动失调,慢性疼痛、焦虑、失眠、非溃疡性结肠炎、哮喘、肾上腺皮质功能减退症、冠心病、家族性地中海热、骨骼肌炎、耳源性眩晕症、精神病等。

2. 单病例随机对照设计的功能

(1) 补充随机双盲对照试验:此试验设计仅需 1 名试验对象。特别适用于少见病治疗的试验。

(2) 评价药物:使单个患者也有机会进入药物治疗试验,拓宽了药物的使用空间,特别是对新药的早期评价和后效评价。

(3) 启发假设:在异质人群中发现对某药物治疗敏感的特殊人群亚组。

(4) 选择药物调整剂量:从多种药物中,选择对单个患者"最"有效的药物或选择某种药物的"最"适剂量。

3. 单病例随机对照设计的实施　N-of-1 的实施需要满足几个条件:一是需要取得受试者的同意,其愿意参加试验;二是对于待评价的干预措施来说,医生或患者应该对现有的治疗方案存在相当的质疑;三是待评价的药物应能够快速起效,并在停药后作用快速消失;最后对疾病来说,要求是非自愈性疾病,病情稳定,需要长期治疗者。

设计要求全部试验需在双盲条件下,遵循随机化的原则,在单个患者身上进行。进行该试验设计的具体的实施方法如下:

(1)临床医生和患者同意接受治疗:来检验这一治疗措施在减少或控制患者疾病的症状和体征方面的能力。

(2)试验包括一个使用试验药物的观察期和一个使用对照药物的观察期。在试验过程中,受试者交替接受试验药与对照药。在每一轮试验开始时,采用随机的方法来确定是先接受试验药物还是对照药物,来确保每一个观察期有相同的机会接受两种治疗。

(3)在每个观察期间及每轮试验间设有一段合理的药物洗脱期(washout period):其目的是使前一阶段的作用不至于影响后一阶段。

(4)患者和研究者共同商定符合患者自身情况的观察指标:通过记录患者日志和调查表,定量评估患者在每一阶段的症状,衡量效应指标,可用症状缓解,体征改善或有关实验室指标,并以治疗前后的动态变化值作为衡量效果依据。

(5)试验将持续到患者和医生都能决定哪一种疗法更有效,直到干预措施的有效性被证实或者被驳倒才停止。

单病例随机对照设计简单易行,较少引起伦理学问题。它只针对单个病例,易被患者接受,贴近于临床,因此,实用性更强。

4. 单病例随机对照设计在中医药中的适用性　中医药个体化治疗使大样本的随机对照试验难以达到标准化,N-of-1是对传统RCT方法和个案研究的革新,专门针对单个患者进行设计,对慢性疾病治疗而言,单病例的随机对照,作为一种科学的设计方法,它很适于中医药临床观察。单病例的随机对照设计和执行简单易行,其随机化可避免选择性偏倚,双盲法可避免实施和测量偏倚,单个研究可避免因个体差异带来的影响。针对单个病例的研究,使直接受益的患者乐于接受并主动配合研究,提高了患者依从性。通过数个病例的汇总分析,将不同患者的结果进行加权合并,能得出具有推广意义的结论。

单病例随机对照试验设计方法体现了现阶段"以患者为中心"的精髓,也充分体现了中医学的以人为本、因人制宜。它可使用与患者密切相关的临床指标,如病死率、日常生活能力、生活质量等作为主要结局指标,而不仅是单纯的生物学指标来证明对个体患者确有疗效的治疗措施。

通过单病例随机对照临床试验的实施,取得充分严谨的证据表明中医药不仅能够有效改善临床症状、调整某些生物学指标,而且能有效改善远期预后指标;既顺应了现代医学模式的转变,又有利于显示中医药临床疗效的优势,进而客观地评价中医药的临床疗效。

总之,单个病例随机对照设计既保持了中医特色,又能使个案研究上升到科学研究的高度,为中西医学的融通提供了一个切实可行的途径,它将使中医药临床研究具有科学性的同时,更具真实性和实用性。

(二)适合中医药临床疗效评价的方法

目标成就评量(goal attainment scaling,GAS)是20世纪中后期形成于服务和精神卫生领域的一种评价方法,原理是针对特定个体设定若干指标,通过5级Likert评量尺度定量评价各指标的实现程度,然后计算合计分值,给予每一个体最终评价分。在患者个体评价指标不同的前提下,保持个体间的可比性。其特点是评价指标由医生(研究者)与服务对象(患者)共同讨论制定,且不局限于任何一种特定的疾病。

1. GAS的基本方法

(1)设定个体的评价指标:GAS设定的评价指标与临床实践的目标应该一致,这些指标可以由医生提出,也可以由患者提出,但需符合现实情况,最终选择3~5个最适宜的指标作为评价的基础。每一个体的指标数量可以不同。

（2）定量评价各项指标实现程度：对单项指标设置一个 5 级 Likert 评量尺度，其中一端为"可能的最佳结局"，评分为"2"分；另一端为"可能的最差结局"，评分为"–2"分；中间即"期待的成功水平"，评分为"0"分。在中点和两个端点之间的状态，评分为"1"分或"–1"分。为了保证评价结果的信度和效度，应详细描述每个分值的赋值标准，并采用盲法，由专门的评估人员对结果进行评分。

（3）计算合计分值：在计算合计分值时，要考虑两个因素：一是各项指标的重要程度不同，应给予不同的权重值（w_i）；每个个体的指标数量不同，应消除数量差异的影响。需按以下公式转化成平均数为 50，标准差为 10 的标准分。

$$GAS_{合计} = 50 + \frac{10 \sum (w_i x_i)}{\sqrt{0.7 \sum w_i^2 + 0.3 (\sum w_i)^2}}$$

式中：x_i 表示第 i 项指标的评价值；w_i 为第 i 项指标的权重。

GAS 法的技术难点：一是指标设置，二是各指标权重设定。由于每一个体的指标随其身体状况、获得的医疗、甚至社会经济状况而变，不可能事先对指标赋予权重，只能根据医生的看法和患者的重视程度对指标赋予相对权重。

2. GAS 方法的局限性

（1）GAS 评价非常强调医者和患者的自主权和选择权，但过分强调临床自主性与现代医学的标准化理念会发生冲突。

（2）GAS 评价法的客观性还存在争议，有人担心 GAS 法选择的评价指标过于主观，可能通过降低指标来高估实际效应；另有人认为 GAS 法贴近现实，医生对实现目标的信心得到增强。

（3）GAS 评价对参加评价的人员要求较高，需对临床服务及 GAS 评价方法均有深入理解。

3. GAS 法在中医药中的适用性 GAS 法是基于患者个体的评价指标，而不是单纯的结果指标；该指标有助于医生分析患者需求，评价核心是患者，而不是某种疾病。与循证医学的相通之处是治疗病证皆以患病的人为中心，而非人患的病或证。不同之处是循证医学侧重标准化的群体评价，GAS 法倾向个性化的个体评价。

GAS 法在标准化的基础上强调个性化，立足于患者个体，既解决了临床实践中患者多样化及自身时间空间变化的问题，也可定量评价。与循证医学评价理念的有机结合既体现了循证中医药评价中个体化评价的特色和优势，也可以和世界形成沟通的"语言"，更容易得到国际上的认可，有助于中医药走出国门、走向世界。

第三节　中医药循证研究实践与探索

中医药界对中医药优势病种和优势阶段缺乏系统整理和研究，缺乏针对中医药优势病种及优势阶段的临床方案，严重影响了对中医药疗效的真实反映。采用系统评价方法，明确中医药的优势病种，确定其优势阶段进行针对性设计、研究和评价，将成为中医药临床疗效正确评价的有效途径之一。

一、益气活血中成药对心肌梗死疗效的系统评价

全球每年有 1670 万人死于心血管疾病，其中 690 万人因心肌梗死导致死亡。美国每年约有 110 万人发病，有 1/3 需住院治疗。我国心肌梗死发病率近 10 年增长较快，每年大约有 100 万人发病。急性心肌梗死（acute myocardial infarction，AMI）的并发症将在 48 小时后出现，心肌梗死患者再梗死发生的可能性，以及其他心血管事件的发生率要高于正常人，如何减少并发症的发生，防止再梗死，提高患者的生存质量是防治的重点。

心肌梗死属中医学的"胸痹""心痛""真心痛""厥心痛"等范畴,益气活血法是中医药治疗 AMI 的常法。临床研究初步显示益气活血中成药对 AMI 有一定疗效,特别是在减少并发症的发生、提高生活质量等方面。本研究拟评价益气活血中成药治疗 AMI 的疗效及安全性,同时分析目前研究的状况,为以后研究的开展提供信息。

（一）材料与方法

1. 纳入标准　至 2006 年 11 月底,全面检索所有关于益气活血中成药防治心肌梗死的随机对照试验（randomized controlled trial,RCT）,语种不限。若 RCT 数量很少,半随机对照试验也将被纳入。所有关于不良反应的报道均被记录,并做描述性报道。

研究对象为符合心肌梗死诊断,急性期或恢复期患者。排除以 AMI 并发症为研究对象的研究。试验组干预措施为益气活血中成药（疗程≥1 周）,或合用后具有益气活血作用的中成药组合。

2. 预期结局指标　主要指标为:病死率;冠状动脉再通率;再梗死发生率。次要指标为:综合有效率;并发症的发生率（心律失常、休克、心衰）;心功能;生活质量等。同时关注不良事件。

3. 文献检索和数据提取及评价　计算机检索 PubMed、Cochrane Library、CNKI、万方数据库、维普中文期刊数据库等（检索日期:2006 年 11 月）。查找已上市的益气活血中成药的具体名称,以便制订检索策略,避免漏检。中文关键词有:心肌梗死、心梗、中医药、中成药、随机对照试验、RCT 等。手工检索部分杂志,并在参考资料中追踪查阅相关文献。

文献的筛检和数据提取由 2 名评价员按照方案进行。文献的质量评价参照 Cochrane Handbook 质量评价条目进行,由 2 名评价员独立完成,意见不一致处经讨论解决。

4. 数据分析　采用 RevMan 5.3 进行数据分析。计数资料采用相对危险度（*RR*）,计量资料采用均数差（*MD*）,两者均以 95% 可信区间（*CI*）表示。采用卡方检验来判断研究间是否存在异质性,并用 I^2 来评价异质性的大小。若 $0\% < I^2 < 50\%$,将采用固定效应模型进行合并分析;如果 $P < 0.1$ 且 $I^2 > 50\%$,将进一步查找产生异质性的原因,若找不到产生异质性的原因,则进行描述性分析。若纳入研究异质性高,将进行亚组分析、敏感性分析,并用漏斗图分析发表偏倚。

（二）结果

1. 纳入研究概述　按照预先制定的策略进行检索,检索获得 5342 篇文献。通过阅读题目和摘要,排除不合格的文献,最终纳入 28 篇益气活血中成药治疗心肌梗死的（半）随机对照研究（QUOROM 筛选流程图略）,纳入研究基本信息见表 14-1。

（1）研究方案:纳入研究均采用随机平行对照设计。

（2）研究对象:28 个研究均在国内开展,共纳入 2822 名 AMI 患者,男性占 67.2%,平均年龄约 59 岁。平均每个研究纳入 97 例受试者,最少 28 例,最多 430 例。21 篇文献提到心肌梗死的诊断标准,以 WHO 制订的缺血性心脏病的命名和诊断标准为主,其中 3 篇提到中医诊断及辨证分型标准。有较完整的诊断、纳入、排除标准的文献 8 篇。23 个研究提及基线具有可比性,2 篇进行了较为详细的分析。24 个研究多为住院期间数据。

（3）干预措施:试验组共有 21 种中成药,包括 13 种中药注射剂,5 种胶囊制剂,1 种颗粒剂和 2 种中药合剂。有 11 个品种为院制剂,可见干预措施差异大,同一品种还存在生产厂家的不同。临床应用多为 1~2 种中成药与西药合用,疗程 1~4 周不等,口服药疗程多为 4 周。

对照组干预措施分为:西药常规治疗（包括吸氧,镇痛,硝酸酯类药,抗凝药物,阿司匹林等）;溶栓治疗（多用尿激酶 150 万单位）;介入治疗;常规 + 溶栓治疗;常规 + 介入治疗。

（4）测量指标:文献中涉及的指标经归纳总结,分计数、计量及不良反应指标 3 类。计数指标包括病死率、血管再通率、再梗死发生率及三大并发症发生率等;计量指标包括心功能、血流变、心律变异、心肌损伤等指标;不良反应包括消化道不适、出血、头痛等。

表 14-1　纳入研究基本信息表

研究	研究对象			干预措施			结局指标
	样本量（T/C）	分期分型	试验组		对照组	疗程	
蔡 2004	24/24	AMI	稳心颗粒 + 常规		常规	2 周	HRV
邓 1998	36/30	AMI	参脉 + 复方丹参注射液 + 常规		常规 + 溶栓	20~40 天	有效率
范 2005	58/29	AMI	稳心颗粒 + 常规		常规 + 溶栓	4 周	HRV
耿 2004	19/19	AMI	PCI+ 常规 + 参麦 / 复方丹参注射液		等容极化液 + 常规	1 周	MDA、SOD、IL-6 及心功能
广安门 1984	215/215	AMI	常规 + 益气活血注射液；口服益气活血合剂		常规	8 周	住院病死率；休克、心衰、心律失常
黄 2004	45/45	AMI	溶栓 + 常规 + 益气活血胶囊		溶栓 + 常规 + 安慰剂	8 周	EF，心脏超声
寇 1983	133/135	AMI 72 小时内	常规 + 益气活血注射剂；益气活血汤		常规	4~5 周	住院病死率；并发症发生率；康复指标
李 2004	58/41/76	AMI	常规 + 溶栓；1 组复方丹参合生脉注射液；2 组黄芪合复方丹参注射液		常规 + 溶栓	2 周	死亡率；心律失常、心衰发生率
李 2000	30/29	AMI	常规 + 生脉注射液 + 川芎嗪		常规	7~12 天	症状指标；ST 改变；CPK
李 1999	51/50	AMI 6 小时内	溶栓 + 川芎嗪和复方丹参注射液		溶栓	1 周	病死率；再通、1 周再梗及并发症发生率；出血
李 2006	30/30	AMI 24 小时内	常规 + 通心络		常规	3 周	梗死面积；LVEF；血流变；血脂；不良反应
梁 2000	32/29	AMI 6 小时内	溶栓 + 参脉注射液 + 丹参注射液		溶栓	2 周	病死率；再通、1 周再梗及并发症发生率；出血
梁 2005	58/47	AMI	常规 +PCI+ 稳心颗粒		常规 +PCI	4 周	心律失常发生率
刘 2002	51/51	AMI	溶栓 + 常规 + 葛根素 + 黄芪注射液		溶栓 + 常规	10 天	有效率
柳 2003	82/76	AMI	溶栓 + 常规 + 红花和生脉注射液		溶栓 + 常规	1 周	再通率；心电图；心衰，休克，心律失常发生率
罗 2005	40/40	AMI	常规 + 丹参注射液 + 黄芪注射液		常规	4 周	心功能；血流变
孟 2004	23：23	AMI	PTCA+ 常规 + 心脉通胶囊		PTCA+ 常规	4 周	有效率；心功能；不良反应
吴 2001	54：49	AMI	常规 + 丹参注射液 + 黄芪注射液		常规	2 周	病死率；心律失常；LVEF
谢 2005	23/23	AMI	溶栓 + 通心络		溶栓	4 周	再通率；4 周病死率；并发症发生率；出血
徐 2003	45/39	AMI	溶栓 + 常规 + 稳心颗粒		溶栓 + 常规	4 周	再通率；心律失常发生率
杨 2002	19/23	AMI	溶栓 + 参麦注射液 + 川芎嗪注射液		溶栓	10 天	并发症发生率
尹 2000	15/13	AMI	常规 + 溶栓 + 参脉和灯盏花注射液		常规 + 溶栓	2 周	再通率；病死率；症状改善
尤 2005	60/52	AMI	PCI 或溶栓后 + 常规 + 通心络		PCI 或溶栓后 + 常规		心功能；血 NO 和 MDA 浓度
余 2005	33/30	AMI	溶栓 + 常规 + 脑心通		溶栓 + 常规	4 周	有效率；血糖；血脂
张 2005	20/20	AMI	常规 + 通心络		常规	4 周	HRV
张 2001	38/34	AMI 4 周内	溶栓 + 常规 + 舒心合剂		溶栓 + 常规	4 周	再梗死；心绞痛；心源性猝死；心功能；心肌缺血负荷
张 2005	68/30	AMI	常规 + 溶栓（链激酶）+ 冠脉宁		常规 + 溶栓	20 天	心电图；心肌酶；血流变；血脂
赵 2005	27/23	AMI	常规 + 溶栓 + 开心胶囊		常规 + 溶栓	3 周	Ang-Ⅱ；ALD；ET；EF

注：常规治疗包括：吸氧、镇痛、硝酸酯类、抗凝及抗血小板聚集、ACEI、β 受体阻滞剂、钙离子拮抗剂、他汀类等。溶栓方法：尿激酶 / 链激酶，口服阿司匹林，肝素皮下注射

2. 纳入文献的方法学质量　分析发现,纳入研究在方法学方面存在较多问题,按照 Cochrane handbook 分级标准,均属 C 级。纳入的研究均有随机字样,其中有 6 个研究报告了具体的随机方法。所有纳入研究均未提及分配隐藏。3 个研究采用盲法,1 个研究为双盲,并使用模拟剂。所有研究均未报道病例脱失及 ITT 分析。

3. 数据分析结果　由于纳入研究的干预措施不同,方案差异较大,本系统评价未进行数据的定量合并,以描述性分析为主。选用 RR 及 95%CI 为效应指标。

(1) 病死率分析结果(图 14-2):纳入 28 个研究中有 9 个探讨了益气活血中成药对 AMI 病死率的影响。中国中医科学院广安门医院研究在对照组的基础上加益气活血合剂,治疗 8 周,试验组 215 例死亡 14 例,对照组 215 例死亡 32 例,组间比较差异有统计学意义(RR=0.44[0.24,0.80]);李雁等的研究得出相似的结果。其他 7 个研究结果显示:试验组在对照组基础上加益气活血合剂,组间差异无统计学意义。从分析结果看,在西医常规治疗、溶栓或 PTCA 基础上加用益气活血中成药,对降低 AMI 病死率还不能得到肯定的结论。

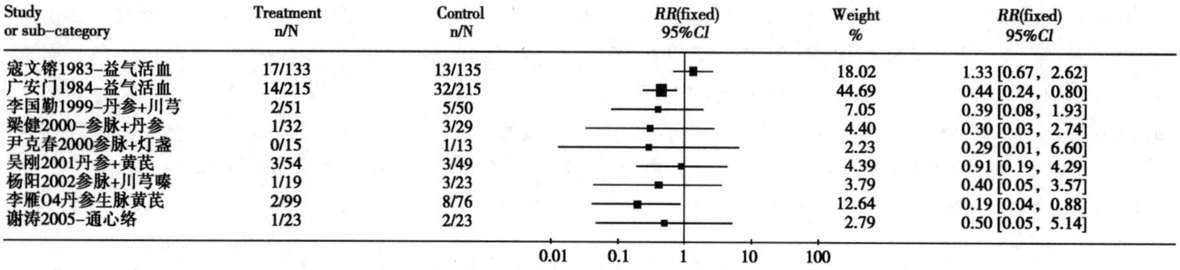

Study or sub-category	Treatment n/N	Control n/N	RR(fixed) 95%CI	Weight %	RR(fixed) 95%CI
寇文镕1983-益气活血	17/133	13/135		18.02	1.33 [0.67, 2.62]
广安门1984-益气活血	14/215	32/215		44.69	0.44 [0.24, 0.80]
李国勤1999-丹参+川芎	2/51	5/50		7.05	0.39 [0.08, 1.93]
梁健2000-参脉+丹参	1/32	3/29		4.40	0.30 [0.03, 2.74]
尹克春2000参脉+灯盏	0/15	1/13		2.23	0.29 [0.01, 6.60]
吴刚2001丹参+黄芪	3/54	3/49		4.39	0.91 [0.19, 4.29]
杨阳2002参脉+川芎嗪	1/19	3/23		3.79	0.40 [0.05, 3.57]
李雁04丹参生脉黄芪	2/99	8/76		12.64	0.19 [0.04, 0.88]
谢涛2005-通心络	1/23	2/23		2.79	0.50 [0.05, 5.14]
			0.01 0.1 1 10 100		

图 14-2　益气活血中成药对 AMI 病死率分析结果

(2) 血管再通分析结果(图 14-3):7 个研究采用冠脉再通率为观测指标。梁健等在溶栓的基础上,试验组加用参脉注射液和丹参注射液(院内制剂),治疗 2 周,试验组血管再通率(23/32)与对照组(15/29)比较差异无统计学意义(RR=1.39[0.92,2.10]);另外 6 个研究得出相似的结果。从分析结果看,在西医常规治疗、溶栓或 PTCA 基础上加用益气活血中成药,对 AMI 血管再通的作用还不能得出肯定的结论。

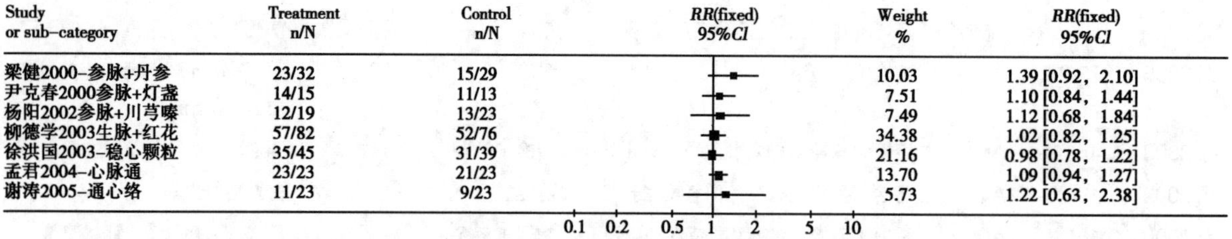

Study or sub-category	Treatment n/N	Control n/N	RR(fixed) 95%CI	Weight %	RR(fixed) 95%CI
梁健2000-参脉+丹参	23/32	15/29		10.03	1.39 [0.92, 2.10]
尹克春2000参脉+灯盏	14/15	11/13		7.51	1.10 [0.84, 1.44]
杨阳2002参脉+川芎嗪	12/19	13/23		7.49	1.12 [0.68, 1.84]
柳德学2003生脉+红花	57/82	52/76		34.38	1.02 [0.82, 1.25]
徐洪国2003-稳心颗粒	35/45	31/39		21.16	0.98 [0.78, 1.22]
孟君2004-心脉通	23/23	21/23		13.70	1.09 [0.94, 1.27]
谢涛2005-通心络	11/23	9/23		5.73	1.22 [0.63, 2.38]
			0.1 0.2 0.5 1 2 5 10		

图 14-3　益气活血中成药对 AMI 冠脉再通作用分析结果

(3) 再梗死发生率:1 个研究(寇文镕)观察了再梗死的发生情况,院后随访,试验组 116 例,再梗死 8 例,对照组 121 例,再梗死 13 例,两组比较,差异无统计学意义(P=0.07)。

(4) 对并发症的疗效分析

1) 心衰分析结果(图 14-4):7 个研究观测了心衰的发生情况。寇文镕等研究发现,试验组在对照组的基础上加上益气活血汤剂,心衰发生率组间比较差异无统计学意义(RR=0.77[0.41,1.45]);李国勤、梁健、杨阳、谢涛等的研究结果与之相似。广安门医院的研究发现益气活血合剂对减少 AMI 心衰发生较对照为优(RR=0.18[0.09,0.37]),李雁等研究有相似的结果。分析结果提示:在西医常规治疗、溶栓或 PTCA 基础上加用益气活血中成药,对减少 AMI 患者心衰并发症发生的作用尚不肯定。

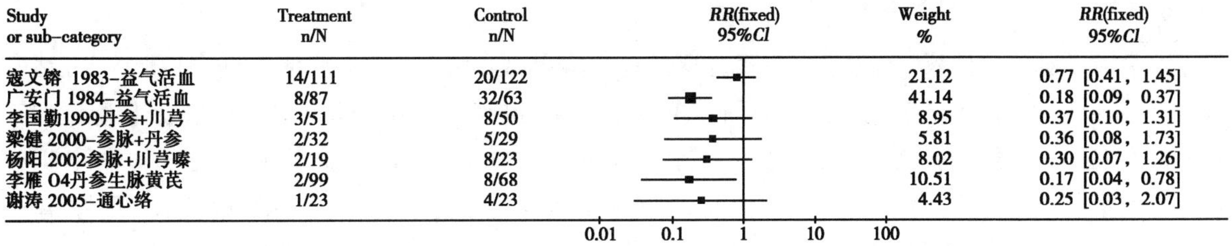

Study or sub-category	Treatment n/N	Control n/N	RR(fixed) 95%CI	Weight %	RR(fixed) 95%CI
寇文镕 1983-益气活血	14/111	20/122		21.12	0.77 [0.41, 1.45]
广安门 1984-益气活血	8/87	32/63		41.14	0.18 [0.09, 0.37]
李国勤1999丹参+川芎	3/51	8/50		8.95	0.37 [0.10, 1.31]
梁健 2000-参脉+丹参	2/32	5/29		5.81	0.36 [0.08, 1.73]
杨阳 2002参脉+川芎嗪	2/19	8/23		8.02	0.30 [0.07, 1.26]
李雁 04丹参生脉黄芪	2/99	8/68		10.51	0.17 [0.04, 0.78]
谢涛 2005-通心络	1/23	4/23		4.43	0.25 [0.03, 2.07]

0.01　0.1　1　10　100

图 14-4　益气活血中成药对 AMI 心衰发生率的影响

2）心源性休克分析结果（图14-5）：6个研究观察了心源性休克的发生情况。中国中医科学院广安门医院观察了益气活血合剂对 AMI 患者心源性休克发生的影响，组间比较，差异有统计学意义（RR=0.25[0.08,0.74]）。寇文镕等研究发现，试验组和对照组心源性休克发生比较，差异无统计学意义（RR=1.03[0.26,4.04]）；李国勤，梁健，杨阳，谢涛等的研究结果与之相似。从分析结果看，在常规治疗基础上加用益气活血中成药，对减少 AMI 患者心源性休克并发症的发生尚不能得到肯定的结论。

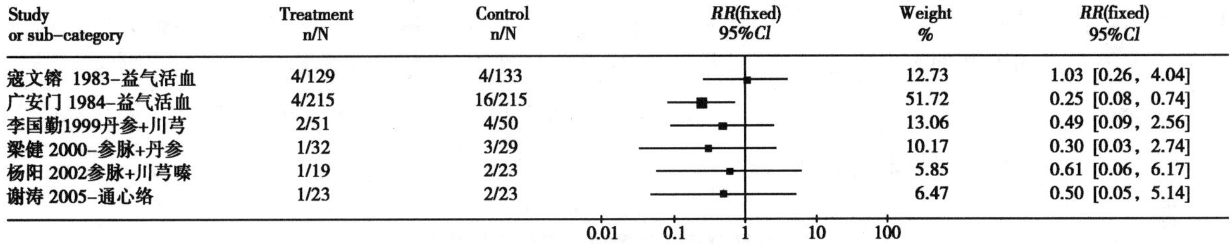

Study or sub-category	Treatment n/N	Control n/N	RR(fixed) 95%CI	Weight %	RR(fixed) 95%CI
寇文镕 1983-益气活血	4/129	4/133		12.73	1.03 [0.26, 4.04]
广安门 1984-益气活血	4/215	16/215		51.72	0.25 [0.08, 0.74]
李国勤1999丹参+川芎	2/51	4/50		13.06	0.49 [0.09, 2.56]
梁健 2000-参脉+丹参	1/32	3/29		10.17	0.30 [0.03, 2.74]
杨阳 2002参脉+川芎嗪	1/19	2/23		5.85	0.61 [0.06, 6.17]
谢涛 2005-通心络	1/23	2/23		6.47	0.50 [0.05, 5.14]

0.01　0.1　1　10　100

图 14-5　益气活血中成药对 AMI 心源性休克发生率的影响

3）心律失常分析结果：2个研究（梁岩，徐洪国）观察在溶栓或 PCI 治疗的基础上加用稳心颗粒后对 AMI 患者心律失常发生率的影响，结果：①稳心颗粒能减少室性早搏的发生（P<0.00001）；②稳心颗粒能减少室性心动过速发生（P=0.004，RR（fixed）为 0.37[0.19,0.72]）；③对室颤，心动过缓和房室传导阻滞的作用，与对照组相比，差异无统计学意义（P≥0.05），其他研究得出相似结果。

（5）其他：此外还有部分研究采用心肌梗死面积、心率变异、MDA 和 NO 含量、血液流变学等理化指标，由于纳入研究方案差异大，指标测量方法不一致，本研究没有进行逐一分析。

（6）安全性分析结果：纳入评价的 28 个研究中，7 个报道了不良反应。5 个研究报道溶栓治疗的副作用主要为出血（消化道出血、血尿、局部出血等）。服用脑心通胶囊，33 例受试者中出现 1 例胃部不适；服通心络，30 例受试者中有 3 例出现腹胀。其他各种注射剂的研究没有提及不良事件。

（三）讨论

由于本系统评价纳入研究的干预措施不同，研究方案、观测指标均存在差异，无法进行合并分析。研究结果提示，试验组在对照用药基础上加用益气活血中成药，对主要指标（病死率，血管再通率，再梗死发生率等）的作用尚不肯定。在对照组的基础上加用稳心颗粒，可减少 AMI 患者室性早搏和室性心动过速的发生，但由于纳入研究少，样本量小，结论尚不确定。

此外，还有一些因素影响原始研究的结果，如：干预措施复杂，通常为中成药＋西药常规＋溶栓治疗/介入治疗，使中成药的疗效难以显现，特别是在小样本研究中；多种干预混杂使用，可能导致不良事件的发生；中成药的使用忽视中医证型，可能存在"药不对证"。纳入的绝大部分文献均存在方法学问题，质量属于 C 级，故潜在偏倚的可能性大，可能影响本研究的结果。

（四）结论

1. 对临床实践的意义　由于纳入研究异质性大、质量低，尚不能得到益气活血中成药对心肌梗死疗效的肯定证据，有待高质量的研究来验证。虽然纳入研究对中成药的不良反应报道较少，使用时也要注意密切观察。

2. 对今后研究的建议　通过研究发现,目前关于益气活血中成药治疗心肌梗死的临床研究存在诸多问题,提示以后的研究要注意如下几个方面:①临床研究的开展首先要有科学合理的顶层设计,除了临床专业的专家,最好要有统计学专家参与研究方案的设计,从样本量的估算、随机分配、盲法的实施、数据分析等方面重点把关;②与溶栓和介入治疗相比,在心肌梗死急性期使用中成药可能很难显示其优势,建议采用安全性较好,可长期服用的中药口服制剂,开展预防研究,将有利于客观地评价中药疗效。

另外,临床研究报告质量低下,需要进一步提高,同时也建议杂志编辑做好审查,帮助中医药临床研究质量及报告质量的提高。

二、芪参益气滴丸对心肌梗死二级预防的临床研究

以 2010 年 6 月通过国家科技部结题验收的国家科技攻关计划项目"芪参益气滴丸对心肌梗死二级预防的临床试验研究"为例。采用大规模随机对照、双盲双模拟的试验设计,在全国设立东、西、南、北、中 16 个临床试验分中心,共计 84 家医院同时进行试验(图 14-6)。利用中心随机化系统,阿司匹林肠溶片为对照,主要以非致死性再梗死、非致死性脑卒中及心血管病死亡等终点事件发生率为评价指标,评价上市中成药芪参益气滴丸对心肌梗死二级预防的疗效。研究中注意发挥中医药特色优势,注重群体评价和个体评价的链接,强调标准化和个体化的结合,研究者报告结局和患者报告结局互为补充,有望用现代科学方法证明中医药防治心肌梗死恢复期的疗效和优势所在。

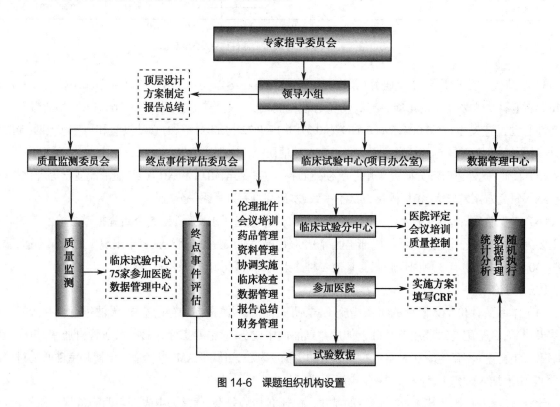

图 14-6　课题组织机构设置

为此,我们建立了独立运作的临床试验中心、数据管理中心和质量监测委员会,对试验实施过程进行严格的质量控制。目的:

1. 评价芪参益气滴丸对心肌梗死二级预防的效果　主要是明确长期服用芪参益气滴丸能否降低发生再次心肌梗死、脑卒中及心血管死亡的相对危险性;与阿司匹林对照是否具有非劣性;了解芪参益气滴丸对其他临床事件发生情况及患者生活质量的影响。

2. 完善中医治疗冠心病疗效评价体系　在心绞痛、心电图、中医证候疗效及改善血脂、血流变等评价

指标的基础上,制定终点事件评估、生活质量改善新的临床疗效评价方法。

3. 建立中医循证医学研究方法和相应技术规范　通过第一个站在国际循证医学高度的中医临床研究项目,初步建立大规模的中医循证临床研究方案的设计模式,实施过程的质量控制体系及试验总结报告的标准化。

由5位院士、4位同行专家组成的验收专家组认为:在前期临床预试验基础上,采用随机、双盲、多中心的研究方法,在3508例心肌梗死患者中,以肠溶阿司匹林为阳性对照,以心血管性死亡、非致死性再梗死、非致死性卒中为主要终点,开展了芪参益气滴丸对心肌梗死二级预防的大规模临床研究,平均随访37.15个月,在两组受试者中,发现主要终点事件发生率相当。

课题的主要创新点为:发现芪参益气滴丸对于心肌梗死二级预防具有与肠溶阿司匹林相似的疗效。建立了中医药循证医学的相关技术和方法,既符合国际循证医学研究规范,又注重发挥中医药特色,是中医药循证医学研究的范例。

该课题是第一个具有自主知识产权的中医药大规模、多中心随机对照临床试验,第一个以心血管事件为终点的心肌梗死中医药二级预防研究。通过研究实践,培养了一支中医循证临床研究的人才队伍,建立了中医循证临床研究的科学模式,为促进中医临床研究水平的整体提升起到重要的推动作用。

三、中医循证病例报告系统原理、设计与开发

中医是一种经验医学,其将来自于临床实践的经验积累、归纳,提升为指导诊疗的准则,继而形成了复杂的理论体系。中医的思维和实践方式具有传统文化的变化性特征,变化的基本单位是单个的、整体的人。因此,探索个体患者的临床实效评价方法,是发展中医临床疗效评价方法学的重要内容。中医循证病例报告系统(TCM evidence-based case report system,CECS)的设计与开发是中医个体化疗效评价研究领域的一次尝试。

(一) CECS 的理论基础

中医临床疗效评价的原则,是既要体现出中医的临床实效,又要兼顾中医的临床实践特征。这对疗效评价方法学提出了新的挑战。

1. 中医的临床实践特征　以变化为中心的辨证论治和整体观念是中医理论的基本原则,在中医临床诊疗中具有核心指导意义。在此指导下,中医的临床实践的特征则表现为诊断特异性、分析主观性,以及治疗的对应性与多样性。

首先,诊断是临床实践的关键环节。中医在诊断中重视内在证候,准确识别证候的性质和动态变化是决定中医实践效果的关键。基于复杂的证候理论,中医诊断更多是在多个证候维度中定位个体,以寻求个体间的差异为目的,即诊断特异性。其次,传统中医诊断依靠四诊方法"望、闻、问、切"收集患者的症状信息,通过思维将其有机集成患者的特征,这种关联的分析来自于医生的理论知识和临床经验,不同的临床阅历、临证经验又决定了判断结果可能存在不同,即分析主观性。再次,中医辨证论治的全面要求,一是在合理辨证诊断的前提下,遣方用药与个体证候是对应的;二是在证候发生变化时,及时对治疗做出相应调整,这体现出中医治疗的对应性与多样性。

2. 中医临床循证实践的需求　循证医学提倡采用"最优证据"指导临床决策,即循证实践,而对证据应用于个体的疗效则决定了证据带给患者的真实获益。自临床流行病学的试验方法和循证医学传入我国以来,中医的临床研究、二次研究数量迅速增长。在群体化证据密集产生的当下,具有上述复杂临床实践特征的中医更需要科学的方法指导证据在个体层面的应用,而不单单凭借不可测量的主观意识进行决策和调整。

中医临床证据的应用需基于个体化疗效信息的分析,动态调整中医干预,从而指导群体化证据在个体层面的优化使用,引导中医的循证临床实践由实施"最佳证据"向调整证据的"最佳实践模式"转变。CECS

正是基于中医的此类评价需设计、开发而成。

(二) CECS 的设计理念——个体化研究方法学的初探

目前,群体化临床研究方法已具备较为完善的方法学,该方法学大致包括三个机制:一是研究设计原则和设计方法;二是研究的实施管理方法,能将理论的设计方法学转变为可实施的操作规程,并能有效减小实施中出现的偏移;三是研究的报告学规范,用于规范评价结果的信息发布,如图 14-7。

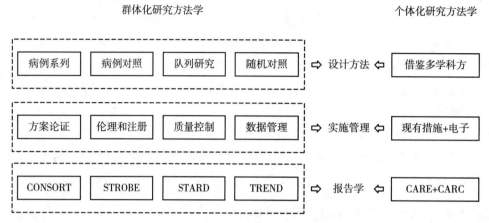

图 14-7　中医个体化研究方法学构建思路

以群体化研究方法学为参照,探索性地构建个体化研究方法学体系。相应地,个体化研究方法学也由设计方法、实施管理和报告学规范三个层次组成。对于三个层次的设计构想如下。

1. 个体化研究的设计方法　在医学领域,个体化的研究一般以描述为主,缺乏一定的设计方法。构建合理的个体化研究方法,可以对医学以外学科的研究文献进行调查,总结方法。特定的地貌、建筑、企业或歌曲均在世界上是独一无二的,无法采用群体化研究方法评价它们的效应,故可以借鉴相关的设计方法,也需注意评价方法在医学领域应用前的人文感情和伦理学考量。

2. 个体化研究的实施管理　个体疗效的数据量相对小,其实施要点在于保证数据的准确性、完整性和即时性;同时,个体化研究更加关注数据的时间维度信息,同时重视单个个体指标的相互关系。实现此实践管理目标则应在保持现有群体化研究实施管理措施的基础上,更多地依赖于电子数据管理系统,凭借其中心化数据管理、处理功能和信息传递机制,搭建多角色参与平台,及时传递、反馈实施控制信息,保证信息的完整性和准确性。

3. 个体化研究的报告规范　在现有的研究方法中,病例报告是一种能贴合真实世界来源病例特征的个体化研究方法。该方法能结合质性、量性和叙事信息,详细记述个体患者的治疗经过和细节信息,对个体治疗做出综合评价。此外,国际病例报告(case report,CARE)小组已在 2013 年发布了第 1 版 CARE 写作指南,并在 2016 年做出更新,旨在规范病例报告的发表质量。结合 CARE 和中医界专家意见,中医药病案报告发表规范专家共识(consensus-based recommendations for case report in Chinese medicine,CARC)也已形成,可作为个体化研究的报告学规范执行。

综上,个体化研究需要基本的数据收集框架,同时分析功能嵌入支持与多角色人员协作。目前,由2015 年中医药公益性行业科研专项经费项目"中医药传统知识与技术挖掘示范研究(一)"资助,对中医个体化疗效进行探索性研究的中医循证病例报告系统正在开发之中。

(三) CECS 的结构开发

1. 整体构架　该系统以传统的临床试验电子化数据管理系统为基础进行搭建,共设计为三个层次,即管理层、操作层和功能层(图 14-8)。

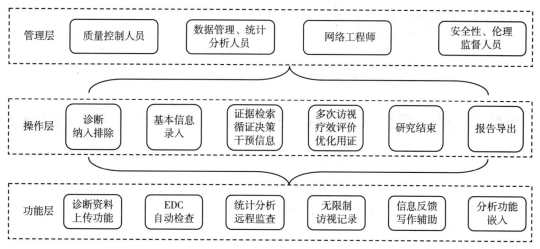

图 14-8　中医循证病例报告系统工作架构

管理层形成多角色研究人员合作机制,实现各种监督机制,如研究者负责收集和录入数据;伦理审查员及时监督系统新增治疗行为是否符合伦理;监查员定期检查信息,将有疑问的信息通过平台反馈给研究者等。操作层是 CECS 的数据主体部分,负责收集数据、存储数据的主要窗口。本层依托中心电子化数据管理系统,以结构化数据库形式呈现。功能层除实现数据自动核查与基本的统计分析外,还可基于不同的研究设计和数据处理需求,由研究者自行设定算法的运算方式,交由后台人员编程实现。

2. 各部分构架

(1)结构搭建——数据采集系统:个体化研究的数据收集流程简化为"收入 + 初诊 + 访视 + 终止"四个阶段,初诊与多次访视是数据收集的主体(图 14-9)。

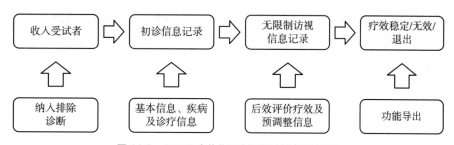

图 14-9　CECS 个体化研究运行的基本设计结构

数据采集系统的搭建采用固定内容、可变内容与辅助内容相结合的形式。固定内容依照 CARC 共识清单搭建,强制研究者以固定结构收集和录入信息,提高信息的规范性和完整性。可变内容主要包括"纳入、排除标准""诊断、治疗信息""疗效指标情况"等视研究内容而定的具体条目。辅助内容是融合在固定和可变内容之中,用于记录标记信息,如初诊和每次访视的时间、是否接受干预、填写治疗的心得等。

(2)功能构建——管理与分析系统

1)疗效描述导出功能:整合质性和量性信息,以文字 + 数据的形式导出个体患者的治疗和疗效信息。能反映患者的疗效趋势的同时,提供出相应的治疗变化措施,如中药的方药、剂量调整,发掘证据治疗的最优实践方法。

2)疗效数据分析导出功能评价:通过对治疗过程中各种定量指标变化的描述,计算指标在治疗期间和非治疗期间的变化量、变化率、变化速率、指标相关性,从而判断疗效、治疗优势,预测治疗周期、指标之间的相关关系等。

3)个体的治疗敏感度群体定位:在一定时间内纳入的个体研究病例,可对其治疗前、治疗后和治疗水平进行排序并计算名次的差值,了解个体对干预相对的应答性和敏感性。

4) 报告辅助:按 CARC 清单规范制定的信息收集框架,可以将收集的信息定位导出至设定的行文结构中,初步形成一篇中医循证病例报告。

（商洪才）

学习小结

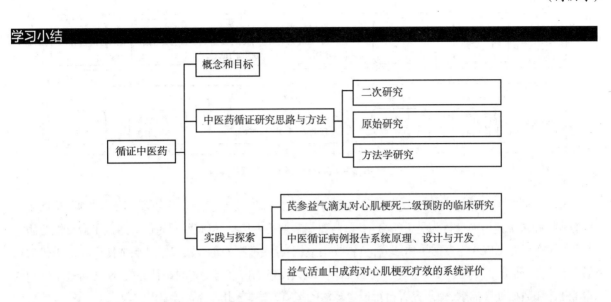

推荐阅读材料

1. 刘建平 . 循证中医药临床研究方法学 . 北京：人民卫生出版社，2009.

2. 李幼平 . 循证医学 . 北京：高等教育出版社，2013.

复习参考题

1. 循证中医药的概念和目标是什么？

2. 具有中医药特色的临床评价方法研究有哪些？

第十五章 循 证 护 理

学习目标	
掌握	循证护理的基本概念；循证护理实践的基本步骤。
熟悉	循证护理证据的分级；JBI 循证卫生保健模式。
了解	循证护理的产生背景与发展；循证护理实践的基础和条件。

第一节 循证护理概述

循证实践作为一种观念和工作方式，极大地促进了当代医学和护理学的发展。循证护理（evidence based nursing，EBN）是循证实践的重要分支之一，它使传统的经验式护理实践迈向以科学证据为基础的科学化护理决策，这对保障护理实践的安全性和提高护理干预的有效性具有积极而重大的意义。

一、循证护理的产生和发展

（一）循证护理的产生

随着护理学科的不断深入发展，护理实践对科学决策的需求日益迫切，在此背景下循证护理应运而生。循证护理起源于 20 世纪 90 年代"以证据为基础的医疗"实践，是伴随循证医学发展而出现的一种新的护理理念。1991 年加拿大 McMaster 大学的 Alba Dicenso 教授首次提出"循证护理"，其观点迅速得到了广泛的关注和研究。1996 年英国 York 大学护理学院成立了全球第一个"循证护理中心"，积极参与国际 Cochrane 协作网的工作，并于同年正式提出了循证护理的概念。

1. 国外循证护理的发展 全球最早的循证护理中心是成立于 1996 年的英国 York 大学循证护理中心，该中心 1998 年与加拿大 McMaster 大学共同创办了 *Evidence-based Nursing* 杂志，用来传播循证护理的理念和研究成果，介绍循证护理实践经验，探讨循证护理实践方法等。目前全球最大的推广循证护理的机构为澳大利亚 Joanna Briggs 循证卫生保健中心（the Joanna Briggs Institute，JBI），该中心成立于 1996 年，总部设在澳大利亚阿德莱德大学，分中心分布于 50 多个国家。JBI 建立了 JBI 循证护理全球协作网，即 JBC（Joanna Briggs Collaboration），以进行护理及相关学科证据的汇总、传播和应用。2005 年，JBI 创办了 *International Journal of Evidence-Based Healthcare* 期刊，现已成为影响力较高的循证护理领域专业期刊。近年来，随着循证护理在全球的不断普及和发展，越来越多的国家和地区相继建立了循证护理研究机构，致力于传播循证理念、开展循证护理培训、传播最佳护理实践证据等，有力推动着全球循证护理事业的开展。

2. 我国循证护理的发展 我国循证护理发展始于 20 世纪 90 年代末。自 1997 年，JBI 在中国地区设立了 5 个分中心:1997 年,在香港中文大学护理学院设立了"香港 JBI 循证护理分中心";2004 年,在复旦大学护理学院设立"复旦大学 JBI 循证护理分中心",这是我国大陆地区第一家循证护理研究机构,标志着我国内地循证护理研究工作进入了全球性的研究平台;2005 年,台湾国立阳明大学护理学院设立了"台湾阳明大学 JBI 循证护理分中心";2012 年,北京大学护理学院设立"北京大学 JBI 循证护理分中心";2015 年,JBI在北京中医药大学护理学院设立了"北京中医药大学 JBI 循证护理分中心",这是我国大陆地区第三家 JBI循证护理分中心,也是全球第一家从事中医护理的循证护理研究中心。2012 年,复旦大学附属中山医院经过澳大利亚循证护理中心评审,成为"JBI 循证卫生保健中心的证据应用基地",这也是我国第一个循证护理实践证据应用基地。据相关统计显示,截至 2015 年,国内学术期刊已发表护理领域系统评价 /Meta 分析近300 篇,文献数量呈逐年上涨趋势;循证护理相关教材、专著亦在不断问世,促进循证护理在我国的推广和深入发展。

二、循证护理的基本概念

(一)循证护理的定义

循证护理可定义为护理人员在计划其护理活动过程中,慎重、准确和明智地将获得的最佳证据与其临床经验及患者愿望相结合,作为临床护理决策依据的过程。从上述定义可以看出,循证护理的要素包含 3个部分:①证据:循证护理实践应尽可能地获取当前最新、最佳的科学证据;②护理人员:循证护理实践需结合护理人员的临床经验和熟练的专业技能,为患者提供优质的护理服务;③患者:循证护理需要肯定患者的价值观和价值取向,患者的意愿应得到充分的尊重。三者缺一不可,共同构成实施循证护理的基石,分别体现了循证护理的科学性、实践性及人文性,这也正是现代护理发展的目标。

(二)循证护理与传统护理的区别

循证护理和传统护理之间的区别见表 15-1。

表 15-1　循证护理与传统护理的区别

	传统护理	循证护理
实践模式	基于经验	基于证据
证据来源	护理人员的经验和直觉 既往的护理规范	当前最佳的研究证据
生产证据	缺乏开展研究、主动"生产证据"的意识、方法和条件	倡导护理人员开展研究、解决目前证据资源不能解决的问题,提供方法和条件
评价证据	不重视	重视证据的质量评价,并提供方法和控制
结局指标	当前护理问题的解决	更关注服务对象的最终结局(终点指标)

三、循证护理证据

(一)循证护理证据的多元性

护理学是以自然科学和社会科学为基础的综合应用型学科,其性质决定了护理证据来源的多样性。循证护理证据既要重视 RCT 等定量研究资料,也要同时关注人文社会科学常用的质性研究对解决临床护理问题的独特应用价值。护理研究关注的重点通常是研究对象的主观症状及健康问题,并常将一些心理行为治疗或健康教育等作为干预手段,很多情形下用随机对照试验设计可行性差。在这种情况下,其他研究设计仍可作为有力的证据,而在研究人的感受与体验问题时,质性研究是最好的证据。

(二)循证护理证据的分级

循证护理证据分级方法以 JBI 循证卫生保健中心的证据分级系统较为常用。该中心于 2003 年提出证据的 FAME 结构,即证据的可行性(feasibility)、适宜性(appropriateness)、临床意义(meaningfulness)和有效性(effectiveness),制定了"JBI 证据等级系统",并于 2006 年、2010 年进行了更新。2014 年,JBI 根据 GRADE 分级系统及 JBI 循证卫生保健模式制定了 JBI 证据预分级及证据推荐级别系统。JBI 证据预分级系统保留了传统的按单项研究设计分级的思路,将干预性研究、质性研究、诊断试验、预后研究及经济学评价等五个设计类型进行预分级(表 15-2~ 表 15-4);证据的推荐级别分为强推荐和弱推荐,由指南制定小组确定证据的推荐强度(表 15-5)。

表 15-2　JBI 干预性研究证据预分级

证据等级	设计类型举例	描述
Level 1	RCT/ 实验性研究	1a——多项 RCT 的系统评价
		1b——多项 RCT 及其他干预性研究的系统评价
		1c——单项 RCT
		1d——准随机对照试验
Level 2	类实验性研究	2a——多项类实验性研究的系统评价
		2b——多项类实验性研究与其他低质量干预性研究的系统评价
		2c——单项前瞻性有对照组的类实验性研究
		2d——前后对照 / 回顾性对照的类实验性研究
Level 3	观察性-分析性研究	3a——多项队列研究的系统评价
		3b——多项队列研究与其他低质量观察性研究的系统评价
		3c——单项有对照组的队列研究
		3d——单项病例-对照研究
		3e——单项无对照组的观察性研究
Level 4	观察性-描述性研究	4a——多项描述性研究的系统评价
		4b——单项横断面研究
		4c——病例系列研究
		4d——个案研究
Level 5	专家意见 / 基础研究	5a——对专家意见的系统评价
		5b——专家共识
		5c——基础研究 / 单项专家意见

表 15-3　JBI 质性研究证据预分级

证据等级	研究设计举例	描述
Level 1	混合设计研究的系统评价	1——多项质性研究或混合设计研究的系统评价
Level 2	质性研究的 Meta 整合	2——多项质性研究或混合设计研究的整合
Level 3	描述性质性研究、现象学研究、扎根理论研究、人种学研究等	3——单项质性研究
Level 4	对专家意见的系统评价	4——对专家意见的系统评价
Level 5	单项专家意见	5——专家意见

表 15-4　JBI 诊断性试验、预后研究、经济学评价证据预分级

证据等级	诊断试验		预后研究		经济学评价
Level 1	连续性患者的诊断准确性研究	1a——多项连续性患者诊断准确性研究的系统评价 1b——单项连续性患者诊断准确性研究	起始队列研究	1a——起始队列研究的系统评价 1b——起始队列研究	1——基于系统评价并具假设的决策模式,并根据决策情景调整该模式

证据等级	诊断试验	预后研究			经济学评价
Level 2	非连续性患者的诊断准确性研究	2a——多项非连续性患者的诊断准确性研究的系统评价	观察结果为"全或无"的研究	2a——多项观察结果为"全或无"的研究的系统评价	2——与决策者所在场所类似地区开展的经济学评价的系统评价
		2b——多项非连续性患者诊断准确性研究		2b——单项观察结果为"全或无"的研究	
Level 3	诊断性病例对照研究	3a——多项诊断性病例对照研究的系统评价	队列研究	3a——多项队列研究的系统评价	3——与决策者所在场所类似地区开展的高质量经济学评价的整合（综合的、可信的成本及健康结局测量，覆盖足够长的时间周期，有敏感性分析）
		3b——单项诊断性的病例对照研究		3b——单项队列研究	
Level 4	诊断率研究	4a——多项诊断率研究的系统评价	病例系列研究、病例对照研究、历史对照研究	4a——多项病例系列研究、病例-对照研究、历史对照研究的系统评价	4——与决策者所在场所类似地区开展的单项高质量经济学评价（综合的、可信的成本及健康结局测量，覆盖足够长的时间周期，有敏感性分析）
		4b——单项诊断率研究		4b——单项病例系列研究、病例-对照研究、历史对照研究	
Level 5	专家意见/基础研究	5a——对专家意见的系统评价	专家意见/基础研究	5a——对专家意见的系统评价	5——中、低质量（成本及健康效果覆盖面不够，无敏感性分析，时间周期短）的经济学评价的整合
		5b——专家共识		5b——专家共识	
		5c——单个专家意见/基础研究		5c——单个专家意见/基础研究	
Level 6					6——中、低质量（见上述 Level 5 的描述）的单项经济学评价
Level 7					7——专家意见（关于干预与比较的增量成本-效果分析）

表 15-5　JBI 证据推荐级别

推荐级别	判断标准
A 级推荐：强推荐	1. 明确显示干预措施利大于弊或弊大于利
	2. 高质量证据支持应用
	3. 对资源分配有利或无影响
	4. 考虑了患者的价值观、意愿和体验
B 级推荐：弱推荐	5. 干预措施利大于弊或弊大于利，尽管证据尚不够明确
	6. 有证据支持应用，尽管证据质量不够高
	7. 对资源分配有利或无影响或有较小影响
	8. 部分考虑，或并未考虑患者的价值观、意愿和体验

（三）护理领域证据的来源

检索护理研究证据除第五章介绍的数据库外，以下资源也是获取护理研究相关内容的重要信息源。

1. CINAHL　CINAHL（Cumulative Index to Nursing and Allied Health Literature，护理学及医疗相关文献累计索引）是护理领域应用最为广泛的数据库。其专门为护理人员和相关专业人员设计，是护理研究领域中不可或缺的信息资源。CINAHL 收录了全球英文护理专业期刊，以及卫生健康、心理学、行为科学、非传统医学等其他相关健康领域的文献，共计约 3800 多种期刊。此外，CINAHL 还包括护理主题的学位论文、精选的护理学及相关的书籍、会议记录、教学软件与视听资料等。CINAHL 目前有 4 种版本，即CINAHL（基本版）、CINAHL Plus（进阶版）、CINAHL with Full Text（全文版）及 CINAHL Plus with Full Text（全文进阶版）。

2. JBI 循证实践（Evidence Based Practice，EBP）数据库　JBI EBP 数据库是该中心建立的一个收录卫生保健领域循证出版物的知识库，旨在为政策制定者、医疗保健专业人员、患者等提供循证信息支持。JBI EBP 数据库收录资源共分 6 类，包括证据总结、循证推荐实践（基于循证的实践建议）、最佳实践信息册（最佳实践资料）、系统评价（系统评价和系统评价计划书）、用户信息（客户咨询）以及技术报告。这些资源涵盖了 22 个主题领域的循证信息，如急救护理、肿瘤护理、感染控制、慢病管理、伤口治疗与管理等。JBI EBP数据库每周进行更新。

3. Mosby's Nursing Consult 护理学数据库　Mosby's Nursing Consult 由 ELSEVIER 公司出品，由权威的护理医师、教育者及研究者组成的顾问委员会联合开发，内容主要包括循证护理医学内容、31 本全文原版参考书、27 种全文专业护理学期刊、最新的药物信息、近 200 份护理相关的诊疗指南、超过 8000 份患者教育、护理发展动态等，是集护理教学，科研与临床为一体的综合型数据库。

4. PsycINFO　PsycINFO 是世界著名的心理学文摘数据库，由美国心理学会出版（American Psychological Association，APA）。PsycINFO 除了提供心理学相关文献信息外，收录范围还包括与心理学相关的其他领域，如护理、教育、神经病学及社会工作等。对 PsycINFO 的检索可通过 APA 官方网站查询系统进行，也可通过检索收录 PsycINFO 的综合数据库实现，如 EBSCO、ProQuest、OVID 等。目前 PsycINFO 收录超过4 000 000 条记录，其中 80% 的记录为发表于 2500 多本国际学术期刊的论文；此外，还包括学位论文、相关英文图书和图书有关章节等。PsycINFO 每周更新，最早的记录可追溯到 1597 年。

第二节　循证护理实践

一、循证护理实践模式

循证护理实践是一个系统的、复杂的、涉及多方面的过程，需要有相应的理论模式，指导循证实践活动的开展。护理领域常用的循证实践模式包括 JBI 循证卫生保健模式、渥太华知识转化模式、KTA 知识转化模式、Stetler 循证实践模式以及 Johns Hopkins 循证实践概念模式等。本部分主要介绍应用最为普遍的 JBI循证卫生保健模式。

澳大利亚循证护理中心执行主任 Alan Pearson 教授于 2005 年提出"JBI 循证卫生保健模式"，阐述了循证卫生保健的过程以及相关变量之间的逻辑关系。该模式认为循证实践是临床决策过程，在循证过程中着重应考虑的核心问题是：最佳证据、提供照护的临床情景、患者的要求和偏好、专业人员的判断。该模式认为循证实践过程包括以下四个步骤：证据生成、证据综合、证据传播和证据应用。2016 年，JBI 正式推出了该模式的更新版本（图 15-1）。更新的 JBI 模式将实践行为的 FAME 属性放在核心位置，并指出 FAME属性取决于循证实践的核心要素，即现有的最佳证据、临床情境、患者的需求和偏好以及卫生保健人员的专业判断。此版本中，通过循证实践达到促进全球健康的宗旨，尽管循证实践步骤无明显变动，但对每一个过程都提供了可操作性的实践方法，诠释了循证卫生保健如何在实践中实现。

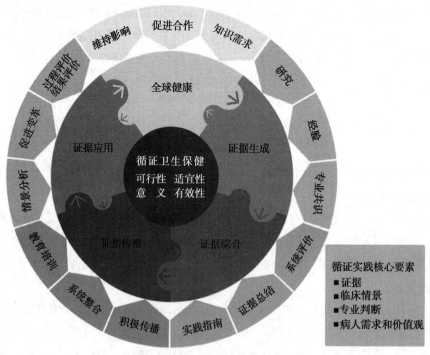

图 15-1　更新的 JBI 循证卫生保健模式

二、循证护理实践的基础与条件

（一）勇于变革的护理人员

在循证护理实践过程中,临床护理人员是实践的主体。护理人员应改变观念,敢于质疑常规和标准,乐于学习、培训以提高自身的循证意识和循证实践能力,能在循证护理实践过程中发挥充分的作用。

（二）管理者的支持

是否获得机构上级管理者的支持,并为证据应用创造氛围和环境条件是影响循证护理实践的重要因素。管理层上至政府部门,下至护理人员所在的医院领导、护理部主任及病区护士长。政府可从政策指引、经费支持方面为循证护理实践助力;医院领导和护理管理者则可为循证护理实施提供人力、物力等必要的支持和帮助。

（三）可及的循证实践设施和资源

循证护理实践的开展离不开必要的计算机硬件设施和图书馆信息资源(包括教科书、教育参考书和丰富的数据库资源)。这些设施和资源是循证护理实践实施的必要物质和信息保障。

三、循证护理实践的基本步骤及示例

（一）循证护理实践的基本步骤

1. 提出临床护理问题　针对患者具体情况,提出临床护理实践中的问题,并按照 PICO 原则将其结构化。如血液透析患者需长期中心静脉置管,预防导管相关性感染的发生是迫切需要解决的护理问题,将此问题可转化成:

P:血液透析中心静脉置管患者。

I:抗菌剂封管。

C:肝素封管。

O:导管相关性感染的发生率。

2. 检索相关证据　首先根据结构化的临床护理问题确定明确的检索词,制定检索策略。证据的检索应参照证据资源的"6S"模型,先选择查询循证医学知识库,若不能解决问题时,再依次逐级查询其他数据库。如可先查询 JBI EBP 数据库,寻找相关的临床实践指南、最佳实践报告以及证据总结等,若该数据库的相关资源不能回答所提的临床护理问题,再查询 PubMed、CINAHL、中国生物医学文献数据库等。

3. 评价证据 严格评价检索到文献的质量,根据"FAME"原则筛选出合适的研究。

4. 应用证据 在评价所获得的证据基础上,结合护理专业知识和临床经验,考虑患者的价值观和意愿,根据临床情境做出临床护理决策,制定护理计划并予以实施。

5. 证据应用后的效果评价 循证护理实践是一个持续质量改进过程,应动态监测证据实施过程,并评价证据应用后对患者带来的效果。

(二)循证护理实践示例

临床病例 15-1

患者女性,61 岁。脑卒中 3 个月,右侧肢体偏瘫卧床。身高 151cm,体重 38kg,较前 1 个月下降 >5%,计算 BMI 为 16.67,能经口进食(需辅助喂食)。患者右侧臀部皮肤基底发红,有大小不一数个水疱,部分水疱破损,破损处皮肤裸露,有少许渗液,诊断为 II 期压疮。

1. 提出临床护理问题 根据本例患者情况,提出临床护理问题:BMI 低于正常,近期体重下降 >5%,且已发生压疮,应如何对患者实施营养支持?按照 PICO 原则,将问题结构化:P:压疮患者,I:营养支持疗法,C:常规的治疗和护理,O:已有压疮的治愈率和压疮的发生率。

2. 检索相关证据 考虑证据来源的可及性,检索 Cochrane 图书馆、PubMed 和中国生物医学文献数据库。检索范围为针对压疮患者进行营养支持疗法的临床指南、系统评价和 RCT 文献。检索词包括:bed sore、decubitus ulcer、pressure sore、artificial feeding、diet therapy、pressure ulcer、nutritional support、压疮、压力性溃疡、营养支持、人工喂养、营养等。

3. 评价证据 最终得到临床指南 3 篇,随机对照试验 3 篇。对临床指南运用 iCAHE 指南质量检查清单进行质量评价,3 篇临床指南的 iCAHE 评分分别为 12、10、12 分(总分 14 分),质量均较高。对随机对照试验运用 Cochrane 风险偏倚评估工具进行评估,结果显示,随机分组情况与方法较为明确,盲法实施恰当,结局指标测量及结果呈现较完整,混杂、沾染和干扰因素控制较好,均为低偏倚风险,根据 JBI 证据预分级系统分级为 I 级。循证实践团队由 1 名医生、1 名营养师和 2 名护士组成。针对该病例具体情况对以上证据涉及活动的可行性、适宜性、有效性以及临床意义进行分析,可采取相应的实践活动。

4. 应用证据 通过与患者及家属沟通,向其说明目前所获得证据的结果及安全性和可靠性,征得患者和家属同意后,对患者实施营养支持。具体实施内容如下:指导家属每日早晨及 15:00 为患者提供全脂牛奶各 1 杯(含 50g 全脂奶粉),中晚餐各为患者增加 100g 左右的猪 / 牛 / 羊肉并配合食用 100g 左右米饭,保证蛋白质及能量的供应。若患者进食困难,将上述食物打成流质喂食。主管医生为患者开具精氨注射液 9g/ 次、维生素 C 注射液 500mg/ 次稀释后缓慢静脉滴注,每日 2 次。与此同时,指导患者使用硫酸锌片、鳕鱼肝油胶囊、月见草油胶囊等口服制剂。

5. 效果评价 经积极的治疗并在患者及其家属的配合下,患者右侧臀部皮肤破溃结痂,水疱消失,皮肤无发红、硬结及破溃;未发生新的压疮,对治疗效果表示满意。

我国循证护理仍处于起步阶段,循证护理实践能力的培养是一个长期的、系统的过程,如何有效地培养护理人员的循证思维及循证实践能力仍将是我国护理实践者和教育者需要认真思考和深入研究的问题。

(张 珺)

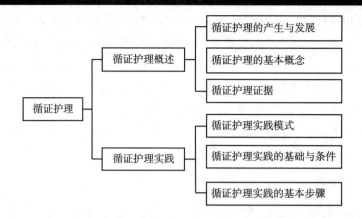

推荐阅读材料

1. 胡雁. 循证护理学. 北京：人民卫生出版社，2012.

2. 胡雁，李晓玲. 循证护理的理论与实践. 上海：复旦大学出版社，2015.

复习参考题

1. 什么是循证护理？循证护理的基本要素有哪些？

2. JBI 证据预分级系统中如何对干预性研究进行预分级？

3. 如何在临床护理工作中开展循证护理实践？

第十六章 循 证 药 学

　　循证药学是贯穿药学科学研究和科学实践的重要决策方法,是循证医学的一个重要分支,是循证医学在药学领域的延伸,其遵循循证医学的原则,强调对患者的任何决策都需要将当前最佳证据、临床药师的专业技能和经验、患者意愿三者结合。在循证药学实践中,遵循"基线调查,遴选问题,有证查证,无证创证,后效评价"的步骤。

第一节　循证药学概述

一、循证药学的产生与发展

(一)循证药学的产生

　　1998 年,加拿大学者 Mahyar Etminan 等发表《循证药物治疗学:基本概念和临床应用》,首次列举了临床药师运用循证医学理论和方法指导药学实践的经典案例。2001 年英国 Cochrane 中心培训部主任、临床药师 Phil Wiffen 教授出版了 *Evidence-based Pharmacy* 一书,提出了"循证临床药学"的定义,阐述了临床药师循证实践模式和方法。同年陈均、蒋学华发表《临床药学实践中的循证药学》,在中国首次提及循证药学的概念及其英文名 Evidence-based Pharmacy。此后中国相继发表数百篇循证药学相关研究文献,但多数仅停留在提及循证药学这一名词,较少有文献专门探讨循证药学的内涵。2011 年张伶俐、李幼平等首次系统评价了循证药学的定义和文献发表现状,基于全面的证据分析和总结提出了循证药学定义,探讨了循证药学学科发展方向、面临的机遇和挑战。

(二)循证药学的发展现状

　　我国循证药学工作起步晚,但发展较快。佟岩等人采用文献计量方法分析了我国循证药学研究现状,结果表明关于循证药学理论和实践研究的文献有逐年递增趋势,提示国内科研人员对循证药学的关注程度正逐年提高。自 2012 年起,中国循证医学中心循证药学研究平台联合四川大学华西第二医院循证药学中心每年举办一次国家级循证药学继续教育培训班,面向全国药学工作者培训和传播循证药学的理念和方法学,可见药学人员对循证药学方法学的巨大需求。

二、循证药学的概念

循证药学作为循证医学理念在药学领域的运用和发展,狭义或经典的循证药学作为一种药学实践过程,可称为"循证药学实践(evidence-based pharmacy practice)",指药师在药学实践中,慎重、准确和明智地应用当前最佳证据,与临床技能和经验相结合,参考患者意愿,做出符合患者需求的药学服务过程。从这个意义讲,经典循证药学和经典循证医学一样,以患者为服务对象;实践主体是直接为患者提供药学服务的药师;实践领域是围绕患者用药的全部活动;实践方法是借鉴和应用循证医学理念,在药学实践中逐渐形成的循证药学实践模式和方法。广义的循证药学概念则是运用循证的理念和方法学解决药学各领域的实践和研究问题,涉及药物研发、生产、配送、储存、使用、管理及药学教育等过程中的问题、干预、效果和持续改进。

三、循证药学的基本要素

(一)研究证据

在临床实践中,需参考最佳临床研究证据。最佳证据是指目前为止相对最好的、最合适的证据。如果有循证临床实践指南、系统评价/Meta分析等二次研究证据,可优先阅读和应用,如果无二次研究证据则需要寻找原始研究证据。原始研究证据中的临床研究分为实验性研究和观察性研究。干预措施评价研究中随机对照试验(randomized controlled trial,RCT)的证据级别最高,其中,多中心研究优于单中心研究,因为病例来源广泛,样本的代表性更好;大样本研究优于小样本研究,因为抽样误差小,结果更精确;随访时间长的研究优于随访时间短的,因为只有长期随访才能观察到长期的疗效、少见的不良反应。所以,首选前瞻性、多中心、大样本、长期随访、采用终点结局指标的研究进行阅读,寻找最佳证据。

(二)临床药师的经验

临床药师个人专业技能和临床经验是指应用临床技能和经验迅速判断患者的病情状况和提出合理治疗方案的能力,以及判断患者对干预措施可能获得效益和风险比的能力。

(三)患者意愿

患者意愿是指患者所关心和期望的事项。临床决策中不仅需参考研究证据,同时权衡利弊和充分考虑患者的价值观和意愿,以做出正确的治疗决策,从而体现以患者为中心的医疗服务宗旨。

由此可见,循证药学即遵循证据的药学,是遵循最佳科学依据的药学实践过程。其核心思想是临床药师对患者的治疗应基于当前可得的最佳证据,结合自己的药学临床实践经验和专业知识技能,并考虑患者的选择和意愿做出临床治疗决策,将三者完美结合,做出科学合理的用药决策。

四、循证药学实践的意义

在开展相关医疗工作时,医务人员和药师通过传统的药物监测手段以及经验判断方式开展药物治疗,这种形式存在很大的缺陷和不足,无法有效满足现阶段日益复杂的新型药物治疗工作,不利于提供优质药学信息咨询服务。循证药学对于医学药物资料证据给予高度重视,对其开展系统性的搜集并进行有效整理和研究,通过对医疗工作中病案的查证和分析,总结出行之有效的药物治疗方法和手段。有相关研究表明,应用循证药学方式可以显著提高医院多类疾病的临床治疗效果,能够有效提高临床治疗方案的科学性和合理性,为临床治疗工作提供更为详细、可靠的参考依据,进而减少临床用药风险,保证用药安全性,提高药学服务质量。

五、循证药学和循证医学的区别与联系

作为循证医学的一个分支领域,循证药学沿袭了循证医学的理论精髓,其核心思想是药师在药学实践

过程中,慎重、准确地应用最佳证据,遵循循证医学的原则,结合临床药学、药物流行病学、药理学和药物治疗学等知识来评价药物的临床应用。

循证药学和循证医学的区别主要为:①实践主体不同:循证医学的实践主体为医生,而循证药学的实践主体为药师。②实践关注环节不同:循证医学关注疾病诊断、治疗、预防和预后等环节,而循证药学则更多关注药品的研发、生产、流通和使用等环节,现阶段主要关注用药环节。包括重大疾病负担的药物防治和合理用药;重大危机事件中的药品保障和合理使用;高风险用药,包括高风险人群用药、高风险药品和高风险疾病中药品的合理使用。③实践方法不同:循证药学借鉴循证医学的实践模式和方法,在其基础上又有所发展与延伸,如因药师的临床问题主要与用药相关,在证据检索过程中会特别关注用药相关数据库,特别是紧急情况下如何快速获得高质量用药证据,是循证药学有别于循证医学的重要方法学内容见表16-1。

表 16-1　循证药学与循证医学的区别和联系

	区别		联系	
	实践主体	关注环节	学科性质	实践理念
循证医学	医生	疾病诊断、治疗、预防预后	临床医学一级学科下的二级新兴交叉学科	"有证查证用证,无证创证用证"
循证药学	药师	药品研究、生产、流通和使用	药学一级学科下的二级新兴交叉学科	同上

第二节　循证药学实践的基本条件和方法

一、循证药学实践的基本条件

循证医学在国内外的成功实践中不断得到证实和发展,其实践模式、方法、标准和流程已被借鉴用于公共卫生、护理、传统中医药和管理学等领域,并获得了成功的应用和发展,提示其同样适用于药学领域的干预、效果和持续改进等的探索和发展。循证药学实践模式借鉴循证医学的实践模式,但满足药学的特点和特殊需求。

循证药学临床实践的基础是将最佳研究证据与药师临床实践经验和患者的意愿完美结合,同时不能脱离具体的临床环境和条件。循证药学强调证据在临床决策中的重要性和必要性,但证据本身不是决策,它更加提倡的是临床药师实践技能和经验与研究证据的结合,在尊重患者意愿和不脱离临床实际的前提下做出最佳用药决策。

二、循证药学实践的方法与步骤

(一) 基线调查,遴选问题

开展基线调查,确定临床急需解决的优选问题是循证药学实践与研究的起点,也是发现迫切需要解决的问题,从而加快循证药学学科发展的第一步。循证药学重点关注与患者用药相关的各种问题,包括药学基础研究、药学实践和药事管理等方面提出的问题。能否提出一个好的循证药学问题,取决于药师平时工作的观察和思考能力,同时也考验对问题的分析解决能力。

超说明书用药可导致严重用药隐患,全球最广泛采用的美国医疗机构评审国际联合委员会(Joint Commission International,JCI)国际医院评审标准和中国三级医院评审标准实施细则均提及超说明书用药管理。儿童因缺乏临床试验,高质量用药证据较成人缺乏,说明书普遍缺少儿童用药信息。研究者因此提出以下研究问题:

医疗机构住院儿童超说明书用药现状如何?

1. 研究方法　采用系统评价研究方法(详见第三章),纳入研究主要为横断面研究,缺乏公认的质量评价体系,研究采用Combieg横断面研究质量评价工具,对各指标按"是""否""不清楚"归类,并分别计"1""0""0.5"分。对各研究计总分,6.0~7.0分质量为A级、4.0~5.5分为B级、<4分为C级。超说明书用药发生率的合并分析,若≥3个研究报告同一病房超说明书用药发生率,采用中位数描述集中趋势、四分位间距描述离散程度,绘制箱线图。

2. 结果和结论　纳入29个住院儿童超说明书用药研究,含欧洲19个,亚洲6个,南美和北美各2个。13个研究仅涉及儿科病房,8个仅涉及新生儿病房,8个同时涉及儿科和新生儿病房。各病房超说明书用药发生率中位数(四分位数间距):新生儿ICU 52.5%(23.0%~58.0%),儿科ICU 43.5%(34.5%~60.0%),普通儿科35.5%(23.8%~43.3%),儿科手术病房27.5%(23.0%~44.8%)。提示全球儿科超说明书用药普遍存在,不同国家和病房超说明书用药发生率差异大,尚缺乏中国儿童超说明书用药的调查数据。

通过上述基线研究了解了全球儿童超说明书用药现状,发现应优先解决的问题为:缺乏中国儿童超说明书用药的调查数据,有必要开展横断面研究深入了解中国住院儿童超说明书用药情况。

(二)研究证据

1. 有证查证　纳入RCT的系统评价是公认药物效果评价的最高级别研究证据,也是帮助药师临床决策的最佳证据来源。

(1)提出问题、转化问题:循证药学重点关注与患者用药相关的各环节间和环节内的实践、管理和研究工作,可用PICOS原则将临床原始问题转化、构建如下:

P(Participant):目标人群。

I(Intervention):干预措施,通常为药物、用药方案或用药管理措施。

C(Comparison):对照措施,通常为其他药物或非药物干预措施。

O(Outcome):药物治疗有效性、安全性和经济性指标。

S(Study design or setting):研究设计或实践环境。

(2)检索文献,收集证据:借鉴循证医学检索策略,临床药学实践文献检索应首先选择经专家整合的循证知识库。除Best Practice和UpToDate等综合循证知识库外,还有侧重药学领域的循证知识库如Micromedex Healthcare Series。若无法检索循证知识库或未检索到相关证据,可检索非Summaries类数据库如英文数据库PubMed和EMBASE等,中文数据库中国知网、中国生物医学文献数据库、维普资讯网和万方数据库等。对区域流行性疾病的药物治疗问题,常需检索区域文献数据库,如儿童腹泻疾病负担主要在发展中国家,则关于儿童腹泻的Cochrane系统评价除常规数据库外,还应检索LILACS(拉丁美洲与加勒比海地区医学文献数据库)。

(3)评价证据质量:评价获得证据的真实性、重要性和适用性:①内部真实性:该篇系统评价有明确的纳入和排除标准(均为RCT),检索文献较全面,文献质量评价标准统一恰当,可重复性好。②临床重要性:有效性指标两组差异无统计学意义;从专业角度,两组有效性指标差异绝对值临床意义较小。③临床适用性:指研究证据在不同人群、不同地点和针对具体病例的推广应用价值。

(4)指南性质和用途:作为临床用药的监护和管理者,药师制定的用药指南通常从药物角度出发,在一定范围内可供各临床专业卫生工作者参考,包括国家、地区和医院处方集、特殊药物(抗菌药物、激素和抗肿瘤药物等)临床使用指导原则。如美国医院药师协会发布的《围手术期抗菌药物使用指南》和《成人万古霉素治疗药物监测指南》,主要用于指导药师的药学监护和临床用药管理工作。

2. 无证创证　循证药学方法是促进药物合理使用的重要决策方法之一,其"有证查证用证,无证创证用证"的实践思路在临床合理用药、管理及决策领域已具备一定的理论和实践基础。通常对一般临床问题,查找适宜的证据是最便捷的解决手段,即"有证查证用证";在现有药物有效性证据尚不能回答临床问题时,可首先考虑开展系统评价,通过全面收集原始研究,严格评估质量,定性或定量合成数据,充分考虑研究可能引入的偏倚、该药物的临床风险利弊、经济性和适用性等因素后,综合解释研究结果并用于指导实践。但有时因证据缺乏等原因,检索后发现现有证据不足以支持决策,此时需要将实际问题转化为可供研究的科学问题,选择最佳研究设计并开展研究,生产新的证据支持决策,即"无证创证用证"。

(三) 后效评价

一般来说,循证药学实践的后效评价是指对应用循证药学的理念从事医疗活动(治疗方案或药物、预后判断指标的应用、医疗卫生技术的应用等)后的结果进行评价。

在日常循证临床实践中,后效评价是指针对临床具体患者的实际情况,提出临床问题后,通过检索收集有关文献和证据,并在严格评价的基础上,具体应用于患者,以评价解决患者的具体临床问题后的结果。但因证据具有时效性,很多以前认为是最佳的治疗证据被新的临床研究证实尚存瑕疵,甚至对患者害大于利。最佳证据经过药学临床实践应用后,若成功可用于指导进一步临床药学实践,反之,则应分析问题,查找原因,总结教训,为进一步的探讨研究提供方向,重新查找证据、评价证据、临床用药决策,一直到取得理想的效果,止于至善。它是循证药学临床实践的最后一步。只有后效评价了循证药学临床实践的结果,才真正完成了循证药学临床实践的全过程。

简单的循证药学临床实践后效评价的方法是评估治疗、诊断、预后证据在一个患者或一系列患者中应用的结果。但由于结果受随访等因素的影响,需要很长时间来完成,通常不容易做到。一般来说,主要通过再评价实施是否与患者的具体情况相结合来进行,最后做出临床推荐意见,包括推荐的等级及相关因素的影响。

完整的循证药学实践过程包括:基线调查,遴选问题,有证查证,无证创证和后效评价。循证药学实践的基本步骤如图 16-1 所示。

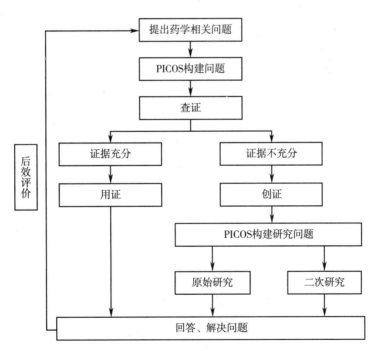

图 16-1　循证药学实践的基本步骤

三、循证药学实践的注意事项

循证药学的产生意味着新的机会,同时也提出了新的挑战。在循证药学实践过程中应注意以下问题:

首先,临床用药知识不断更新,新证据不断出现,除药学专业知识和技能外,临床药师还必须通晓情报收集、证据评估以及用药决策分析等方面的知识和技能。

其次,循证药学临床实践需要证据,证据需科学研究获得。

第三,循证药学临床实践不能仅仅依靠医生和药师个人努力,需营造一个循证决策的大环境,保证循证药学能够真正在实践中得到落实。

第四,循证药学临床实践增强临床药师的证据意识、效价意识、合理用药意识和法规意识并帮助临床药师准确定位。但是不能完全排斥传统模式,要关注更新,每天都有新变化。RCT 是判断多因素疾病疗效的金标准,但不能适合所有临床情况,循证药学也不仅限于随机对照试验和系统评价/Meta分析。

第三节　循证药学应用实例

本案例选取《儿童口服尼美舒利安全性的系统评价》一文,目的是使读者了解循证药物评价的主要内容。

一、提出问题

尼美舒利为一种选择性 COX-2 抑制剂,具有良好的止痛、抗炎和退热作用,一度被认为是其他非甾体类抗炎药的替代药物,在中国曾被普遍用于儿童退热治疗。2010 年 1 则关于"儿童安全用药国际论坛"的报道称"尼美舒利用于儿童退热时,对中枢神经及肝脏造成损伤的案例频频出现"。尼美舒利的安全性受到社会大众的广泛关注,同时引起卫生主管部门的高度重视。"尼美舒利事件"发生后,笔者所在科室立即开展尼美舒利的安全性评价,以期为临床用药和卫生管理决策提供依据。将临床问题按 PICOS 原则转化。

P:0~18 岁儿童

I:干预措施包含尼美舒利,剂量和疗程不限。

C:任何对照或无对照。

O:不良反应(一般和严重)。

S:随机对照试验、队列研究、病例对照研究、病例系列研究、病例报告,上市后药物监测报告。

二、证据来源

主要来自数据库检索和相关的不良反应通报,数据库检索 PubMed,EMBASE,Cochrane Library,中国生物医学文献数据库,中国知网,维普资讯网,万方数据库。不良反应通报包括 CFDA,WHO,SFDA,EMA,MHRA。检索时间均从建库至 2011 年 3 月,检索词为尼美舒利、儿童、小儿和婴儿。

三、评价证据

共纳入 RCT 43 篇,病例报告 9 篇和上市后不良反应监测分析 1 篇。

纳入的 RCT 中,不良反应的发生情况如下:①胃肠道反应发生率:尼美舒利组和布洛芬组分别报道 9 例和 55 例胃肠道反应,尼美舒利组和对乙酰氨基酚组分别报道 22 例和 55 例胃肠道反应,Meta 分析结果显示尼美舒利组显著低于布洛芬组[OR=0.19,95%CI(0.10,0.36)]和乙酰氨基酚组[OR=0.44,95% CI(0.27,0.71)];②体温过低发生率:尼美舒利组和布洛芬组分别报道了 12 例和 1 例体温过低,Meta 分析结果显示尼美舒利组显著高于布洛芬组[OR=4.72,95% CI(1.38,16.20)];③转氨酶轻度升高:尼美舒利组和布洛芬组分别报道 2 例和 0 例转氨酶轻度升高,经对症治疗后恢复正常,尼美舒利组和对乙酰氨基酚组分别报道 AST 和(或)ALT 升高 11 例和 3 例,Meta 分析结果显示尼美舒利组肝酶升高发生率与布洛芬组[OR=2.95,95% CI(0.14,60.84)]和乙酰氨基酚组相比[OR=2.99,95% CI(0.30,29.61)],差异均无统计学意义;④嗜睡:尼美舒利组和布洛芬组分别报道 9 例和 0 例嗜睡,于 12h 内好转,Meta 分析结果显示尼美舒利组嗜睡发生率显著高于布洛芬组[OR=6.51,95% CI(1.21,34.99)];⑤其他神经系统不良反应:尼美舒利组和对乙酰氨基酚两组均未报告其他神经系统不良反应。

纳入的病例报告中：①一般不良反应 20 例，包括肝酶升高 1 例、皮疹 2 例、血尿 5 例、眶周水肿 6 例和体温过低 6 例；②严重不良反应 3 例，包括肝功能衰竭、肝坏死和胆汁淤积性肝炎各 1 例，其中 2 例死亡；WHO UMC 因果关系评价结果显示：1 例不良反应与服用尼美舒利肯定有关；19 例很可能有关，3 例可能有关。

未检索到中国《药品不良反应信息通报》尼美舒利不良反应监测数据；印度药物上市后监测纳入 4097 例口服尼美舒利患儿，报告不良反应 286 例（发生率为 7.0%），累及胃肠道、皮肤黏膜、肾脏和中枢神经系统等，其中肾脏不良反应 13 例（发生率 0.3%），包括血尿 4 例、水肿 4 例、尿量减少 2 例、尿痛 2 例和肾炎 1 例，未报告肝脏不良反应；其他国家未检出关于尼美舒利上市后不良反应监测报告。

纳入的 43 篇 RCT 文献中，5 篇报告随机序列产生方法，31 篇提及随机分组，但未报告具体方法，3 篇报告了分配隐藏，10 篇采用了盲法，4 篇报告失访的同时描述了失访原因。整体质量偏低，4 篇文献报道研究受相关制药企业资助，但未报告资助者参与试验程度，39 篇文献则未报告资助来源，无法判断是否存在潜在的利益冲突。

四、临床决策与后效评价

①胃肠道反应：尼美舒利可能低于布洛芬、对乙酰氨基酚；②体温过低和神经系统不良反应：尼美舒利可能高于布洛芬；③肝酶升高：尼美舒利可能与布洛芬、对乙酰氨基酚相似；获得了儿童严重肝脏不良反应的报告，但与尼美舒利的因果关系尚待明确。

《儿童口服尼美舒利安全性系统评价》发表在《中国循证儿科杂志》，并提交用于卫生管理部门的管理决策。2011 年 5 月，国家食品药品监督管理局发布通知，修改尼美舒利说明书，并禁止尼美舒利口服制剂用于 12 岁以下儿童。

（张伶俐）

学习小结

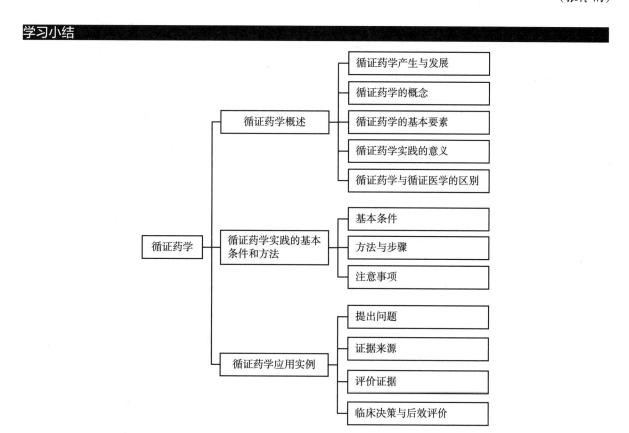

推荐阅读材料

1. 王家良 . 循证医学 . 北京：人民卫生出版社 . 2010.

2. 杨克虎 . 循证医学 . 北京：人民卫生出版社 . 2013.

3. 李幼平 . 循证医学 . 北京：高等教育出版社 . 2013.

复习参考题

1. 请阐述循证药学的定义。

2. 请阐述循证药学与循证医学的联系与区别。

3. 简述前瞻性队列研究与回顾性队列研究的区别与联系。

第十七章　循证公共卫生决策

学习目标

掌握	循证公共卫生决策的含义与要素；公共卫生系统评价进行卫生决策的步骤。
熟悉	循证公共卫生决策与传统公共卫生决策的区别。
了解	循证公共卫生证据的类型与转化途径。

从循证临床医学（evidence-based clinical medicine, EBCM）发展到循证公共卫生决策（evidence-based public health policy, EBPHP），既是医学进步的必然趋势，也是社会发展的必然需求。本章从定义入手，系统阐述了循证公共卫生决策的构成要素，分析了循证公共卫生决策与传统公共卫生决策的区别，介绍了其证据类型及证据使用者，并根据国际最新研究动态就如何实现证据转化进行了阐释。

第一节　循证公共卫生决策概述

公共卫生有三项基本目的：预防疾病、延长寿命、促进健康和提高生活质量。现代公共卫生取得了很多成就，如 20 世纪人类平均期望寿命增长了 20 岁以上，这主要得益于免疫接种控制传染病、食品和饮用水安全、伤害预防等。尽管有上述成就，公共卫生仍然面临许多挑战。为满足人们日益增长的期望（如实现联合国在 2015 年提出的"可持续发展"目标），需要更广泛地使用以证据为基础的决策。在理想的状况下，公共卫生人员应该紧密结合科学证据来制定政策和执行政策。然而，与产生于 1992 年的循证临床医学相比，由于循证公共卫生决策的影响因素非常复杂，且证据类型有很大差异，因此目前国际上还未就其方法学达成普遍共识，但已经在其基本理论和实践方面取得了丰硕成果。

一、循证公共卫生决策的含义

循证公共卫生决策是指面临两个及两个以上公共卫生干预策略或方案时，通过获取全球当前可得最佳证据，考虑当地可得的卫生资源和公众的价值取向，结合管理者实践经验，做出价有所值且可行的选择过程。

循证公共卫生决策包含三方面内容：第一，生产关于公共卫生决策的证据，这些证据信息对于健康促进有积极作用。如美国根据大量原始证据制定并颁布的一系列有关有效预防措施的指南——《社区预防服务指南》《临床预防服务指南》《国家癌症研究机构指南》。第二，对证明有效的干预措施进行广泛传播，如芬兰在全国糖尿病预防计划中，基于已有的研究证据对糖尿病病人和高危人群开展生活方式的培训，借助媒体和网络等平台对健康知识进行宣传。第三,将科学研究结果转化为政策和实践,即利用证据,为此,理论工作者和实务工作者需要更好地研究并界定转化过程的实施步骤。

(一) 生产证据

公共卫生决策所需的证据,必须通过科学研究产生。这类证据的特点是:以人群为观察单位,进行关于健康、疾病及其影响因素的一般规律的科学探索,其结果可以直接用于指导公共卫生决策与实践。这类研究的方法论是流行病学。

(二) 传播证据

科学研究的结果只有广泛传播,才能被充分利用从而实现其更大价值。互联网的发展为证据传播提供了迅速、快捷的平台,因此,有关证据的数据库层出不穷,本章将在第二节具体阐述循证公共卫生决策的证据及其传播。

(三) 利用证据

利用证据进行公共卫生决策是卫生行政部门制定卫生政策或卫生法律规范的活动。按照决策形式不同,政策的制定可以是集中式的,也可以是分散式的,不同的决策者可能会选择不同的决策形式。从决策内容来看,决策或者是关于公共卫生服务的,即提供什么样的公共卫生服务项目以及各种项目的组合比例,或者是关于如何有效地组织和提供公共卫生服务。卫生服务组织和管理政策不但影响卫生资源的分配和流向,同时也划分了公共卫生服务中各方的责任和权限。

二、循证公共卫生决策的要素

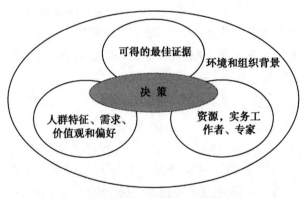

图 17-1 影响循证公共卫生决策的领域

循证公共卫生决策必须基于环境和组织背景进行,并同时考虑三个要素:一是目前可获得的最佳证据,二是人群特征、需求、价值观及偏好,三是公共卫生资源,包括人力、物力、财力资源等,特别是人力资源,他们是证据传播和转化的实施者(图 17-1)。

(一) 证据

引入新的公共卫生政策或措施必须基于利大于弊的证据,因此证据是决策者应首先考虑的因素。但相对于循证临床医学,对循证公共卫生决策证据的争论非常大,因为高质量随机对照试验或许可以回答针对个体决策存在的争论,而宏观决策很难采用随机对照试验评价决策效果,即便有这样的证据,仍然存在其适用性的争论。

(二) 人群需求与价值观

主要涉及干预人群对公共卫生决策的接受性。接受意愿强,干预实施较顺利,效果较好;反之,即使基于最佳证据和资源的决策,也难以对干预对象取得好效果。同时,还要考虑当地的政治、法律环境,卫生决策或政策很大程度上受相关政治和法律法规影响,制定卫生政策和决策时必须考虑是否与当地环境条件一致。

(三) 资源

包括人力资源和物力、财力资源。人力资源指的是决策制定者、研究者和实施者,必须提高他们的社会责任感和循证理念,特别要最大限度减少决策者决策时的个人偏好。而物力财力资源是决策赖以实施的物质基础。评价证据的外部有效性时,必须考虑有无可用资源。

可见,证据并不是决策的唯一依据,特别是在循证公共卫生决策中,还特别要考虑资源与人群的需求、价值观。因为在不同国家和地区,现行政策、环境和利益相关者的价值观可能差别很大,其证据的适用性也差别很大。当然,这并不是说循证公共卫生决策中证据质量不能被评价或证据没有价值,而是循证公共卫生决策与传统循证临床决策存在较大差异,如证据的分级、人们对干预措施(政策)预期结果的认可度等,这些因素在制定政策时必须综合权衡。

三、循证公共卫生决策的产生与发展

循证公共卫生决策产生的前提有两个:一是公共卫生问题日益受到社会重视;二是循证医学迅猛发展并向各个社会领域渗透。

1997 年,公共卫生领域里的循证卫生保健逐渐成熟,主要关注公共体系、公共产品、公共服务等公共卫生领域的问题。1999 年,英国政府白皮书《现代化政府》中写到:政策制定应基于已有最佳证据,而不是为了应对短期的外界压力;应治本而非治标;应看结果,而不只是看采取了什么行动;应该灵活、创新,而不是封闭、官僚;对民众应促进依从,而非回避或欺骗。2004 年的 WHO 墨西哥峰会上,各国政府首脑和卫生官员提出应更充分、科学、便利、快捷地使用高质量证据,倡导循证公共卫生决策的理念和研究,为公共卫生决策者提供一套科学决策方法。2005 年世界卫生大会呼吁 WHO 成员国建立或加强信息转换机制来支持循证公共卫生决策,并号召其对建立更有效的信息转换机制提供有效资助,促进证据生产和使用。重点强调加强中、低收入国家研究和政策的联系,确定在发展中国家建立循证决策网络(evidence-informed policy network,EVIPNet);提倡发展中国家的决策者根据本国国情和高质量证据制定政策,以避免在本国决策中直接套用发达国家的模式,造成不应有的损失。

2006 年,斯坦福大学商学教授罗伯特·萨顿(Robert Sutton)借鉴循证医学理念,在他的著作《真相、危险的半真相和胡言乱语:从循证管理中获益》(*Hard Facts,Dangerous Half-Truths and Total Nonsense:Profiting from Evidence-Based Management*)中,批评以前的一些管理方式是"信念、恐惧、迷信和没有头脑的仿效",强调基于证据和执行良好的管理才是有效管理。该书推出后受到管理学界的广泛好评。与此同时,循证决策方法学研究也不断深入,一个里程碑式的事件是以 Andy Oxman,Simon Lewin 和 John Lavis 等为首的科学家,于 2009 年推出系列知证决策支持工具(*support tools for evidence-informed health policymaking,STP*)系列文章,为推动循证公共卫生决策提供了坚实的方法学基础。

四、循证公共卫生决策与传统公共卫生决策的区别

资源紧缺压力不断增加,世界各国的卫生决策模式正在由传统领导加专家式决策转向新的循证决策模式。即在准确、全面把握影响人群健康相关因素的基础上,结合可用资源和资源分配中的价值取向及不同决策的成本效果,综合权衡后决策;再动态监测实施效果,不断改进,止于至善。传统公共卫生决策和循证公共卫生决策的主要区别如下(表 17-1)。

表 17-1 传统公共卫生决策与循证公共卫生决策的区别

	传统公共卫生决策	循证公共卫生决策
决策依据	多依据主观臆断、专家意见或可能过时、不全的证据	强调证据及其级别,考虑资源、价值取向、伦理等因素
决策模式	多以专家/决策者为中心	强调以公众/患者为中心
决策风险	相对较大,不利于重复和监督	相对较小,利于重复和监督
效果判断	常关注短期效应	重视长期效应,强调后效评价,持续改进
对数据库、证据或研究的依赖和贡献	无或小	必须,且需不断补充完善
对决策者要求	无明确规定	具备多学科相关知识,不断更新知识

第二节 循证公共卫生决策的证据及其转化

一、循证公共卫生决策的证据类型

循证公共卫生决策的证据通常是数据,包括流行病学调查数据(定量资料)、项目或政策评价的结果,也可以使用定性资料作为决策参考。利益相关者不同,同一证据的价值也不同。因此,广义的证据不仅包括研究本身还包括接受干预人群的个人特征、接受干预的意愿及其社会价值观。

循证公共卫生决策证据可根据内容分为三类(表 17-2)。

表 17-2 循证公共卫生决策证据类型比较

特征	种类一	种类二	种类三
代表性的数据或关系	危险因素的范围、强度与疾病之间的关系(类似于循证临床医学的病因研究)	公共卫生干预措施的效益或效果	有效干预措施的适用性及证据转化的相关信息
一般背景	临床的或可控的社区环境	社会中的完整群体或社区	社会中的完整群体或社区
示例	吸烟导致肺癌	旨在降低吸烟率的社会措施可能会使烟草价格升高	理解烟草价格升高会面临的政治方面的挑战
数量	较多	较少	较少
行动	应当做	应当这样做(采取这样的措施)	应当如何这样做(采取这样的措施)

第一类是关于病因、危险因素或疾病的范围、严重程度和预防可能性的证据,它表明对特定的疾病或危险因素应当进行干预,即"应当做"。

第二类是特定干预对改善健康的影响,即具体地"应当这样做"。加拿大、英国、澳大利亚、荷兰、美国的专家提出:此类证据可根据不同来源和证据强度分为四类:以证据为基础的措施、已证明有效的措施、未来可能有效的措施、正在评估中的措施。

第三类证据表明"怎样实施"以及"在何种情况下实施"干预,即"应当如何这样做"。目前研究者过度关注了内部有效性(即证据级别,如控制良好的试验或随机对照试验)而极少关注外部有效性(即将科学证据转化为各种环境下的实践是否符合当地的政治、法律环境以及人群的价值观)。这一类证据来源于干预环境。虽然许多研究者已经讨论过在证据传播实践中"环境"的重要作用,但是关于其定义始终难以达成共识。因为当研究者从临床干预转至人群和政策层面干预时,证据环境变得更加不确定、多变和复杂。这一类证据可以划分为五个可能相互重叠的领域:第一,界定干预措施目标人群特征的证据,如教育水平或健康史;第二,人际关系类的证据,包括同行的支持、社会地位、家庭健康史,如一个家族有癌症史的人更有可能去做癌症筛查;第三,组织因素类证据,包括组织人员的构成和专长,组织的基础设施、组织文化,如某组织能否成功实施一个循证项目受到其组织领导力的影响;第四,社会意识形态、文化传统和历史也会影响到健康行为;第五,政治意愿、政治意识形态、政治活动及利益、经济力量会影响到环境。如某一特定疾病的发病率高会使国家政治力量采取针对此疾病的政策。

二、循证公共卫生决策证据的使用者

循证公共卫生决策证据的使用者共有四类:

第一类证据使用者是地方、国家和国际领域的政策制定者。他们面临着如何分配公共资源以实现健康目的的最高层次决策的问题,并且经常需要对相互有矛盾的公共卫生问题做出决策。

第二类是具体实施公共卫生的管理者,他们需要、也有责任了解有关可替代干预措施的证据以达到卫生监督的目的,但是实际上,他们经常视野比较窄,在决策时并未遵守循证的原则。

第三类是受干预政策影响的利益相关者,包括公众,尤其是支持或反对某一项政策的利益群体,如支持流产合法性的群体。

第四类证据使用者是健康问题的研究者,如评估某一政策或项目影响的研究者。他们生产并使用证据来解决公共卫生问题。

三、循证公共卫生决策证据的转化途径

(一)运用证据进行公共卫生监督

公共卫生监督是非常重要的转化途径。这一过程包括收集、分析卫生监督运行中的数据并进行政策转化。公共卫生监督机构应当将数据传播至公众,并定期评估该数据对社会的影响。如在美国,有关人们血液中铅中毒患病率日益升高的文献被作为禁止使用铅来止痛以及禁止使用汽油的依据,并据此进行影响评估。

(二)利用系统评价和循证指南

生产系统评价与循证指南是生产高质量二次证据的活动,而利用系统评价与指南是进行证据传播,从而推动政策转化的活动。

系统评价是对特定主题复杂数据信息的合成(表17-3)。阅读有关公共卫生特定主题的高质量系统评价是熟悉理论研究和实践的最有效方法。非常有价值的有关公共卫生干预措施的系列系统评价是《社区预防服务指南》(the Guide to Community Preventive Services or the Community Guide),它通过一系列设计良好、严格评价的方法对目前的科学文献进行了概况介绍。《社区预防服务指南》主要涉及以下问题:第一,针对某一健康问题已经评估了哪些干预措施,效果如何? 第二,干预措施的哪些特点能够帮助指南的使用者从众多证明有效的措施中进行选择? 第三,该项措施的成本如何? 与健康效果相比其成本效益如何?

表17-3　系统评价和基于证据的指南、示例

名称	描述	网站
《社区预防服务指南》	《社区预防服务指南》总结了针对人群的干预措施的效果、经济效益和可行性。该指南的研究机构就各种干预措施的使用进行推荐,而这些推荐则来源于经过严格筛选和同行评议,并且已经发表的系统评价,在网络上可以查到	http://www.the communityguide.org
《临床预防服务指南》	美国预防服务组(USPSTF)对大范围的临床预防服务的效果进行了严格的系统评价,包括筛查、咨询和预防性用药。USPSTF的任务是以年龄、性别和疾病危险因素对个人医疗服务的效果进行评估,并推荐哪些预防服务对哪些人群应融入初级卫生保健,并为临床预防保健确定一个时间表	http://www.ahrq.gov/clinic/prevenix.htm
Cochrane协作网	Cochrane协作网是一个国际性组织,致力于传播已经获得的、日益更新的有关医疗服务效果的准确信息。它生产和传播医疗卫生服务措施方面的系统评价并促进相关研究,主要形式为临床试验或其他干预措施研究	http://www.cochrane.org/
Cochrane公共卫生组	Cochrane公共卫生组(PHRG)致力于与系统评价的作者一起生产和传播人群层次的公共卫生干预措施的系统评价,涉及影响人群健康的宏观自然环境和社会环境方面的影响因素。和公共卫生的基本原则一样,这类系统评价特别关注公平性,并致力于生产有关健康的社会决定因素的证据	http://www.ph.cochrane.org/
系统评价与传播中心	系统评价与传播中心(CRD)是美国国家健康研究所的一部分,也是纽约大学的一个系。该中心成立于1994年,是世界上从事卫生领域证据合成的最大机构之一。他们生产系统评价来评估有关卫生和公共卫生问题的、在国内和国际上有重大影响的证据	http://www.york.ac.uk/inst/crd/index.htm
Campbell协作网	Campbell协作网致力于生产和传播社会科学领域的系统评价,成立的基本原则是:有关干预措施影响的系统评价应当有利于促进科学决策和服务。涉及领域包括犯罪与司法、教育、社会福利和国际发展等	http://www.campbellcollaboration.org/

当然,在使用之前也应当对系统评价的质量进行严格评价,表 17-4 提供了质量评价的标准。需要说明的是,一篇高质量的循证公共卫生决策系统评价应当让实务工作者理解在使用系统评价时必须结合当地的环境条件。

表 17-4 系统评价方法学质量评价表

研究方法是什么?
- 该系统评价做出结论的规则和程序是否明确、透明并进行了清晰的描述?
- 研究方法是否适合该研究类型?
- 研究是否可执行?

结果是否有效?
- 各项研究间的结果是否相似?
- 结果是否精确?
- 合并的结果是否允许评价者用来考察亚组间的差异?
- 研究是否明确地涉及一个可回答的核心问题?
- 在收集文献的过程中,是否有非常重要的相关研究被遗漏?
- 原始研究的方法学质量是否都比较高?
- 对文献的评价过程是否可重复?
- 已获得的数据中能否推导出相互的联系?

我怎样才能将研究结果适用于人群健康或者对患者的治疗?
- 我怎样才能最有效地根据环境或背景来将研究结果适用于公共卫生的研究人群或个体患者?
- 研究是否中所有的临床或公共卫生的结果都很重要?
- 效果与成本和风险相比是否有价值?
- 作者是否对外部有效性进行了清晰的考虑?

第三节 循证公共卫生决策应用实例

实例一:循证公共卫生决策的实施步骤

通过对山东省公共卫生决策网络的介绍,说明循证公共卫生决策的一般实施步骤。

1. 决策者决定优先问题 决策者运用证据决定优先干预的问题或领域就是实践循证卫生决策。研究者应当鼓励和帮助决策者在决策过程中获取、分析和利用高质量的信息,为卫生决策者提供高质量的决策依据,供其做出科学决策。因此要实践循证公共卫生决策,研究者必须首先获得公共卫生决策者的支持,同决策者紧密联系,去解决那些亟待解决的或是决策者感兴趣的问题。

能否确立科学、可行的卫生优先问题是成功实践循证公共卫生决策的关键,它关系到研究者能否构建出正确的文献检索策略、寻找最佳的证据来解决所面对的问题、最终的研究成果能否得到应用,以及能否为人群提供满意的卫生需求服务。对此,可以通过专家咨询或由本地区政府部门提出重大的政策研究课题来解决。一般包括以下几步:确定问题、按优先次序排列问题、分析问题、陈述问题,最终确立优先解决的问题。山东省的公共卫生决策网络建设获得了原山东省卫生计生委的全力支持,由原省卫生计生委的决策者与山东大学的相关专家共同讨论,在社区卫生服务、新型农村合作医疗、艾滋病及结核的防治、非传染性疾病的防治等目前需要关注的几个问题当中选择了社区卫生服务为优先解决的问题,以其为突破口,逐步完善山东省公共卫生决策网络。

2. 研究者获取证据

(1)确定研究方向:根据已确立的优先解决问题确定研究方向和研究目的,如山东循证卫生决策网络的建设把社区卫生服务确立为优先解决问题,而社区卫生服务最重要的即是筹资问题,因此把社区卫生服务筹资确定为主要研究方向。

(2)检索文献:首先制定检索策略,参考国际上标准的检索策略,以不同的数据库、检索策略初步检索,经过比较最终选择涵盖文献最全面的数据库和检索策略。其次,制定文献的纳入和排除标准,需要考虑:研究设计的类型、研究的结局指标、研究适用性。最后是全面地收集文献资料,按照纳入和排除标准进行筛选。

(3) 文献质量评价:系统综述的结论取决于纳入论文的质量。因此,对纳入论文的质量评估是整个系统综述过程中的重要部分。由于所研究的对象不同,通过检索所得到的证据类型也不尽相同,应该根据文献的不同类型选择不同的评价标准。对于公共卫生政策发展领域中涉及的众多类型证据的质量评价,不仅要关注证据来源的科学质量,还要考虑所得到的证据与当前政策、背景环境的相关性、覆盖人群的代表性等。

(4) 对文献进行综合分析,进行系统综述:对定性和定量分析的证据分别进行定性系统分析和定量系统分析。定性系统分析(synthesis analysis)是指根据研究的类型和质量将有关证据划分为不同等级,再以同一结果或结论的证据等级(多以证据中最高等级)确定该结论的效力(推荐强度)。定量系统分析(Meta分析)的指导思想是将同类文献报道的各个研究看作是一个虚拟的或多中心试验的组成部分,进而采用统计学方法对各个文献的数据、资料进行统计学分析、定量的综合,得出定量的结论。

3. 向决策者提交证据　循证公共卫生决策的最终目的是要将卫生政策和系统综述的知识进行传播,将研究发现转变成卫生政策和实践,以促进改善卫生系统的绩效。影响知识传播的因素很多,如政策研究者与决策者的个人相互关系,以及研究结果发现的及时性等。另外,有时政策研究所报告的内容很多,重点不够突出,也会影响卫生政策研究成果的应用。因此政策研究者需要对调研报告的格式和内容进行精炼。一般来说,政策报告需要提炼出几点主要结论,要准备一份以问题为中心的政策简报。经过上述质量评价后,通常我们就可以把它应用于决策过程中,但需要注意的一点就是在制定推荐建议时,必须考虑到向个体或社会提供服务的全部经济成本,但经济成本并非是首要考虑的因素。

4. 做出循证公共卫生决策　卫生政策制定者根据获得的政策建议,做出适当的决策。但是,实践循证卫生决策并不能仅仅局限于解决某一问题。为促使卫生政策的制定建立在科学证据的基础上,应该形成持续而有效的循证卫生决策网络。要通过对优先问题的解决进而推动关于其他关注问题的循证卫生决策,通过实践将各个组织平台联系在一起,最终形成卫生政策的科学决策网络。

实例二:国外基本卫生服务实施背景、策略及其影响的系统评价

本案例的目的是使读者了解循证公共卫生决策系统评价的主要内容。

1. 研究目的与意义　中国 2020 年的卫生发展目标是:人人享有基本医疗卫生服务。目前,基本卫生服务在中国已被确认为是一项基本人权,建立人人享有、覆盖城乡的基本医疗卫生制度是中国政府制定的新时期医药卫生体制改革的重要任务之一。中国在建立基本医疗卫生制度时面临几个亟需回答的问题:一是政府在提供基本卫生服务时应承担什么样的责任? 二是实施基本卫生服务须具备什么样的政治环境和必要条件? 三是基本卫生服务应采取何种实施策略(筹资、组织、提供、支付和管制)? 四是实施效果如何? 实施过程中会出现哪些问题及如何避免这些问题的发生。回顾国际上各国基本卫生服务经验将有助于回答上述问题。

2. 文献纳入与排除标准　研究主题:纳入明确提及基本卫生服务政策内涵与基本特征、实施背景与实施策略、实施效果相关,并对策略的具体内容有描述的文献。综述多个国家已经实施的基本卫生服务策略的文献也被纳入。

研究对象:所有不同国家、地区和组织的基本卫生服务政策制定机构、实施机构、基本卫生服务提供者和使用者。既包括中低收入国家又包括高收入国家。

研究类型:纳入的研究类型包括综述、描述性研究、经济学模型研究、观察性研究、实验性研究。排除的研究类型有:观点性文章、书信、新闻、评论、社论、文献目录、会议摘要、项目介绍。

3. 研究结果

（1）基本卫生服务的实施策略：从基本卫生服务实施策略来看，主要可分为三类：

第一种是以高收入国家为代表，如英国、意大利、西班牙、法国、德国、荷兰、丹麦、瑞典等。首先通过立法来确立覆盖全民的基本卫生服务的地位。以税收或社会保险为主要筹资方式，由公立和私立机构为所有人群提供内容广泛的福利包。欧盟国家对全面覆盖的卫生服务的设计有两种方法：第一种是保障每个人都享有不低于某个标准的卫生服务；另一种强调平等，无论哪一级卫生服务，每个人都平等地享有同样质量的卫生服务。采取签订合同购买服务的方式，初级保健服务和门诊按人头或服务收费，住院服务按诊断组定额支付制度（DRG）预付。国家主要通过健全的法律和法规来监管基本卫生服务。这些国家已基本实现基本医疗服务的全民覆盖。面临的主要问题是费用上涨过快、免费医疗带来的等候时间过长、服务效率低下等。改革的主要方向是明确各级政府的职责、引入共付机制控制成本、促进服务机构间的竞争等。

第二种是以低收入国家为代表，如刚果、埃塞俄比亚、冈比亚、加纳、孟加拉等国家，依靠国际组织的援助和本国的税收，主要由公立机构或 NGO 为所有人群或特殊人群免费提供最小化的服务包。服务包的内容主要是公共卫生服务和带公共卫生性质的临床医疗服务，一般采用预算管理或按人头支付。这些国家基本卫生服务的可及性较差，服务覆盖率较低。面临的主要问题是筹资不足、卫生人力资源短缺和公平性问题。改革的主要方向是集中有限的公共资源、人力资源建设、增强公立和私立部门协作、下放权力等。

第三种是以中等收入国家和经济转型国家为代表，如墨西哥、俄罗斯、哈萨克斯坦、白俄罗斯、乌克兰等，由税收筹资的保证基本包（针对所有人）和由保险筹资的福利包（针对被保险人）同时存在。服务包内容、遴选原则、组织提供方式、放权程度、支付和监管方式各个国家都有所不同。这些国家由于针对不同人群存在不同的筹资模式和服务内容，服务和筹资的不公平性问题显得尤为突出。面临的其他问题还有卫生费用上涨、扩大服务覆盖面、如何协调中央和地方的关系、服务效率低下等。改革的主要方向是逐步整合不同筹资模式、扩大保险覆盖面、分权、增强公私合作、支付方式改革和提高转诊能力等。以强制社会保险为主的筹资体系面临的最大挑战，就是如何扩大保险覆盖面、将非正式部门的人群纳入到社会保险体系中来。国际经验表明强制社会保险覆盖全民要经历一段相当长的时间。全民覆盖的进程取决于收入水平、经济结构（正式部门和非正式部门的比例）、人口的地理分布、管理能力、社会团结程度和领导能力。但目前非洲和前苏联国家全民覆盖的进程依然缓慢，其主要原因与其国家的就业结构有关，有些地区由于非正式就业人口的增加甚至有恶化的趋势，如智利，低收入的妇女往往被排除在正规就业部门的保险之外。

增加社会保险中政府税收筹资比例是最重要的策略。政府筹资可以通过直接补贴公立医疗机构使保费降低（如新加坡），也可以通过保险交叉补贴低收入人群（如墨西哥和哥斯达黎加）；可以补贴所有参加强制社会保险居民的保费（如泰国），也可以通过一定的识别手段，只补贴低收入人群和自由职业者（如菲律宾）；对农牧民采用更灵活的保费缴纳和支付方式（如韩国）；也可以鼓励和补贴自愿保险和预付制保险，等时机成熟后将其变为强制性（如菲律宾和加纳）。对于没有固定收入的老人、小孩和残疾者，一种办法是通过其赡养人所在正式部门的保险来覆盖，如哥斯达黎加和即将要实施的泰国和肯尼亚；另一种办法是采用政府筹资直接为这些弱势人群提供免费的医疗服务，如摩尔多瓦和布隆迪。在欧洲，由于健康保健权利已包含于社会保障体系下的现金补贴，社会救济金足够他们支付费用。是为不同人群分别设立保险计划还是将非正式部门人员直接纳入到强制社会保险中？亚洲的经验表明前者可能更合理可行。例如在日本和韩国，历史上本来就存在不同人群的保险计划，这些保险计划随着时间延长不断地统一和相互融合，最终实现单一的全民覆盖的保险计划。巴西自 20 世纪 30 年代开始，政府就推出了以就业为基础的医疗保险。但与西欧国家不同的是，巴西的正规就业部门一直没有成为经济的主体，因此医疗保险覆盖的人群从来没有超过总人口的三分之一。直到 20 世纪 80 年代末，巴西政府才将现行的多个健康保险计划合并成一个以综合税收为基础的全民覆盖的卫生体制。

（2）基本卫生服务的实施效果：国际上一般采用健康指标、覆盖率、卫生服务利用水平、各种筹资所占比例、是否按支付能力筹资、利益分配形式、成本控制、服务质量和满意度等指标来衡量基本卫生服务制度的效果。如在巴西，基本卫生制度使婴儿死亡率大大下降；哥斯达黎加1991年全民覆盖率达到83.4%。泰国的"30铢计划"使基本卫生服务在分配上具有较好的公平性，但是筹资的公平性未必好。另外，采用20%最穷人群获得公共服务补贴的比例与20%最富人群相比较来测量服务的公平性，发现发展中国家普遍存在富人从公共筹资中获益更多的现象。

公平性主要反映在两个方面：一是服务可及和使用的公平性，即人人可以公平获得适宜的基本卫生服务；二是筹资的公平性，即按支付能力筹资。政府基本卫生服务利用公平目标的实现，主要取决于能否使居民获得能够负担得起的高质量的基本卫生服务，而不受年龄、性别、种族、地域以及职业、收入、地位和职位高低的影响。许多国家的实践证明通过推行基本卫生服务包能极大改善卫生服务的可及性。阿富汗在2002年时只有5%的人能获得服务，而目前卫生部门估计这一比例已提高到82%。刚果截止到2006年，通过建立基本卫生服务包使得试点地区100%的Zone de Santé（健康社区）和80%的居民覆盖初级卫生保健。埃塞俄比亚的实施提高了居民对于社区卫生服务的利用，增强了NGO和私立部门之间的合作。墨西哥的卫生改革计划促进了公共服务的数量稳步上升，门诊和住院率都有所增加，到1997年底，无保险人群的门诊服务从1993年的10 443次增加到1997年的14 978次，并且同期医院覆盖网从329个增加到372个。传统治疗的普及程度虽然无法测量，但是获得了极大的扩展，尤其是在本地人集中的地区。

筹资公平性是影响基本卫生服务公平可及的主要因素。筹资公平性体现在资金来源、筹资方式、资金管理、购买服务方式和支付方式上。以财政税收为主的筹资多采用累进的筹资方式，比强制社会保险（一般不采用累进制）具有更好的筹资公平性。如泰国、斯里兰卡。从资金管理来说，不管采用多少种筹资方式，服务都应该按需提供。实际上，在几种筹资方式并存的国家，各种筹资体系相对独立，受益人群和服务差别很大，影响了筹资的公平性。如泰国有三个相互独立的筹资体系：公务员计划、社会保障计划和30株计划，三个计划的支出和补助差异很大，公务员计划补助最高，30株计划最差。在吉尔吉斯共和国，税收筹资的基本服务包覆盖全体人群，强制医疗保险通过一定的共负比例提供补充服务包，某些人群可以全部或部分免除共负。从购买方式来看，直接补贴供方有助于改善边远低效率地区卫生服务的可及性。向可及性差的人群发放优惠券和替他们购买保险也能促进他们对基本卫生服务的利用。从支付方式来看，以工资为基础，辅以按人头付费或按服务项目付费可以激励提供者提供更多的公共卫生服务。

（3）基本卫生服务策略存在的问题：发展中国家在推行基本卫生服务包的过程中面临的主要问题包括筹资不足、卫生人力资源缺乏、低收入人群的鉴别问题以及筹资带来的公平性问题。

实例三：英国的全科医生费用包干负责制

此案例的目的是使读者理解循证公共卫生决策的复杂性与不确定性。

1991年，英国启动了全科医生费用包干负责制，这是政府进行的一系列改革的组成部分，这些改革的目的包括：第一，鼓励全科医生减少不必要的处方和医院转诊，节省的资源可以在自己权限内用于其他初级保健服务，从而进一步发展比较便宜的初级保健服务，使医院和初级保健服务的平衡更加合理；第二，由于全科医生决定病人的转向，因此可能增加医院的竞争压力，以此刺激医院，不断提高服务质量和效率。

从理论上讲，可以设计一个随机对照试验，将自愿的全科诊所随机分成两组，一组试行全科医生费用包干负责制，另一组采用旧的模式，然后比较哪一组效益更好。但是，该项政策的启动不是基于这样的研究证据，因为这样的研究几乎是不可能的，它也许需要几年时间才能完成，而决策者是按照一个不同的时间表进行的，如下一次大选可能明年在即，不可能等几年时间。也许一个简单的试验研究不需要几年时间，但同样是不可行的，因为研究和实验就意味着政府对该政策没有把握，对决策者来说，没有把握不是决策者应该表现出来的特征。

引入全科医生费用包干负责后，科学家对政策进行了观察性队列研究，其中两个研究的结论如下：

1. 该政策没有减少全科医生向医院转诊的数目，相反，在该政策实施的准备阶段，反而增加了转诊率。

并且,尽管节省的资源增加了全科诊所的服务设施和条件,尚没有证据显示这些投资能够将医院的部分负担转移到比较便宜的初级保健系统。

2. 与传统的模式相比,新政策的确改变了全科医生的处方习惯,增加了处方的总数,但抑制了处方总体费用增加的速率。

尽管这些研究结果十分有用,但是它们毕竟是对现行政策的研究,是决策后的研究,而不是决策前的研究。同样,关于英国医疗卫生认购政策或医院独立经营政策的研究证据,无非也是决策后的研究结果。两种证据的意义是截然不同的;与阻止一项不合理的政策的启动相比,废除一项现行不合理的政策要难得多,更不要说不合理的政策可能已经造成了社会危害和资源浪费。

（蒋　祎）

学习小结

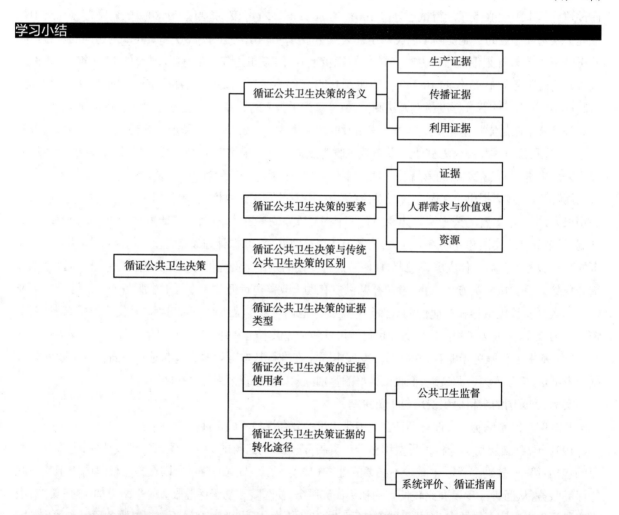

推荐阅读材料

1. SAMHSA. 2008. SAMHSA's National Registry of Evidence-Based Programs and Practices [EB]. Washington, DC, US Department of Health Service Substance. Abuse Mental Health Service Administration.

2. Institute of Medicine. 2003. The Future of the Public's Health in the 21st Century. Washington, DC, Academic Press.

3. SPRING B, WALKER B, BROWNSON R, et al. 2008. Definition and Competencies for Evidence-Based Behavioral Practice [EB]. White paper prepared by the Council on Evidence-Based Behavior Practice, Northwestern University, Chicago.

4. CHAMBERS D, KERNER J. 2007. Closing the Gap between Discovery and Delivery. In Dissemination and Implementation Research Workshop：Harnessing Science to Maximize Health. Rockville [EB], National Institute of Health.

复习参考题

1. 循证公共卫生决策的含义是什么？包括哪几项工作内容？

2. 如何通过查找系统评价帮助决策者循证决策？步骤如何？

3. 循证公共卫生决策目前碰到的困难和挑战有哪些？

第十八章　循证初级卫生保健

学习目标	
掌握	循证初级卫生保健的概念和实践方法。
熟悉	循证初级卫生保健的基本要素与意义。
了解	循证初级卫生保健的原则与内容及循证初级卫生保健的现状与挑战。

　　20世纪90年代以来,随着循证医学在医学各个学科的应用,兴起了以"最佳证据"为基础的现代医学实践模式。它使传统的医学实践理念、模式向依据科学研究证据为基础的新型医学实践理念、模式转变;架起了医学研究与医学实践联系的桥梁,使研究成果得以科学应用,不断提高医学实践的科学性和有效性,同时又以医学实践中证据不足的问题,引导开展医学研究,产生新理论、新技术,从而有效地推动医学学科的建设与发展,不断提升卫生保健人员的素质和医疗保健质量与效率。循证医学这一现代医学决策方法学在初级卫生保健领域的应用,形成了循证初级卫生保健(evidence-based primary health care,EBPHC)。

第一节　循证初级卫生保健概述

一、初级卫生保健的形成

(一)提出初级卫生保健的背景

　　20世纪70年代初,世界卫生组织(World Health Organization,WHO)针对世界上许多国家的卫生服务不能满足人群需要,大众对卫生服务普遍不满,人群健康差距大及卫生费用迅速增长等问题,深入研究了"基本卫生服务工作方法与发展"问题,并同联合国儿童基金会等国际机构共同寻求发展国际卫生保健的新途径。

　　WHO在总结"二战"以来世界各国卫生保健经验,特别是在借鉴新中国建立以来预防保健成功的经验和做法基础上,1977年5月,在第30届世界卫生大会上提出了一项全球性战略目标:即"2000年人人享有健康"。其目标是为居民提供基本卫生保健服务。

(二)提出初级卫生保健的概念

　　1978年9月,由WHO和联合国儿童基金会在哈萨克斯坦的阿拉木图联合主持召开了国际初级卫生保健会议,通过了著名的《阿拉木图宣言》,正式提出了"初级卫生保健"的概念,并认为初级卫生保健是实现"2000年人人享有健康"目标的基本策略和关键途径。

《阿拉木图宣言》提出的初级卫生保健(primary health care,PHC)是指最基本的,人人都能得到的,体现社会平等权利的,人民群众和政府都能负担得起的基本卫生保健服务。

初级卫生保健所反映的核心价值观是社会公平,所信奉的理论是"健康是人类的基本权利",所追求的目标是"人人享有健康",所采用的技术是适宜技术。

1988年第41届世界卫生大会上WHO声明:"人人享有健康",将作为今后一项永久性战略目标,该目标的重点是使发展中国家人人能够得到最基本的卫生保健服务。初级卫生保健服务开展情况如何,直接决定着一个国家的国民健康水平。因此,大力发展初级卫生保健服务成为世界上许多国家共同的卫生政策。

二、初级卫生保健的内涵、原则及内容

(一)初级卫生保健的内涵

《阿拉木图宣言》提出的初级卫生保健,其内涵包括以下5个方面:

1. 初级卫生保健的服务对象　是全体居民,它使卫生保健服务最大限度地深入到人们工作和生活的各个场所。

2. 初级卫生保健的技术　是经过实践检验的、有科学依据的,而且个人和政府支付得起的方法和技术。

3. 初级卫生保健的承担者　除了卫生部门外,还包括政府和各相关部门,并且通过个人、家庭和社区的广泛参与才能实现。

4. 初级卫生保健工作的重点　是预防疾病、增进健康,控制和消除一切危害人民健康的各种因素。

5. 初级卫生保健的目标　是使全体人民公平地获得基本的卫生保健服务,从而促使全体社会成员达到与社会经济发展水平相适应的最高可能的健康水平。

(二)初级卫生保健的基本原则

1. 社会公平原则　初级卫生保健要体现卫生资源的配置和卫生服务利用的公平性,通过初级卫生保健,使每个社会成员都有公平的机会获得基本卫生保健服务。

2. 社区与群众参与原则　初级卫生保健强调个人、家庭和社区的积极参与,一方面参与初级卫生保健的社区筹资,另一方面,参与不良行为生活方式的改变,逐渐消除存在于社区的健康危险因素,通过这种积极参与,提高群众自我保健能力。

3. 部门协同原则　初级卫生保健涉及社会各个方面和部门,须在政府的主导下,多部门共同参与,协调一致地开展工作。

4. 成本效果和效率原则　卫生资源的配置和使用都要强调效率和效果,开展初级卫生保健服务是以预防疾病为主的服务,疾病预防工作本身就是成本低、投入少、获益大的服务,开展初级卫生保健服务所采用的方法和技术必须符合成本效果和成本效益的原则,最大限度地提高资源的使用效率。

(三)初级卫生保健的内容

初级卫生保健服务的基本内容涵盖健康促进、预防疾病、治疗病伤和康复服务四大方面。《阿拉木图宣言》提出初级卫生保健的内容至少应包括8项。1981年第34届世界卫生大会增加了"使用一切可能的方法,通过影响生活方式和控制自然、社会、心理环境来预防和控制非传染性疾病,促进精神卫生"一项内容。所以,目前初级卫生保健的任务分为四个方面、九项要素。

1. 四个方面　①健康促进:目的是要促使人们树立健康意识,学习和探索生命不同阶段的健康发展目标,增强自身维护健康的能力,包括健康教育、保护环境、健康生存指导(如合理营养、饮用安全卫生水、改善卫生设施、开展体育锻炼、促进心理卫生、养成良好生活方式等);②预防保健:采取积极有效措施,预防

各种疾病的发生、发展和流行,从而降低身心患病率与残疾率;③合理治疗:合理治疗是社区医疗工作的重要内容和原则,技术以适宜、有效、经济为原则,药物以"节约、有效"为原则,做到早发现,及时提供医疗服务和有效药品,以避免疾病的发展与恶化,促使早日好转痊愈,防止带菌(虫)和向慢性发展;④社区康复:对丧失了正常功能或功能上有缺陷的残疾者,通过医学的、教育的、职业的和社会的综合措施,尽量恢复其功能,使他们重新获得生活、学习和参加社会活动的能力。

2. 九项要素 ①对当前主要卫生问题及其预防和控制方法的健康教育;②改善食品供应和合理营养;③供应安全卫生水和基本环境卫生设施;④妇幼保健和计划生育;⑤主要传染病的预防接种;⑥预防和控制地方病;⑦常见病和外伤的合理治疗;⑧提供基本药物;⑨通过影响生活方式和控制自然、社会、心理环境来预防和控制非传染性疾病,促进精神卫生。

概括地说,综合性初级卫生保健把影响健康的原因从生物扩展到社会、心理,并提出了包括生物、心理和社会在内的综合性举措以维护和促进健康、减少疾病。包含了三级预防的基本内容,而且将重点置于一级预防。

三、循证初级卫生保健的概念与基本要素

初级卫生保健的产生过程和《阿拉木图宣言》提出的卫生保健最基本原则,即初级卫生保健应当:符合国家及其社区的经济条件、社会文化和政治特点,并建立在相关的社会学、生物医学及卫生服务研究结果和公共卫生经验的基础上,都体现了循证的理念和方法。

目前循证医学的理念与方法已经渗透到卫生服务的各个环节和领域,作为卫生服务的重要内容,初级卫生保健服务的开展自然也应在循证思想的指导下进行,以保证将最佳证据及时应用到人群,提高初级卫生保健服务的效率和效果及人群的整体健康水平。

(一)循证初级卫生保健概念探讨

关于循证初级卫生保健,目前没有形成公认统一的概念。循证医学的理念与方法应用于初级卫生保健不同于临床,需要考虑初级卫生保健循证实践的基本情景。

一是初级卫生保健涉及的服务对象和内容较为广泛,对象包括个体、家庭、群体或社区,内容既包括对常见疾病的基本诊疗,也包括对人群的健康促进、预防保健和妇幼保健服务以及基本生活环境条件改善等内容。

二是循证问题与临床不同,一些问题是专业工作者站在社会公众利益角度,认为需要解决的问题(大多由国家或地方财政支持),一些是对象(包括个人、家庭、群体或社区)自身认为有必要,且愿意购买的卫生保健服务需求,另一些是前面兼而有之的问题。

三是证据应用的条件不同:①对象(包括个人、家庭、群体或社区)的意愿,即希望得到的结局是什么?②需要有熟悉循证医学理论与方法并具有一定卫生保健工作经验的专业技术人员;③产生证据的对象特征及其环境,与应用证据对象的特征及其环境是否一致或相近,初级卫生保健特别需要考虑社会政治、文化、民俗、经济与政策及价值观等的影响。

(二)循证初级卫生保健概念

综合以上信息,参照著名临床流行病学家 David Sackett 教授对 EBM 的定义,可将循证初级卫生保健定义为:慎重、准确和明智地应用所能获得的最好研究证据,在考虑服务对象(个体、群体或社区)的需要(客观评估)和意愿(主观需求)及实际情况的基础上,结合服务提供者的经验和证据应用条件,确定初级卫生保健措施或服务项目的决策过程。

定义中慎重是指卫生保健人员应在完整地了解与掌握对象(包括个人、家庭、群体或社区)相关资料的基础上,结合专业知识、对象意愿和工作经验,提出循证卫生保健问题;确切是指卫生保健人员应在确保查新、查全、严格评价证据的基础上,科学确定"最佳证据";明智是指卫生保健人员在客观评价各种证据的真

实性、重要性和适用性的同时,与对象认真沟通,在尊重对象意愿的前提下,提出适合对象的"最佳"卫生保健干预措施或项目。

(三)循证初级卫生保健实践的基本要素

临床循证实践强调最佳证据、医护人员和患者三个基本要素,鉴于初级卫生保健服务对象与内容的特殊性,在三个要素的基础上应强调证据应用的条件。因而,循证初级保健包括四个基本要素,应将四者有机结合,科学决策。

1. 最佳的卫生保健研究证据 在循证初级卫生保健中,证据是经过严格界定和筛选出来的,不是所有的研究结论都可以成为循证初级卫生保健的证据。通过多种途径查询得到的卫生保健研究结果,需依据有关质量评价的标准,去筛选最佳证据。评价的主要内容包括:研究的设计是否科学合理;研究结果是否具有真实性;干预方法是否对对象有益;是否对提高卫生保健质量有利;并进行证据的汇总。只有通过严格评价而获得的研究证据,才是循证初级卫生保健应采纳的证据。

2. 高素质的卫生保健人员 卫生保健人员是实践循证初级卫生保健的主体,包括全科医生(general practitioner,GP)、护士、助产士、社区工作者以及传统医学工作者,共同构成了初级卫生保健的工作团队。卫生保健团队人员是否能够敏锐地察觉问题,是否能将文献中的证据与具体的实际问题结合,而不是生搬硬套,很重要的前提是卫生保健人员要有良好的专业知识、丰富的工作经验,以及熟练的实践技能。此外,还必须具备高尚的职业道德和高度负责的精神。这些是卫生保健人员实践循证卫生保健应具备的基本素质。如果卫生保健人员素质不高,即使有最佳的证据和应用条件,也不可能真正地实施循证初级卫生保健。

3. 尊重对象的需求、意愿和实际情况 需求是指对象在一定时期和一定价格条件下,愿意且有能力购买的卫生服务及其数量。需求的形成有两个必要条件:一是患者有购买卫生服务的愿望,二是患者有支付能力。如果有购买的愿望却无支付能力,或者有支付能力却无购买的愿望,都不能形成对象对卫生保健服务的需求。意愿通常指对象对事物所产生的想法,在此就是对象希望解决什么健康问题和得到什么结局。这些与社会经济、文化教育、卫生保健供给、经济收入、风俗习惯、个人经历及价值观等因素相关。循证初级卫生保健实践需要考虑这些因素的影响,为对象提供个性化、人文化的卫生保健服务。

4. 证据应用的条件 循证初级卫生保健由于服务对象和工作内容不同于一般的临床环境,循证实践需要考虑证据应用的工作环境:一方面是卫生保健人员自身的知识与技能和相关人员的配合及领导的支持,另一方面是证据应用的对象特征,要考虑对象(个人、家庭和社区)的文化背景、风俗习惯、经济能力、可接受程度及其依存性,以及必要的设备与经费来源等客观条件。

在进行循证初级卫生保健研究和实践过程中,要将四个基本要素完美地结合,缺一不可。通过循证初级卫生保健研究和实践,研究者必须树立起以证据指导实践、以研究带动实践的观念,这才是循证初级卫生保健研究和实践的核心目的。

四、循证初级卫生保健的意义

初级卫生保健服务内容、服务对象与技术要求的特殊性决定了循证医学理念与方法在初级卫生保健服务过程中运用的重要意义:

(一)循证医学是提高初级卫生保健服务质量的重要保证

高质量的卫生保健决策应基于最佳研究证据。循证理念与方法在初级卫生保健服务领域的运用,一方面可提高初级卫生保健决策的科学性,使服务对象得到目前世界上最好的诊治和预防保健,从而保证和提高服务质量;另一方面通过循证医学在初级卫生保健中的实践,使卫生保健人员掌握世界先进理论与技术,提高专业能力,紧跟世界先进水平,促进自我教育,不断进步。因而循证医学是不断提高初级卫生保健服务质量,促进技术进步,维护人群健康的重要保证。

(二)循证医学是达到初级卫生保健服务技术要求的重要前提与方法

初级卫生保健服务要求使用切实可行、学术上可靠又为社会所接受的技术和方式,要达到这些要求,循证医学的理念与方法的运用是必不可少的。通过循证过程可以筛选出学术上可靠的技术,同时循证医学强调充分考虑实践对象的期望、要求与选择,这些原则体现了证据运用过程中的具体化,可以保证初级卫生保健技术的可行性,提高技术的社会接受程度。

(三)初级卫生保健服务对象的特殊性决定了循证理念应用的重要性

初级卫生保健服务对象可能是某个个体,如慢性病患者、具有某些危险因素的高危个体或健康个体;同时,初级卫生保健服务对象还包括人群的健康教育及其生活环境的改善,故初级卫生保健服务的对象实际上是包含患病的个体、亚健康者和健康者构成的某个群体,如社区人群,甚至是某个地区人群。针对个体的科学决策产生的效益是非常有限的,仅限于决策对象,而针对群体或社区的科学决策将会把这种效应无限放大。因此,循证医学对初级卫生保健服务更好地发挥其社会效益、提高整个人群健康水平具有重要意义。

(四)循证经济学评价证据有利于初级卫生保健的可持续发展

初级卫生保健服务虽然是一种基本和必需的服务,但其服务对象纳入了全体的社会公民,其服务费用是相当可观的。初级卫生保健服务的费用筹集表现为以政府主导,个人和社会辅助的形式。由于卫生资源的绝对有限性,初级卫生保健服务更应注重成本的核算,强调低投入、高产出、获益大。为达到这一目标,应有充分的循证经济学证据的支持,使初级卫生保健提供最具经济效益的服务,促进初级卫生保健服务的可持续发展。

(五)循证初级卫生保健是提高服务提供者素质的重要途径

循证医学的任务不仅仅是产生和传播最佳研究证据,还包括对卫生保健人员进行循证理念的传播和循证方法的培训。这些工作可以提高初级卫生保健服务者在查找证据、评价证据和运用证据等方面的能力,提高其综合素质。

第二节 循证初级卫生保健实践方法

循证初级卫生保健是循证理念与方法在初级卫生保健服务中的运用,其循证实践方法与临床及其他医学问题相同,主要步骤为:提出问题、检索证据、证据评价、应用证据及效果评价,该实践步骤和方法在前面章节中已经进行了详述,但由于初级卫生保健服务的特殊性,每个环节中尚有一些需要特别强调和引起注意的内容,叙述如下。

一、提出问题

(一)构建初级卫生保健问题的基本思路

提出和构建问题是循证的起点,也是循证实践成功的关键。本领域问题的提出可借鉴 PICO 原则。如前所述,初级卫生保健服务的对象较为复杂,既可能是个体,也可能是群体或社区,确定初级卫生保健问题的关键在于科学确定问题的优先顺序,从初级卫生保健的内容可以看出,一个社区可能存在多个与初级卫生保健相关的问题,首先应考察问题的重要性,对人群健康的影响程度,其次要分析现有条件解决这些问题的可能性,卫生资源的绝对有限性决定了不是所有问题都能得到解决,而初级卫生保健决策通常会影响到整个人群。因此,应首先解决对人群健康影响重大的,且现有条件下或通过努力创造条件可能解决的问题。

(二)观察性及质性研究问题的构建

随机对照、队列研究等干预性研究设计的循证问题构建,前面相关章节已经介绍,因初级卫生保健原始研究中观察性研究和质性研究文献较多,而对质性研究方法归类和提问题的格式意见不统一,对观察性研究提问题的格式也有不同看法。从科研方法学来看,凡是不对研究对象加以人为控制和安排,不主动施加干预或研究因素的研究,都属于观察性研究。因此,质性研究(定性研究)属于观察性研究,即在自然条件下对研究对象的某种特征或现象加以观察记录的方法。观察性研究中研究对象或情景问题(population/situational problem,P)明确,结局事件(outcome,O)为某种特征或现象,对照(comparison,C)是与结局特征相对的人或现象,有时是公认的对照(如某种特征是大家熟知的表现)在研究中不需要专门设立。在质性研究中不管是现象学研究还是扎根理论研究或是人种学研究,都客观存在着欲观察的某种特征或现象(O)相对应的潜在对照(C),且大多是大家熟悉或公认的。正是由于参照体系的存在,研究者看到特征或现象的差异,从而开展质性研究,寻找引发差异的原因,体现其研究的意义或价值。质性研究要回答的根本问题,即特殊性与普遍性的关系,研究者更多是主观地通过归纳不同结局特征对象的比较了解暴露因素(exposure,E),暴露因素(E)在质性研究中多表现为可疑因素或某种认识与观念或行为体验,相当于研究因素或干预措施(intervention,I)。

如某研究者欲观察具有坚强特质的乳腺癌患者的抗癌体验:

初步形成的问题:为什么(I)乳腺癌患者(P)表现出坚强(O)与不坚强(C)的特质?(PICO 格式)

P:乳腺癌患者。

I:体验的原因是什么。

C:潜在相对不坚强的乳腺癌患者(对照是大家认可的表现可不设立)。

O:具有坚强特质的乳腺癌患者(结局特征)。

也就是说是(I)导致了(C)与(O)的差异,如本例作者认为乳腺癌患者自我调整的过程差异表现出了不同的特质。

所以观察性和质性研究也可参照用 PICO 模式提出问题,如果潜在对照是公认的不需要明确指出,其格式可用 PIO,这里 IO 构成了质性研究中强调的情景。可以提出为什么(I)乳腺癌患者(P)中有人表现出坚强(O)的特质?(PIO 格式)。

P:乳腺癌患者。

I:体验的原因是什么。

O:具有坚强特质的乳腺癌患者(结局特征)。

二、检索证据

(一)遵循初级卫生保健证据的多元性

虽然随机对照试验结果通常被认为是质量最高、可靠性最强的证据,在循证初级卫生保健中也被称为"最佳证据"。然而由于研究问题性质的不同和伦理因素的限制,RCT 并不是提供所有证据的最好方法。在非药物治疗和干预领域,很多情形下难以实施 RCT,也不符合伦理道德,如社区卫生政策研究、健康教育、心理干预、危险因素评价、家庭照顾体验、甚至外科学等研究。在这些领域有效的证据常常是观察性研究、质性研究或专家的经验。所以,初级卫生保健的循证应强调证据的多元性和等级性。

从初级卫生保健的角度而言,系统评价纳入文献时,除了考虑定量研究如 RCT、队列研究等原始研究外,观察性研究、人文社会科学和行为科学领域的质性研究及政府政策信息等也应作为系统评价时可能纳入分析的文献。

(二)寻找证据的基本思路

1. 依据"6S"确定查询信息源 即在寻找证据时,首先应从最高级的循证决策支持系统开始,最后是原始研究文献数据库。

2. 依目的选择查寻顺序 如查询目的是为了解新理论或新技术,可先选原始研究证据(因其最新),次选新近的系统评价/Meta 分析报告,最后选综合性文献如临床实践指南;如查询目的是为了解决卫生保健实际问题则正好相反,先选综合性,最后选原始研究证据。

3. 有证、查证、用证　　实际工作中选取数据库检索证据的一个有效途径,就是从加工过的二次文献开始,即从那些由专家依据明确、清晰的评定方法对原始研究结果的科学性做出了评定的报告入手,根据他们给出的结论和建议可以在短时间内获得指导决策的证据。其次是查找原始研究的证据。来源于原始研究的结论需要经过严格的质量评价。这些研究包括:①随机对照研究(RCTs);②基础研究领域的量化研究;③质性研究;④系统的案例研究;⑤单一个案研究;⑥人类学研究;⑦自然情境中的生态研究;⑧系统评价。实践者可在严格质量评价的基础上,根据不同实践情境的需要,选取与采纳不同的研究证据。争取做到有证、查证、用证。

4. 无证、创证、用证　　如果在常用的数据库找不到可用的证据,应扩大检索范围,包括未公开发表的灰色文献等,若仍然找不到相关文献,表明所提问题目前尚无人研究,是一项值得深入探讨的问题,有必要开展相关的研究,为循证实践创证,以解决问题,产生新的理论或技术,促进初级卫生保健发展。所以,循证初级卫生保健实践中卫生保健人员既是证据的应用者,也是产生证据的研究者。

(三)循证初级卫生保健相关的数据库

由于初级卫生保健服务内容广泛,其证据的来源也较为复杂,且循证医学证据检索对查全率要求很高,因此在检索时应注意查找临床诊疗、健康教育、妇幼保健、卫生管理、卫生经济等各方面的原始研究证据,同时还应关注临床指南、决策手册等二次研究证据以及其他可能获取到的各种信息源。此外,由于初级卫生保健工作人员的素质差别较大,部分工作人员甚至不具备专业检索技术,在证据获取的过程中应向专业信息检索人员请教甚至请求其代为查找,提高查证效率,并确保证据获取的全面性和准确性。在此推荐与循证初级卫生保健相关的数据库见表18-1,供大家检索证据时使用。

表 18-1　循证管理系统评价检索数据库

数据库类型	数据库名称
综合性文献数据库	Web of Science
	OCLC First Search; Inspec; Zetoc Database
综合性生物医学文献数据库	Medline/PubMed; EMBASE; Healthline
循证医学资源	Cochrane library
	Cochrane Database of Systematic Reviews
	Cochrane Controlled Trials Register
	NHS Economic Evaluation Database
	Database of Abstracts Review of Effects(DARE)
	NHS national research register
	EPOC Register 以及 Cochrane 其他专业组资源
	NHS centre for reviews and dissemination
公共卫生专业数据库	Health Star; CAB Health; PAIS International
	HMIC; Popline; Nuffield database of Health outcomes
	Health Plan Databases; DHSS-Data
经济管理类数据库	Econlit
社会学数据库	Sociofile; Sociological Abstracts; ASSIA
	International Political Science Abstracts
	International Bibliography of the Social Sciences
	Architecture Publication Index
国际组织网站资源	WHO 网站资源
	WHO library; WHO Publications; WHOLIS
	World Bank 网站资源
	World bank e-library; JOLIS; Global JOLIS
	World bank Documents & Reports
	OECD 网站资源
	Source OECD; OECD Publications &Reports

数据库类型	数据库名称
灰色文献数据库	System for Information on Grey Literature（SIGLE）
	National Technical Information Service（NTIS）
	ISI conference proceedings；Dissertation Abstracts Dialog Service
	GPO（American government database）-department of health
	database；Conference Papers Index Dialog service
	Index of conference proceedings received by the BLDSC
	UK National Research Register Project Database
教育类数据库	Educational Resources Information Center（Eric）Research and Development Resource
	Base in Continuing
	Medical Education（RDRB/CME）
药学数据库	International pharmaceutical abstracts；Pharmline
	International Network for Rational Use of Drugs（INRUD）
JBI 循证卫生保健中心数据库	Joanna Briggs Institute（JBI）//www.joanna briggs.edu.au
卫生保健学数据库	CINAHL；British Nursing Index；
	Royal College of Nursing Database
其他	RAND cooperation

三、评价证据

（一）初级卫生保健证据评价及基本工具

对检索到的证据进行评价，以确定证据的偏倚风险和质量，是循证实践与传统实践的最本质区别，也是循证实践中的重要环节。由于初级卫生保健决策常常会对整个人群或者一个社区/地区造成影响，因此，其决策的制定要求更为慎重。科学地进行证据的质量评价是决策正确的重要保证，应根据所获得证据的不同种类以及研究设计类型分别进行评价，以确定证据的真实性、可靠性和适用性，在评价的基础上进行循证实践，以提高初级卫生保健决策的效果与效率。在对初级卫生保健领域的证据进行评价时，对于单个研究，根据其研究设计不同，可采用相应的评价标准，比如随机对照试验，可用 Cochrane 系统评价指导手册中推荐的风险偏倚评估工具，对于队列研究和病例对照研究，可用 Newcastle-Ottawa Scale（NOS）工具，而对于系统评价/Meta 分析，可用 AMSTAR（An Introduction to a Measurement Tool to Assess the Methodological Quality of Systematic Reviews/Meta-analysis），对于所研究问题纳入的证据体（evidence body），可选用 GRADE 评估工具。GRADE 详见第三章。

（二）质性与描述性研究等证据评价

干预性等研究的证据评价前面相关章节已经介绍，在此就目前公认的 GRADE 评估工具未涉及的质性研究、描述性研究等原始研究的评价，介绍 Joanna Briggs 循证卫生保健中心相关的证据质量评价标准（2008 年）。

1. 质性研究（qualitative study）论文质量的评价工具

（1）作者陈述的哲学观是否适合于所采用的方法论（例如设计是质性研究，却采用调查法收集资料）？

（2）研究目的（或研究问题）是否适合于所采用的方法论（例如研究参加疼痛咨询门诊对患者疼痛严重程度的影响，就不能用人种志法开展研究）？

（3）资料收集的方式是否适合于所采用的方法论（例如方法论是现象学研究，却采用邮寄问卷法收集资料）？

（4）资料的代表性及资料分析的方法是否适合于所采用的方法论（例如方法论是现象学研究，却只分析研究对象常见的感受，忽视了个案的特殊感受）？

（5）对结果的解释是否适合于所采用的方法论（例如方法论是现象学研究，却解释研究结果将用于设计评估问卷,质性研究的结果只能用于理解这些个案的体验,不能用于推广到总体。问卷的设计需要大样本的调查)?

(6) 是否说明研究者本身的文化背景或价值观念及信仰?

(7) 是否阐述研究者对研究过程的影响? 或研究对研究者的影响(应说明研究者与研究对象之间的关系、研究者对研究情景的反应;另外研究者还应反思自己的角色及对资料收集的潜在影响)?

(8) 所选择的研究对象是否具有典型性和代表性?

(9) 研究是否经过伦理委员会审定? 研究过程是否符合现行的伦理原则?

(10) 研究结论来自对资料的分析和解释吗(结论应来自观察、访谈等过程获得的资料)?

2. 描述性研究 / 病例系列(descriptive/(case series/(case reports)研究论文的质量评价工具

(1) 样本是否随机选择或是准随机方式选择(如果选择研究人群中的一部分,是否随机选取研究对象? 是否采取了分层抽样以提高样本代表性)?

(2) 是否清晰描述样本的入选标准?

(3) 是否明确了混杂因素并采取方法处理混杂因素问题?

(4) 结局指标的测量是否客观(尽量选用客观指标,并用具有信度效度的工具)?

(5) 如果进行了对照,是否进行了充分的描述?

(6) 随访时间是否足够长?

(7) 是否描述样本流失? 流失的样本是否也纳入分析?

(8) 结局指标测量的方法具有信度效度吗(工具信效度与测量员资质和培训)?

(9) 所应用的统计方法合适吗(例如应呈现百分比的变化值,而不是终末值)?

3. 经验总结、案例分析、专家意见类论文的质量评价工具

(1) 该文章的来源是否清晰标注?

(2) 该文章的观点是否在该领域具有代表性?

(3) 所推荐的观点或建议是否是以患者利益为中心的(而不只是描述卫生保健组织中的权利关系)?

(4) 所推荐的观点或建议是否有逻辑性? 是否依据充分?

(5) 对观点或建议的分析是否合适(观点来自临床经历还是文献? 是来源于系统分析还是突发奇想)?

(6) 支撑所推荐的观点或建议的文献是否充分(有无不一致的文献吗)?

(7) 所推荐的观点或建议是否获得同行支持?

(三) JBI 原始文献质量评价方式

评价文献质量时不主张采用评分的方式,也不主张通过加总分进行判断,而主张两人分别进行独立评定(domain-based evaluation),逐条判断每一条目"符合要求""不符合要求"或者"不清楚"。然后综合两人意见,商讨对论文纳入还是剔除。一般符合要求条目达 70% 以上认为是可靠的证据。

四、应用证据

(一) 充分考虑初级卫生保健证据应用的复杂性

根据经过评价的证据做出科学决策并应用到决策对象是循证实践的落脚点。在决策的过程中,除了参考所获得的证据外,还应结合决策者的经验,并对决策对象的特征和情况进行分析,以确定证据的适用性。初级卫生保健服务除了常见病诊治外,还包括大量的健康促进与健康教育、慢性病管理、妇女保健服务、传染病及地方病预防控制等内容,此外还有对环境、营养、饮水、食品等监测评价,这些服务受到来自于社会制度、文化体系、经济水平、法律法规等各方面社会因素的影响较大,比单纯的临床决策复杂,决策的结局会影响到社区群体。因此,循证初级卫生保健决策的实施不仅要考虑当前可获得的最佳证据,更要综合分析决策对象的各方面特征,在比较分析的基础上慎重地进行决策与实践,以免因决策的不适应性而对

人群或地区造成不利的影响。

(二)明确证据的质量等级和推荐级别

证据的等级系统包括证据的质量等级(quality level of evidence)和推荐级别(grade of recommendation)。系统评价产生的证据应标注其质量等级,而临床实践指南和证据总结等资源则应标注证据的推荐级别。因此,医疗卫生保健专业人员在将证据应用到实践中时,很重要的一步是对形成证据的研究进行方法学质量的严格评价,并进行分级,以明确该证据的推荐强度。卫生保健人员应在明确证据的质量等级和推荐级别的基础上,判断证据是否适合于所应用的场景,是否具备合理性和可行性,以此做出最后决定。

(三)证据应用的管理模式

循证初级卫生保健实践需要一个运作管理的工作模式,PDCA循环是公认易于操作的能使任何一项活动有效进行的一种合乎逻辑的管理工作程序,特别是在质量管理中得到了广泛的应用。所谓PDCA,即计划(Plan)、实施(Do)、检查(Check)、行动(Action)的首字母组合。无论哪一项工作都需要经过制定计划、执行计划、检查计划、对计划进行调整并不断改善这样四个阶段。采用PDCA可以使初级卫生保健的循证实践向良性循环的方向发展,提高效率,更加有效地驾驭初级卫生保健的循证实践工作。

五、后效评价

循证医学追求"止于至善",即在循证实践的基础上进行实践后效评价,尤其对社区群体的循证医学实践,投入的人、财、物较大,更应进行严格、规范的后效评价,以确定决策的效率与效果。如实践效果较好,问题得到根本解决,则可结束循证实践过程。如实践效果不理想或又发现了新的问题,则是一个新的循证实践过程的开始。初级卫生保健服务的内容特点决定了有些服务不会很快见到效果,如健康教育计划、环境干预措施等,因此,循证初级卫生保健的后效评价与临床循证实践相比,周期较长,有些干预需要持续几年甚至更长的时间才能获得相应的结局信息。

Joanna Brigg循证卫生保健实践中心使用了一种在线临床质量管理工具,即临床证据实践应用系统(practical application of clinical evidence system,PACES)。该系统可协助卫生保健人员和卫生保健机构根据某一特定的实践活动或特定的干预项目,提供如何应用证据,促进变革及效果评估的一系列方法。此方法可在实践中加以借鉴或应用。

第三节 循证初级卫生保健现状与挑战

一、循证初级卫生保健实践现状

(一)国外现状

自循证医学概念提出以来,一个问题一直被争论,那就是究竟有多少医学实践是建立在证据基础上?关于这一问题,在初级卫生保健领域引起了很多学者的关注。大多数结论性的回答来自英国学者Gill的一项发表于1996年的有关全科医疗决策的研究,该研究用2天的时间回顾了122名全科医生(general practitioner,GP)对患者的诊疗记录,其中21个记录因资料不全被排除,剩余的101个记录中,提供RCTs证据的有31个,通过实践证明确实是有效措施的记录有51个,没有明显证据的仅有19个。该研究说明治疗有效的患者中有很大一部分(81.1%)患者的治疗措施是基于研究证据,而30.6%的证据是RCTs。UK大学医院的研究也得到了相似的结论,发现82%的初级保健干预基于证据,而其中53%是RCTs。在瑞典,上述两个比例分别是84%和50%,而在西班牙则是55%和38%。Imrie和Ramey收集了15个关于初级保健干预基于证据情况的研究,发现基于证据的初级保健干预所占的比例范围为55%到97%,平均为76%。上述数据说明,循证医学理念在所研究国家初级卫生保健服务决策中得到了充分体现,而且还有相当比例的证据是质量相对可靠的 RCTs。

(二) 国内现状

我国循证初级卫生保健实践面临的问题主要是证据资源有限,尤其本土化可靠的证据资源极少,国外高质量的证据资源存在语言障碍,数据信息获取渠道不通畅;其次是基层卫生保健人员对证据的收集、评价、引入与应用不熟悉,导致循证初级卫生保健实践相对滞后。

二、循证初级卫生保健面临的挑战与应对

初级卫生保健服务主要由 GP 提供,但在一个社区卫生保健人员则不单纯是 GP。《阿拉木图宣言》指出在当地及转诊体系中,依靠包括医生、护士、助产士、助理人员和在可行情况下的社区工作者以及必要时的传统医生等在内的卫生工作者,经适当的社会及业务培训后,以医疗队的形式开展工作,以满足社区所反映出来的卫生需求。所以,卫生保健人员包括医生、护士、助产士、社区工作者以及传统医学工作者。各国学者对不能遵循证据进行决策的初级卫生保健活动进行了分析,揭示了循证初级卫生保健实践所面临的障碍,只有克服这些障碍,才能让卫生保健人员在服务过程中进行循证决策,提高服务质量。这些障碍具有共性,现以 GP 为代表就当前循证初级卫生保健实践所面临的挑战与应对措施分析如下。

(一) GP 对循证医学的认可度与意识

通过对英国 GP 循证技能培训计划 10 年非系统性观察研究发现,并非所有的医生都希望获得循证医学的高级技能,这项研究说明医生对循证医学的认可度有待提高。循证医学的研究者和教育者应该更为广泛地进行循证理念的传播,尤其要通过循证医疗实践与传统医疗实践的比较实例去说明循证医学理念和方法的重要性,提高 GP 对循证医学的认可度,从而提高其在初级卫生保健决策制定过程中的循证意识,使循证初级卫生保健更为普及,提高决策的科学性和服务质量。

(二) 缺乏有效证据

目前尚有很多医学问题缺乏可以遵循的科学研究证据。由于初级卫生保健服务的特殊性,如一些决策在很大程度上受到经济、文化等社会因素的影响,因此,初级卫生保健证据的缺乏可能较临床诊疗更为严重。Young 等对 60 位澳大利亚 GP 的调查发现,没有有效证据以满足患者的需求是限制 GP 运用循证理念进行决策的首要障碍。要应对这一挑战,首先要求初级卫生保健服务者和研究者针对初级保健问题开展科学的研究,充实原始研究证据;其次,相关人员还应针对分散的原始研究证据进行收集、整理、评价和分析,以产生高质量的二次研究证据,供 GP 参考和使用,这些目标的实现需要一个较长的不断积累的过程。

(三) GP 的工作负荷过重

GP 承担辖区或签约居民的所有健康相关问题,初级卫生保健服务较为发达的国家多为全民健康保健制度国家,为控制卫生费用,这些国家一般会对 GP 培养数量进行较为严格的限制,每个 GP 所负责的居民多在 2000 人以上。在我国,由于 GP 培养模式还不够成熟,GP 的数量更是严重不足,有些社区卫生服务机构的 GP 服务人口数甚至有数万之多。循证实践需花费时间和精力,目前 GP 的工作负荷普遍较重,很多GP 即使遇到初级保健问题,也没有时间和精力进行循证实践。要解决这一问题,则需要从 GP 的培养规模上进行改进,扩大 GP 的培养数量,减少其平均服务人口数,从而使其有更多的精力投入到循证初级卫生保健实践中。

(四) GP 的循证专业技能有待提高

循证解决卫生保健问题需要专门的技能,包括准确地定义问题、制定有效的检索策略以找到最佳证据、严格地评价证据以及结合患者实际情况斟酌证据的临床意义等一系列过程,要掌握这一系列技能需要深入学习和大量实践。即使在 GP 培养非常严格和规范的国家,仍有部分 GP 没有掌握循证的技能。在我

国,很多基层医生没有经过专门的循证技能培训,甚至连循证的理念都很陌生。这一挑战说明,针对 GP 进行循证理念的传播和循证专业技能的培训是非常重要的,它是循证初级卫生保健实践得以实施的重要前提,尤其是我国更应该加强对 GP 循证知识的普及和循证技能的训练,在提高其循证意识的同时,使其具备查证和用证的基本技能。

(五) 提高高质量初级卫生保健证据的可获得性

高质量证据的可获得性是循证实践的重要保证。证据的可获得性不仅包括查找并获得证据,还应包括证据的可读性,即能够让证据使用者读懂证据。大型医学文献数据库、期刊杂志、专业证据数据库及各种专业网站是循证医学证据的重要的来源,但目前绝大多数的数据库需要付费订购或购买数据库的使用权,且费用比较昂贵,个人难以承担。此外,GP 的工作通常不仅仅限于医院或诊所,人员在地理上较为分散,且有些服务决策需要在患者家中做出,证据的可获得现状极大地限制了对证据的获取与使用。同时,由于证据来自世界不同国家,语言文字不同也对用证形成了障碍。现在通信技术极为发达,获取信息的渠道畅通,关键问题是没有方便可用的证据信息源。应为初级卫生保健人员建立专门的"图书馆",将相关的证据进行收集、整理与评价,以其方便和易懂的方式提供给他们,从而使卫生保健人员可以随时随地获取到所需证据,为循证初级卫生保健实践提供基本保障。

(郭崇政)

学习小结

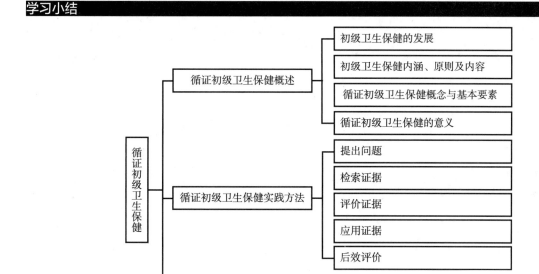

推荐阅读材料

1. CHRIS S, ANDREW H. Evidence-based Practice in Primary Care. Second Edition. London: BMJ Books, 2001.

2. 詹思延. 循证医学和循证保健. 北京: 北京

医科大学出版社, 2002.

3. 李幼平, 杨克虎. 循证医学. 北京: 人民卫生出版社, 2014.

复习参考题

1. 初级卫生保健服务有哪些特点? 基本内容有哪些?

2. 循证初级卫生保健的概念与基本要素是什么?

3. 循证初级卫生保健实践的方法步骤是什么?

4. 初级卫生保健服务中运用循证理念与方法,有什么重要意义?

5. 就我国目前情况,分析实施循证初级卫生保健实践主要有哪些障碍? 如何克服?

参考文献

<<<<<< 1　李幼平．循证医学．3 版．北京：高等教育出版社，2013.

<<<<<< 2　GUYATT GH，HAYNES RB，JAESCHKE RZ，et al. Users' Guides to the Medical Literature：XXV. Evidence-based medicine：principles for applying the Users' Guides to patient care. Evidence-Based Medicine Working Group. JAMA，2000，284（10）：1290-1296.

<<<<<< 3　GLASZIOU P，CHALMERS I. Assessing the Quality of Research. British Medical Journal，2004，328（7430）：39-41.

<<<<<< 4　EIKELBOOM JW，HIRSH J，SPENCER FA，et al. Executive Summary：Antithrombotic Therapy and Prevention of Thrombosis，9th ed：American College of Chest Physicians Evidence-Based Clinical Practice Guidelines. CHEST Journal，2012，141（2 Suppl）：7S-47S.

<<<<<< 5　BASTIAN H，GLASZIOU P，CHALMERS I. Seventy-Five Trials and Eleven Systematic Reviews a Day：How Will We Ever Keep Up? . Plos Medicine，2010，7（9）：e1000326.

<<<<<< 6　ATKINS D，BEST D，BRISS PA，et al. Grading Guality of Evidence and Strength of Recommendations. British Medical Journal，2004，328（7454）：1106-1110.

<<<<<< 7　陈耀龙，李幼平，杜亮，等．医学研究中证据分级和推荐强度的演进．中国循证医学杂志，2008，8（2）：127-133.

<<<<<< 8　MCCOLL K，MURRAY L，EL-OMAR E，et al. Symptomatic Benefit From Eradicating Helicobacter Pylori Infection in Patients with Nonulcer Dyspepsia. The New England Journal of Medicine，1998，339（26）：1869-1874.

<<<<<< 9　陈耀龙，姚亮，杜亮，等．GRADE 在系统评价中应用的必要性及注意事项．中国循证医学杂志，2013，13（12）：1401-1404.

<<<<<< 10　张俊华，商洪才，张伯礼．系统评价和 Meta 分析质量的评价方法．中西医结合学报，2008，6（4）：337-339.

<<<<<< 11　田金徽，陈杰峰．诊断试验系统评价 /Meta 分析指导手册．北京：中国医药科技出版社，2015.

<<<<<< 12　杨克虎．系统评价指导手册．北京：人民卫生出版社，2010.

<<<<<< 13　田金徽，陈耀龙，杨克虎，等．SR/MA 研究进展与挑战．兰州大学学报（医学版），2016，42（1）：42-47.

<<<<<< 14　田金徽．全面、系统收集资料是进行系统评价的先决条件——"循证医学文献检索专题"序．中华医学图书情报杂志，2013，22（5）：1.

<<<<<< 15　HUTTON B，SALANTI G，CALDWELL DM，et al. The PRISMA Extension Statement for Reporting of Systematic Reviews Incorporating Network Meta-analyses of Health Care Interventions：Checklist and Explanations. Ann Intern Med，2015，162（11）：777-784.

<<<<<< 16　MOHER D，LIBERAT A，TETZLAFF J，et al. 系统综述和荟萃分析优先报告的条目：PRISMA 声

明 . 中西医结合学报，2009，7（9）：889-896.

<<<<<< 17   HIGGINS JPT，GREEN S（editors）. Cochrane Handbook for Systematic Reviews of Interventions Version 5. 1. 0 [updated March 2011]. The Cochrane Collaboration，2011. Available from www. handbook. cochrane. org.

<<<<<< 18   胡晶，陈茹，谢雁鸣，等 . 科学和规范的改编临床实践指南 . 中国循证儿科杂志，2012，07（3）：226-230.

<<<<<< 19   CHEN YL，YAO L，XIAO XJ，et al. Quality Assessment of Clinical Guidelines in China：1993-2010. Chin Med J（Engl）. 2012 Oct；125（20）：3660-3664.

<<<<<< 20   YANG K，CHEN Y，LI Y，et al. Editorial：Can China Master the Guideline Challenge?. Health Research Policy & Systems，2013，11（1）：1-3.

<<<<<< 21   QASEEM A，FORLAND F，MACBETH F，et al. Guidelines International Network：Toward International Standards for Clinical Practice Guidelines. Ann Intern Med，2012，156（7）：525-531.

<<<<<< 22   CHEN Y，YANG K，MARUŠIC A，et al. A Reporting Tool for Practice Guidelines in Health Care：The RIGHT Statement. Annals of Internal Medicine，2017，166（2）：128.

<<<<<< 23   杨克虎 . 循证医学 . 北京：人民卫生出版社 . 2012.

<<<<<< 24   王家良 . 循证医学 . 北京：人民卫生出版社 . 2010.

<<<<<< 25   杨克虎 . 卫生信息检索与利用 . 2 版 . 北京：人民卫生出版社，2014.

<<<<<< 26   田金徽，陈杰峰 . 诊断试验系统评价 /Meta 分析指导手册 . 北京：中国医药科技出版社，2015.

<<<<<< 27   田金徽，李伦 . 网状 Meta 分析理论与实践 . 北京：中国医药科技出版社，2017.

<<<<<< 28   康德英，许能锋 . 循证医学 . 3 版 . 北京：人民卫生出版社，2015.

<<<<<< 29   詹思延 . 流行病学 . 8 版 . 北京：人民卫生出版社，2017.

<<<<<< 30   王吉耀 . 循证医学与临床实践 . 3 版 . 北京：科学出版社，2012.

<<<<<< 31   ILKKA VOHLONEN，EERO PUKKALA，NEA MALILA，et al. Risk of Gastric Cancer in Helicobacter Pylori Infection in a 15-year follow-up. Scandinavian Journal of Gastroenterology，2016，51（10）：1159-1164.

<<<<<< 32   GUYATT GH，RENNIE D，MEADE MO，et al. Users' Guides To The Medical Literature：A Manual for Evidence-Based Clinical Practice（Third Edition）. McGraw-Hill Education：USA，2014.

<<<<<< 33   WY Z，JZ Z，LU YD，et al. Clinical Efficacy of Metronomic Chemotherapy after Cool-tip Radiofrequency Ablation in the Treatment of Hepatocellular Carcinoma. Int J Hyperthermia，2016，32（2）：193-198.

<<<<<< 34   唐金陵 . 循证医学基础 . 北京：北京大学医学出版社，2016.

<<<<<< 35   H D，D M；P S，et al. ISPOR Health Economic Evaluation Publication Guidelines-CHEERS Good Reporting Practices Task Force. Consolidated Health Economic Evaluation Reporting Standards（CHEERS）-explanation and elaboration：a report of the ISPOR Health Economic Evaluation Publication Guidelines Good Reporting Practices Task Force. Value Health，2013，16（2）：231-250.

<<<<<< 36   陈洁，于德志 . 卫生技术评估 . 北京：人民卫生出版社 . 2013.

<<<<<< 37   胡丹，康德英，洪旗 . 中医药系统评价中的异质性分析与处理 . 中国循证医学杂志，2010，10（4）：488-491.

<<<<<< 38   商洪才，张伯礼 . 国家主导、多方参与，共同促进中医临床研究整体水平提高 . 中国循证医学杂志，

2010, 10（6）：640-641.

<<<<<< 39 陈耀龙，张晓雨，商洪才. 中医药领域的证据与推荐：理论、方法与实践. 世界中医药，2017，（06）：1209-1213.

<<<<<< 40 赵晨，刘智，商洪才. 中医临床疗效评价差异化策略的提出一个体化研究方法学元素初探. 世界中医药，2017，（06）：1221-1225.

<<<<<< 41 邱瑞瑾，张晓雨，商洪才. 证候类中药新药临床疗效评价方法探索. 世界中医药，2017，（06）：1230-1234.

<<<<<< 42 胡晶，刘卫红，张会娜，等. "病证结合"多主要终点评价法在中医药临床研究中的应用. 世界中医药，2017，（06）：1214-1217.

<<<<<< 43 李江，翟静波，商洪才，等. 单病例随机对照试验的证据级别和报告规范. 中国循证医学杂志，2017，（05）：612-615.

<<<<<< 44 翟静波，商洪才，李江，等. 单病例随机对照试验的统计分析方法. 中国循证医学杂志，2017，（04）：494-496.

<<<<<< 45 王辉，翟静波，陈静，等. 单病例随机对照试验的设计和实施要点. 中国循证医学杂志，2017，（03）：364-368.

<<<<<< 46 李江，翟静波，商洪才，等. 单病例随机对照试验的起源与发展. 中国循证医学杂志，2017，（02）：235-238.

<<<<<< 47 王春青，胡雁. JBI 证据预分级及证据推荐级别系统（2014版）. 护士进修杂志，2015，30（11）：964-967.

<<<<<< 48 The Joanna Briggs Institute Levels of Evidence and Grades of Recommendation Working Party. New JBI Levels of Evidence. The Joanna Briggs Institute. 2014. http：//joannabriggs. org/jbi-approach. html#tabbed-nav=Levels-of-Evidence

<<<<<< 49 周英凤，胡雁，朱政，等. JBI 循证卫生保健模式的更新及发展. 护理学杂志，2017，32（3）：81-83.

<<<<<< 50 李亚琴，陈茜，胡秀英，等. 1 例卒中 II 期压力性溃疡患者营养支持的循证实践. 护理学杂志，2017，31（17）：54-56.

<<<<<< 51 蒋学华. 临床药学导论. 北京：人民卫生出版社. 2014.

<<<<<< 52 丁选胜. 药学服务概论. 北京：人民卫生出版社. 2016.

<<<<<< 53 张伶俐，梁毅，胡蝶，等. 循证药学定义和文献的系统评价. 中国循证医学杂志. 2011，01：7-13.

<<<<<< 54 郭健雄，石磊，袁进. 利用 CYP2C19 基因分型指导氯吡格雷个体化用药. 药物与临床. 2015，50（12）：1062-1065.

<<<<<< 55 朱文涛，李磊，徐菲，等. 中药治疗脑卒中循证药物经济学评价技术要点. 中国药物评价. 2012，29（5）：342-346.

<<<<<< 56 唐金陵. 循证医学：循证医疗卫生决策. 1 版. 北京：北京大学医学出版社，2004.

<<<<<< 57 DREISINGER M，LEET TL，BAKER EA，et al. Improving the Public Health Workforce：Evaluation of a Training Course to Enhance Evidence-Based Decision Making. J. Public Health Management Practice, 2008，14：138-143.

<<<<<< 58 周海沙，郭岩. 我国初级卫生保健体系形成的历史和成功因素分析，中国初级卫生保健，2009，23（1）：2-4.

<<<<<< 59 时念玲，邹士兵. 几个发达国家和我国的初级卫生保健状况. 职业与健康，2010，26（3）：338-340.

<<<<<< 60 ZIPKIN DA，GREENBLATT L，KUSHINKA JT. Evidence-based Medicine and Primary Care：Keeping up is hard to do. Mt Sinai J Med, 2012，79（5）：545-554.

索 引